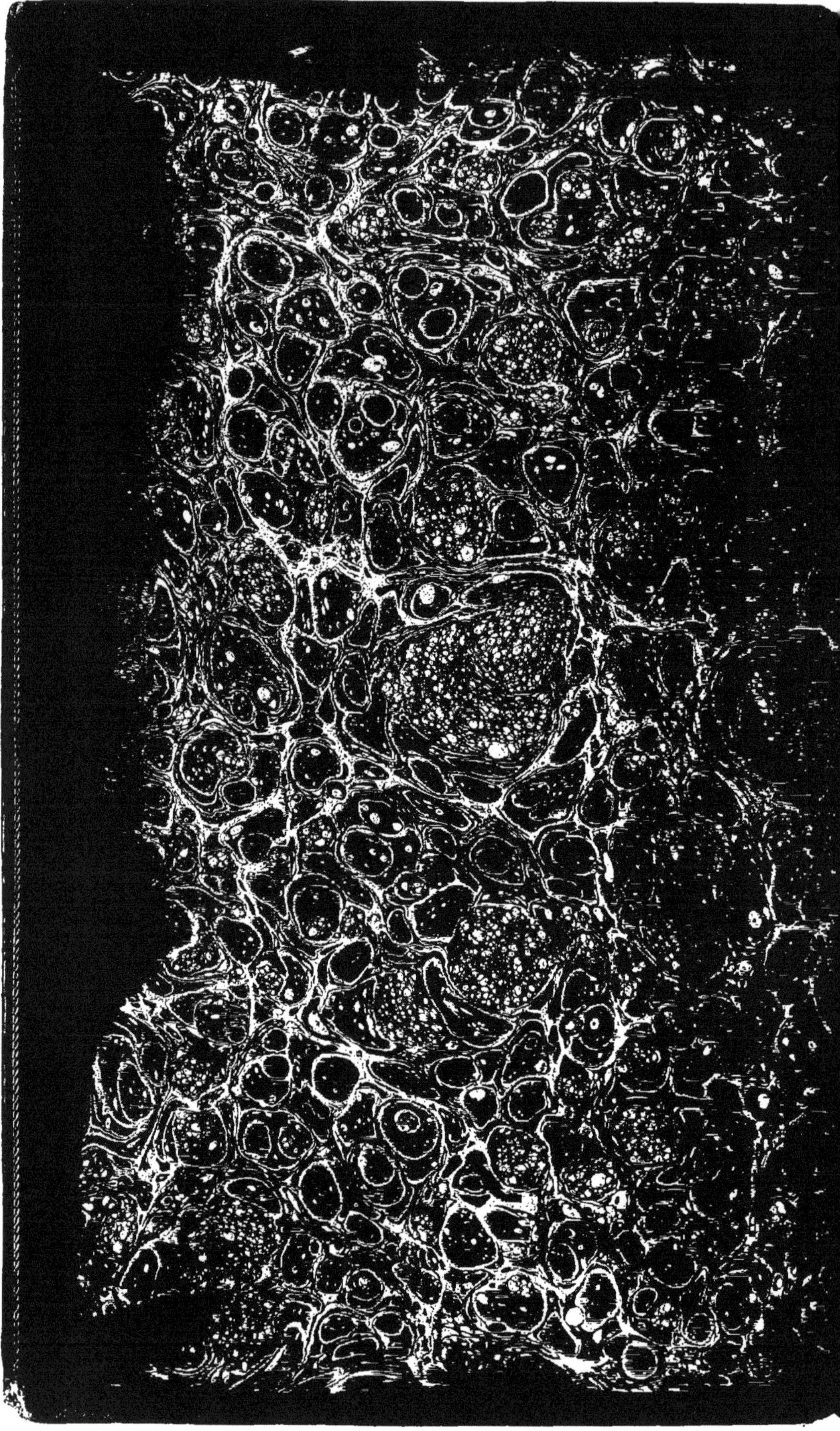

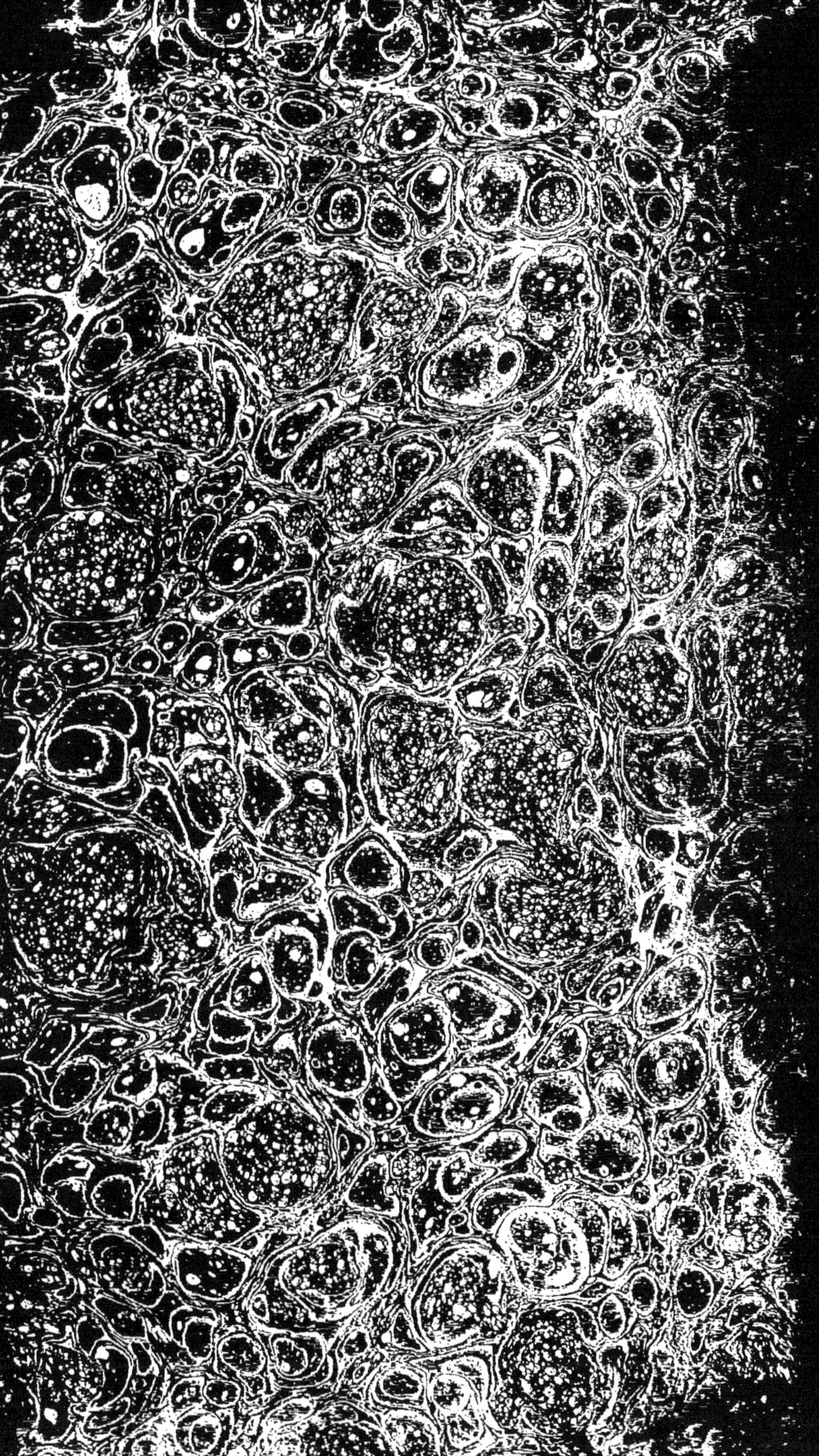

LECONS
DE
MÉDECINE LÉGALE.

DE L'IMPRIMERIE DE RIGNOUX,
Imprimeur de l'Académie royale de Médecine.

LEÇONS

DE MÉDECINE LÉGALE,

PAR M. ORFILA,

Professeur de Chimie médicale à la Faculté de Médecine de Paris, Professeur de Médecine légale à l'ancienne Faculté de la même ville, Médecin par quartier de S. M., Membre titulaire de l'Académie royale de Médecine, Membre correspondant de l'Institut de France, de l'Université de Dublin, de Philadelphie, des Académies de Madrid, de Barcelonne, de Murice, des îles Baléares, de Livourne, d'Amiens, d'Évreux, etc.

TOME PREMIER.

Seconde Partie.

OUVRAGE ORNÉ DE VINGT-DEUX PLANCHES, DONT SEPT COLORIÉES.

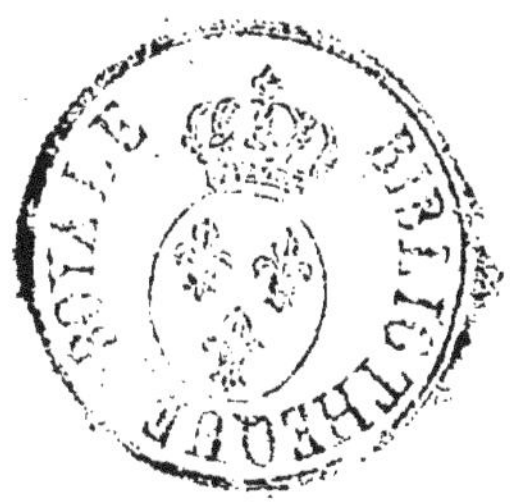

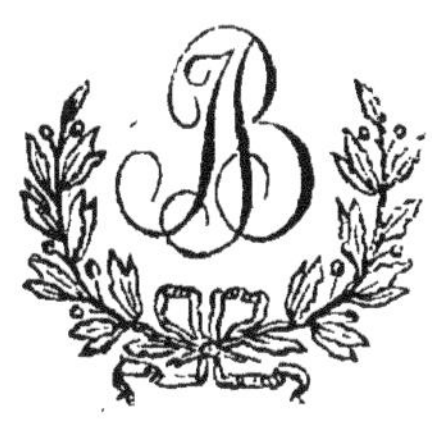

A PARIS,

CHEZ BÉCHET JEUNE,

LIBRAIRE DE L'ACADÉMIE ROYALE DE MÉDECINE, place de l'École de Médecine, n° 4.

1823.

LEÇONS
DE
MÉDECINE LÉGALE.

SECONDE PARTIE.

VINGT-QUATRIÈME LEÇON.

Des maladies simulées, prétextées, dissimulées et imputées.

On désigne sous le nom de *maladies simulées* celles que l'on feint d'avoir : on dit qu'elles sont *prétextées* lorsqu'on veut faire servir des maladies réelles à l'accomplissement d'un but qui consiste ordinairement à se décharger d'une fonction plus ou moins pénible, ou à obtenir un avantage quelconque. Les maladies *dissimulées* sont celles que l'on cache; tandis qu'on donne le nom de maladies *imputées* à celles que l'on prétend exister chez un individu qui n'en est pas atteint.

Des maladies simulées ou feintes.

Les maladies simulées, avons-nous dit, sont celles que l'on feint d'avoir, en imitant plus ou moins bien les symptômes de la maladie que l'on cherche à simuler. Dans ces derniers temps, M. Marc a proposé d'appeler ces maladies, *simulées par imitation*, pour les distinguer de celles qu'il nomme *simulées par provocation*. Dans le premier cas, dit notre savant confrère, la maladie n'existe pas, elle est feinte : telle est l'épilepsie simulée ; dans l'autre cas, au contraire, la maladie est réelle, mais elle est l'effet d'un artifice : elle a été provoquée dans le dessein d'en imposer et de faire croire à l'existence d'une affection dont la durée est plus ou moins longue ; c'est ainsi qu'en appliquant sur la conjonctive une poudre irritante, on provoque une ophthalmie. Quelle que soit la difficulté que l'on éprouve, dans certaines circonstances, à distinguer si la maladie est provoquée, nous pensons devoir admettre la division proposée par le docteur Marc, parce qu'elle est l'expression rigoureuse de ce qui se passe journellement sous nos yeux.

Généralités sur les maladies simulées. Ces généralités doivent comprendre l'histoire des motifs qui portent à feindre les maladies, et celle des moyens généraux propres à faire découvrir que l'affection n'est point réelle.

Des motifs qui portent à simuler les maladies. Ces motifs sont, 1° le désir de se soustraire à certaines charges : ainsi on voit des individus qui se disent malades pour ne point répondre à des assignations ; d'autres veulent s'exempter du service militaire ou se faire réformer, et simulent, avec une effronterie dont on a peine à se faire idée, des affections souvent fort graves ; 2° l'intention d'éviter une peine afflictive ou infamante, ou de la faire adoucir : combien de fois n'a-t-on pas vu des prisonniers avoir recours à ce moyen pour obtenir leur élargissement, ou du moins un adoucissement à leur punition ; 3° le désir d'exciter la compassion publique : on connaît la fourberie de ces mendians dont le corps est monstrueusement emphysémateux par suite de l'injection d'une certaine quantité d'air dans le tissu cellulaire sous-cutané, de ceux dont la peau est couverte de plaies et d'ulcères qui sont leur ouvrage, de ceux qui feignent les convulsions, l'extase, etc. ; 4° l'intérêt pécuniaire, comme, par exemple, lorsqu'on aggrave les effets d'une blessure légère pour avoir droit à des dommages et intérêts plus considérables ; 5° l'ambition, la haine, la crainte, le chagrin, la paresse, l'amour et le fanatisme : tout commentaire ici deviendrait inutile.

Des moyens généraux propres à faire connaître que la maladie n'est point réelle. 1° On déterminera d'abord si l'affection est de nature à pouvoir être imitée ou provoquée : en effet, il est des maladies que l'on peut aisément simuler, comme l'aphonie, des douleurs nerveuses, un très-grand nombre de lésions des fonctions intérieures, etc. ; il en est d'autres, au contraire, qu'il est difficile et quelquefois même impossible de feindre : telles sont les fièvres, l'anévrysme du cœur, la cataracte, etc.

2° On examinera si la maladie dont il est question est du nombre de celles auxquelles l'individu devrait être plus exposé à raison de son âge, du sexe, de son tempérament, de ses habitudes et du genre de vie qu'il mène.

3° On aura égard à la situation morale de la personne : l'état de ses affaires, ou d'autres motifs, peuvent-ils la porter à feindre une maladie qu'elle n'a pas ?

4° On interrogera l'individu avec adresse, de manière à ce qu'il soit obligé de répondre autrement que par *oui* et par *non* : par ce moyen on le fera souvent tomber en contradiction, ou bien on lui fera avouer qu'il éprouve des symptômes qui sont incompatibles avec la maladie qu'il dit avoir. L'histoire rapportée par Sauvages vient à l'appui de ce précepte : « Une fille de sept ans imitait si parfaitement les gestes et les mouvemens de ceux qui tombent en épilepsie, qu'il n'y avait personne à l'hôpital général qui n'y fût trompé. Sauvages lui demanda si elle ne sentait point un air qui passait de la main à l'humérus, et de là dans le dos et dans le fémur ; elle répondit que oui : il ordonna qu'on lui donnât le fouet, et la recette fit tant d'effet sur elle qu'elle se trouva parfaitement guérie. » (Nosologie méthodique, tome IV, page 120, édition de 1772.) Les questions devront être posées avec d'autant plus de finesse que les facultés intellectuelles du malade douteux paraîtront plus développées, et son esprit plus cultivé ; on conçoit en effet qu'il sera souvent facile de trouver en défaut un ignorant qui ne serait point rusé.

5° On cherchera à surprendre l'attention de l'individu, en lui faisant exécuter des mouvemens et des actes auxquels il serait hors d'état de se livrer s'il était réellement atteint de la maladie qu'il accuse.

6° On s'attachera particulièrement à l'examen des causes qui auront pu donner naissance à la maladie ; sont-elles en rapport avec celle-ci, l'individu hésitet-il à assigner une origine quelconque à la maladie dont il se dit attaqué?

7° Mais c'est surtout en comparant les symptômes avec ceux que l'on devrait observer si la maladie était réelle, que l'on parviendra à connaître la vérité. Ici c'est un fourbe qui fait une exposition assez exacte des phénomènes morbides pour en imposer au premier abord; mais il est trahi parce qu'il fait paraître ces symptômes dans un ordre et dans une succession insolites; là c'est un homme qui craint de ne pas caractériser assez bien l'affection qu'il veut simuler, et qui accuse des phénomènes que l'on n'observe jamais dans cette maladie; plus loin, le faux malade croit bien faire en simulant à chaque visite de nouveaux symptômes, et en omettant de désigner ceux dont il s'était plaint d'abord, et qui étaient en quelque sorte caractéristiques de l'affection.

8° On conseillera des médicamens, et on aura égard aux effets qu'ils produisent et à l'empressement que l'individu met à les prendre; car on sait que, dans la plupart des cas, les personnes bien portantes répugnent à faire usage de substances d'une odeur et d'une saveur désagréables : on pourra donc, en épiant ces personnes à plusieurs reprises, en les surprenant en quelque sorte, s'assurer si elles cachent les médicamens prescrits.

9° On fera également attention à la nature des boissons et des alimens que l'individu paraît préférer. Ne serait-on pas en droit de soupçonner qu'une affection bilieuse est simulée, si le malade douteux repoussait les boissons acidules froides et les alimens légers, pour obtenir des viandes, des boissons alcoholiques, etc.?

10° Si la maladie que l'on accuse est du nombre de celles qui se manifestent par des accès, on observera l'individu peu de temps avant l'attaque et pendant qu'elle a lieu; on surveillera alors ses gestes, ses cris, son pouls, etc.

11° On n'aura recours à des moyens énergiques, tels que la fustigation, la cautérisation, etc., qu'autant qu'on sera à peu près convaincu que la maladie est simulée ou que l'individu affirmera qu'il a complétement perdu la sensibilité dans un membre ou dans une de ses parties; mais il sera souvent utile, pour l'intimider, de lui proposer l'emploi des moyens les plus violens.

Tels sont les préceptes généraux qui doivent servir de base aux médecins chargés de décider s'il y a ou non simulation d'une maladie; sans doute il en est encore beaucoup d'autres fondés sur les connaissances psycologiques et physiologiques les plus positives, que l'on ne saurait exposer d'une manière générale, parce qu'ils peuvent varier à l'infini. Le médecin ne peut découvrir la ruse, comme l'a fort bien dit le docteur Marc, dans un excellent article du Dictionnaire de médecine (DÉCEPTION, tome VI), que par l'emploi de ressources ingénieuses, et en quelque sorte improvisées.

§ Ier.

Des maladies simulées par imitation.

On désigne ainsi, comme nous l'avons déjà dit, les maladies qui n'existent pas et que l'on feint d'avoir : les principales de ces maladies sont l'amaurose, la myopie, le strabisme, l'écoulement fétide des oreilles, la surdité, le mutisme, le bégaiement, l'ozène, la paralysie, la claudication, la contracture, l'obstipation, le tremblement, les convulsions, les douleurs, la nostalgie, la folie, l'épilepsie, la déglutition difficile, le vomissement, la fistule, le renversement de l'anus, l'anévrysme du cœur, la phthisie pulmonaire, certaines hémorragies, les hémorroïdes, l'incontinence d'urine, la perte des testicules, l'ictère, les dartres, la teigne, les ulcères, l'enflure, la rage, le scorbut et les scrophules.

Amaurose ou *goutte sereine*. Cette maladie a été souvent simulée par les militaires qui désiraient se faire réformer. Le fait suivant, consigné dans l'ouvrage de Mahon, prouve combien les fourbes ont porté quelquefois loin leur audace. Un jeune militaire, après avoir passé la nuit aux avant-postes, dit tout à coup qu'il est aveugle. On ne tarda pas à se convaincre qu'il simulait la cécité, quoiqu'il assurât ne pas voir. On lui appliqua, vésicatoires, sétons, etc.; il endura tout avec une constance étonnante, en remerciant toujours des soins qu'on lui donnait. On le mit sur le bord de la rivière et on lui dit de marcher : deux bateliers étaient tout prêts pour le retirer de l'eau. Il marcha devant lui, et se laissa tomber dans l'eau, dont il fut retiré bientôt. Convaincus de son aveuglement, mais ne pouvant expliquer la dilatation et la contraction de la pupille, les officiers de santé lui donnèrent son congé, mais l'avertirent que, s'il feignait, ce congé lui serait inutile, puisque dans son pays on s'apercevrait facilement qu'il n'était pas aveugle ; que s'il avouait la vérité, on lui en donnerait un autre. Il nia d'abord sa fourberie, mais, assuré qu'on ne lui manquerait pas de parole, il prit un livre et lut. (Tome I, page 360.)

Dans la plupart des cas, les individus disent qu'ils n'y voient pas de l'œil droit : il faut alors se rappeler que presque toujours, dans l'amaurose véritable, l'iris est immobile, même lorsqu'on en approche une lumière vive, et que son cercle est très-élargi et quelquefois presque effacé : l'œil malade devient saillant ; on dirait qu'il est surmonté d'un autre œil, tant la cornée transparente est poussée en dehors par l'humeur aqueuse. A la vérité, il est des exemples de goutte sereine dans laquelle l'iris se contracte, et son cercle diminue par l'action de la lumière, ce qui paraît tenir à ce que les nerfs qu'il reçoit de la troisième et de la cinquième paires ne sont point lésés ; mais, dans ces cas, le resserrement de la pupille s'opère lentement et n'est point durable, tandis que le contraire a lieu dans l'œil qui n'est pas affecté d'amaurose ; le cercle de l'iris est loin de diminuer autant que dans un œil sain soumis tout à coup à l'action d'une vive lumière. Les différences dont nous venons de parler seront d'autant plus faciles à saisir, si l'individu ne se dit atteint que d'un seul œil, que l'on pourra faire agir à la fois la lumière sur les deux yeux.

L'application, sur l'œil, de l'extrait et du suc récent de belladone et de l'extrait de jusquiame, produit des phénomènes qui pourraient faire croire à l'existence d'une amaurose chez un individu qui serait intéressé à feindre cette maladie : en effet, l'iris se contracte et reste immobile, la dilatation de la pupille est assez considérable pour que l'anneau de l'iris devienne presque linéaire ; enfin la lumière la plus vive ne produit aucun changement sur l'iris ni sur la pupille. Mais observons que souvent l'œil est légèrement rouge et larmoyant à la suite de pareilles applications ; que l'action de l'extrait de jusquiame ne se prolonge guère au delà de vingt-quatre heures, tandis que celle de l'extrait de belladone cesse dans les six premières heures : il sera donc aisé de reconnaître la supercherie, en examinant attentivement l'individu trente-six ou quarante-huit heures après la première visite.

Il est encore important de se rappeler qu'il existe des amauroses qui se dissipent d'elles-mêmes au bout de quelques semaines ou de quelques mois, comme on le voit à la suite d'une chute, de coups à la tête, de convulsions, d'une fièvre grave, de l'ivresse, etc.

Cataracte. (Voyez *Maladies simulées par provocation*, page 427.)

La *myopie* est une cause de réforme absolue ; dès lors on concevra qu'elle ait été souvent simulée. Le véritable myope lit distinctement dans un livre ouvert dont on applique le feuillet contre le nez ; il peut lire à un pied de distance avec un verre du numéro 3, et il distingue les objets éloignés à l'aide d'un verre numéro 5 $\frac{1}{2}$. Toutefois, le fourbe peut en imposer s'il a contracté l'habitude de lire avec toutes sortes de lunettes, comme MM. Percy et Laurent disent l'avoir vu.

Ophthalmie. (Voyez *Maladies simulées par provocation*, page 427.)

Strabisme. C'est à tort que l'on a regardé le strabisme comme un motif d'exemption, puisque l'homme qui n'est point affecté de cette maladie et qui tire un coup de fusil, n'y parvient qu'en louchant momentanément à gauche, c'est-à-dire, en fermant l'œil de ce côté et en dirigeant l'œil droit sur le point de mire. Du reste, il est peu d'incommodités aussi faciles à simuler que le strabisme.

Oreilles. On est réformé du service militaire lorsqu'on est atteint d'un écoulement muqueux, purulent et fétide, par les oreilles; aussi voit-on souvent les jeunes conscrits chercher à enflammer et ulcérer le conduit auditif, en y introduisant de la poudre de cantharides, de l'emplâtre épispastique, qu'ils remplacent, quelque temps après, par un mélange de suif rance, d'huile empyreumatique, d'asafœtida ou du vieux fromage. Il suffit, pour reconnaître la fraude, d'examiner attentivement les deux oreilles, et surtout de s'assurer que la maladie résiste à un traitement méthodique et bien suivi. N'a-t-on pas vu, dans un cas de ce genre, le conduit auditif contenir, au lieu d'un mucus purulent, du miel dont le conscrit avait fait usage pour faire prendre le change?

Surdité. La surdité est une des maladies que l'on simule le plus souvent, parce qu'elle exempte du service, qu'on peut la feindre avec facilité, et qu'il n'est pas toujours aisé de distinguer si elle est vraie ou simulée. Rien ne nous semble plus propre à faire connaître les moyens que l'on doit mettre en usage pour démasquer la fourberie, que le récit d'un certain nombre d'observations de faux sourds dont on n'a pas été la dupe. On sait d'ailleurs que la plupart des vrais sourds offrent une physionomie particulière, que présentent rarement ceux qui simulent cette maladie.....

1° Un conscrit veut se faire passer pour sourd : on laisse tomber adroitement à ses pieds une pièce de monnaie, et il fait un mouvement qui le trahit. 2° Avez-vous encore votre père? combien avez vous de frères? demande-t-on à d'autres ; et on a soin de baisser successivement la voix à mesure qu'on leur adresse de nouvelles questions : les fourbes donnent dans le piége, et répondent même lorsqu'on leur parle à voix basse. 3° Un autre, que des moyens analogues n'avaient point démasqué, voit entrer dans la salle où il était détenu, et sans s'y attendre, un gendarme qui s'annonce comme ayant l'ordre de l'arrêter, parce qu'il est prévenu de meurtre et de vol : aussitôt le faux sourd, qui avait parfaitement entendu, proteste contre cette mesure, et pleure parce qu'il est innocent. 4° On en a vu qui avaient introduit dans leurs oreilles des pois, des fèves, de la moelle de jonc, et qui se plaignaient considérablement lorsqu'on cherchait à explorer le conduit auditif avec une curette : « Dans un cas de ce genre, disent MM. Percy et Laurent, à qui nous avons emprunté ces faits, nous fûmes curieux de voir un exemple de ces caroncules qui naissent quelquefois dans le conduit auditif ; nous prîmes un canif qui se trouvait sur la table, et en piquant le corps étranger, nous n'en fîmes point sortir de sang, et il nous fit éprouver une impression singulière qui éveilla nos soupçons ; nous demandâmes alors une curette, et nous fîmes, non sans peine, l'extraction d'un pois qui y avait été introduit dans l'espoir d'en imposer à des examinateurs superficiels.» 5° *Vic-*

tor Foy, soi-disant *Victor Travanait*, passait pour sourd et muet depuis plusieurs années, et voyageait pour éviter le service militaire : toutes les épreuves faites en Allemagne, en France, en Espagne et en Italie, dans le dessein de savoir si la maladie était réelle ou simulée, avaient été infructueuses, lorsque l'abbé Sicard reconnut la fourberie parce que les fautes d'orthographe du faux sourd-muet étaient en parfaite harmonie avec la prononciation ; ainsi il écrivait *pin* pour *pain*, *massu* pour *massue*, etc. : « La raison que j'en donne, dit Sicard, c'est qu'il orthographie comme le peuple ; qu'il écrit comme on entend ; au lieu que les sourds-muets ne peuvent écrire que comme ils voient. Celui-ci est même si ignorant, qu'il partage les mots, et que souvent il lie les prépositions aux mots, imaginant sans doute qu'elles en font partie, et cela parce que la métaphysique des rapports est trop subtile pour être remarquée ou même soupçonnée par les gens de la classe ignorante. Vous remarquerez dans le mot *conduit*, qu'il écrit *quhonduit*, la lettre *q* mise à la place du *c*, ce qui prouve de la manière la plus évidente que celui qui met l'une à la place de l'autre a entendu, et qu'il a appris que le son de ces deux gutturales est le même. » (*Moniteur* de 1806, n° 137.)

Mutité ou *mutisme*. On a eu quelquefois recours, pour simuler momentanément la mutité, au *datura stramonium* ; plus souvent encore on a feint d'être muet en cessant volontairement de parler. L'homme de l'art doit se rappeler que dans la mutité réelle, produite par la paralysie des nerfs de la langue, cet organe est mince, émacié, ramassé, comme pelotonné, et qu'il sort difficilement de la bouche : si elle tient à la paralysie du larynx, l'individu qui en est affecté ne peut faire entendre aucun son, même en toussant; on a beau lui serrer la gorge et le faire éternuer, le mouvement qui en résulte n'est point sonore. On doit encore chercher à déterminer si l'affection n'est pas le résultat d'une blessure au cou, à la poitrine, de la perte d'une portion de la langue, ou si elle n'est pas congéniale; ce que l'on peut savoir à l'aide de certificats parfaitement authentiques. « Tout muet qui tire la langue et la meut, disent MM. Percy et Laurent, s'il n'est pas né sourd, est un imposteur. » La réclusion, la privation des alimens, quelques épreuves douloureuses, etc., tels sont les moyens employés par les chirurgiens militaires pour découvrir la ruse.

Bégaiement. Ce vice de conformation est le résultat d'une réaction imparfaite du cerveau sur le système musculaire des organes de la prononciation, ou des habitudes vicieuses contractées dès l'enfance dans l'articulation des sons. Tout le monde sait combien il est facile d'imiter les bégues; aussi a-t-on été obligé, pour démasquer les fourbes qui voulaient se faire passer pour tels, de les enfermer dans une chambre, et de ne leur donner des alimens que lorsqu'ils auraient cessé de bégayer.

Ozène. Les punais, car c'est ainsi que l'on désigne les individus dont l'haleine est repoussante, sont impropres au service militaire. Cette maladie a été souvent simulée, en introduisant dans une des narines un bourdonnet de charpie préalablement trempé dans du fromage mou et vieux, dans des sucs fétides, etc. Les considérations suivantes pourront servir à reconnaître si la maladie est réelle : l'ozène est commune chez les personnes dont le nez est écrasé, vice de conformation d'autant moins rare qu'il semble héréditaire. Le vice vénérien, les dartres, un état scorbutique ou cancéreux, produisent souvent cette maladie, qui peut également être le résultat de la contusion ou d'une plaie du nez. On remarque d'abord tous les symptômes du coryza; bientôt après la membrane muqueuse fournit un pus ichoreux, corrosif, d'une odeur fétide, et qui devient de plus en plus consistant; l'ozène vénérienne est presque toujours un symptôme d'une infection générale. Quand la maladie a son siége dans le sinus maxillaire, il paraît, entre l'os malaire et la fosse canine, une tumeur dure, incolore, offrant quelquefois une petite ouverture fistuleuse au-dessus des dents molaires, par laquelle s'écoule un pus fétide; la douleur est d'autant plus vive que la suppuration est moins abondante.

Perte des dents. (Voyez *Maladies simulées par provocation*, page 428.)

VINGT-CINQUIÈME LEÇON.

Paralysie. Nous dirons, en parlant des blessures, que la paralysie d'un membre ou d'une partie d'un membre peut être la suite de la blessure du nerf qui se distribue aux muscles chargés de le mouvoir. Il faudra donc examiner attentivement, dans un cas de paralysie que l'on soupçonnera être simulée, si l'on ne découvre pas une cicatrice sur quelque partie du membre; si celui-ci n'a pas été fortement contus à une époque plus ou moins éloignée; s'il est mou et moins volumineux que celui qui n'est pas malade, comme cela s'observe à la suite de paralysies traumatiques. Si tout porte à croire qu'il y a simulation, on n'hésitera pas à proposer l'épreuve du feu, à laquelle les individus veulent rarement se soumettre lorsqu'ils ne sont pas malades. On a de la peine à imaginer jusqu'à quel point les imposteurs peuvent pousser l'audace; le fait suivant est propre à en donner une idée. « On amena un jour à la visite, sur une charrette, un jeune homme ayant la tête enveloppée de linges, comme Agnelet, se disant *paralytique* du côté gauche. On le descendit avec peine, et on le conduisit à la salle de visite, soutenu par ses parens. Il avait la figure décomposée, la bouche tournée à droite, et la salive s'échappait par la commissure droite des lèvres; il bégayait, avait l'air hébété, tenait ses bras appuyés contre la poitrine, la main fléchie et le pouce en dedans; il marchait en traçant un demi-cercle. Ses camarades le plaignaient, et tout le monde parut touché de son sort. On racontait qu'il avait fait une chute de plus de trente pieds de haut sur le côté droit de la tête, et qu'on avait été sur le point de le trépaner : des chirurgiens attestaient cette circonstance, et ajoutaient qu'il avait été saigné cinq fois. Il fut réformé. Nous l'avions examiné attentivement, suivi tous ses mouvemens, et nous avions remarqué qu'il y avait peu d'accord entre ses yeux et le reste de la face. Nous le vîmes sourire malignement à sa mère, lorsqu'on lui eut dit de passer au bureau pour avoir une expédition de sa réforme. » (Art. SIMULATION du Dictionnaire des sciences médicales.)

Paralysie des paupières. (Voyez *Maladies simulées par provocation* page 427.)

Claudication. Il est ordinairement aisé de reconnaître si la claudication est simulée, en comparant attentivement les deux membres, ainsi que les articulations, et en faisant quelques tentatives pour allonger celui qui a été raccourci ; car alors l'individu avoue son imposture pour éviter la douleur. Il est arrivé pourtant que les chirurgiens les plus habiles ont été dupés par des hommes qui, à la suite d'une chute, se sont dits boiteux, et ont simulé la claudication pendant plusieurs années, quoiqu'on eût employé vis-à-vis d'eux les moyens que nous avons conseillés.

Contracture. Il n'est pas rare de voir les personnes qui veulent s'exempter du service militaire simuler la contracture des doigts, de la jambe et du rachis. — *Contracture des doigts.* On peut parvenir à recourber un ou plusieurs doigts, en les tenant pendant long-temps dans un état continuel de flexion, au moyen d'un bandage approprié ; quelquefois même, pour mieux faire prendre le change, on brûle une portion de la peau sur le trajet des tendons des muscles fléchisseurs. On peut soupçonner la ruse, si on trouve les muscles de l'avant-bras tendus et contractés, et si le membre est bien nourri. Alors on doit avoir recours au moyen proposé par MM. Percy et Laurent, qui leur a parfaitement réussi dans deux circonstances. Après avoir appliqué un bandage roulé et très-serré autour de l'avant-bras, on fit passer le membre par l'un des trous d'une guérite, et, à l'aide d'une sonde à séton, on passa sous les doigts contractés un ruban auquel on suspendit un poids de six livres : la main et le bras ne tardèrent pas plus de six minutes à trembler ; et au bout de quatre autres le poids tomba, et les doigts furent redressés. Il y aurait de l'inhumanité à faire de pareilles tentatives dans le cas où la contracture serait évidemment l'effet d'une brûlure : les suites de cet accident seraient facilement reconnues à la maigreur de la main et des doigts, aux cicatrices, au soulèvement et à la tension des tendons, etc. — *Contracture de la jambe.* On a vu des hommes faire usage pendant long-temps d'un talon très-élevé, pour que le genou fût porté en avant, exercer ensuite une compression prolongée sur la jambe, pour en déterminer l'amaigrissement, et simuler ainsi une maladie dont ils attribuaient la cause à une fracture ancienne, à un rhumatisme, etc. Souvent on a découvert la supercherie, en mesurant comparativement les deux membres, depuis l'os des îles jusqu'au gros orteil, et en redressant celui qui paraissait courbé, au moyen d'une forte pression exercée sur le genou; d'autres fois, il a suffi de dire aux assistans qu'il était facile d'étendre la jambe, mais que rien ne la pouvait empêcher de se contracter de nouveau, pour que le fourbe qui avait été dupe de ce propos étendît sa jambe aussitôt qu'on pressait sur le genou. Il est des circonstances où l'individu contractait les muscles avec une telle force, qu'il a fallu appliquer sur la cuisse un bandage roulé bien serré et mouillé, pour empêcher les fléchisseurs de la jambe de se contracter; enfin, il a été souvent possible de démasquer l'imposture en plaçant l'individu sur un piquet un peu élevé, et en le forçant de se tenir en équilibre sur la bonne jambe; le membre contracté ne tardait pas alors à trembler et à s'allonger. « Douze hommes soumis à cette dernière épreuve, disent MM. Percy et Laurent, n'ont pu y résister. » —*Contracture du rachis.* Les chirurgiens militaires ont été souvent trompés par des personnes qui simulaient un lumbago avec courbure du rachis, et qui avaient enduré des vésicatoires, des moxas, etc., sans avouer leur stratagème. Un moyen assez efficace de redresser ces fourbes, consiste à les piquer par derrière avec une longue aiguille, au moment où ils s'y attendent le moins.

Obstipation, c'est-à-dire tête penchée d'un côté. Si elle est simulée, le muscle sterno-cléido-mastoïdien du côté opposé à celui qui est penché est tendu; il ne l'est pas, au contraire, dans l'obstipation réelle; d'ailleurs il est difficile que l'imposteur puisse tourner les yeux du côté opposé à la courbure, ce qui n'a pas lieu lorsque la maladie n'est pas simulée. Il suffit de faire quelques légers efforts pour ramener la tête à sa position naturelle, dans les cas de stratagème.

Convulsions. On distingue facilement les convulsions simulées de celles qui sont réelles, parce que dans les premières les muscles ne se raidissent pas, et qu'ils sont loin de se contracter avec la même énergie et la même promptitude que dans les autres; il suffira donc, pour découvrir la fraude, d'agir avec force sur les muscles antagonistes.

Tremblement. Il est extrêmement aisé d'imiter cette affection, mais il est facile de découvrir la ruse en surveillant attentivement les individus au moment où ils croient être seuls.

Douleurs nerveuses, rhumatismales, etc. Il est difficile d'en imposer à un observateur attentif, lorsqu'on dit éprouver des douleurs dans les poumons, dans la plèvre, dans l'estomac ou dans tout autre viscère important, parce que les prétendus malades ne simulent aucun des autres symptômes dont les lésions de ces organes s'accompagnent presque constamment, tels que la toux, la difficulté de respirer, l'expectoration, les naûsées, la fièvre, etc. Il n'en est pas de même des douleurs rhumatismales, de la sciatique, etc., qui peuvent ne pas déterminer de changement sensible dans les fonctions de l'économie animale : aussi combien de fois la sagacité des gens de l'art n'a-t-elle pas été mise en défaut par les imposteurs? Un homme simule une douleur fixe et profonde au genou gauche; il supporte à plusieurs reprises le vésicatoire et le moxa; la jambe se contracte peu à peu, on l'envoie aux eaux, et il n'obtient sa réforme qu'après avoir été infructueusement secouru dans les hôpitaux pendant quatre ans; à peine voit-il que son but est rempli, qu'il jette au feu la jambe de bois dont il avait fait usage pendant trois ans, et il se vante d'avoir trompé ceux qui l'avaient soigné. (Percy et Laurent.) On ne saurait donc être trop sur ses gardes; c'est ici le cas de ne négliger aucun des moyens propres à intimider le plaignant lorsqu'on a des motifs de le soupçonner d'imposture.

Nostalgie. Cette maladie n'est point considérée comme un cas de réforme, quoiqu'il soit avéré que ceux qui en sont profondément atteints périssent si on ne les renvoie près des personnes et des lieux qu'ils regrettent : elle est pourtant simulée assez souvent par les militaires, qui espèrent sans doute obtenir un congé. Le faux nostalgique affecte toujours de demander à revoir son pays, et il ne parvient jamais à feindre l'ensemble des phénomènes que l'on observe dans la vraie nostalgie; savoir, une tristesse profonde, à laquelle succède une mélancolie sombre, la taciturnité et un désir extrême de rester seul, une grande indifférence pour tout ce qui ne rappelle pas les objets qu'il regrette, un resserrement spasmodique de l'estomac, l'anéantissement du corps et de l'esprit, le marasme, etc. (*Voyez* la description de la nostalgie, dans les ouvrages de pathologie interne.) D'ailleurs les médecins peuvent soumettre les malades à des épreuves auxquelles ils résistent difficilement. « Vous reconnaîtrez le faux nostalgique, dit Sagar, qui avait été atteint de cette maladie, à la force et à l'égalité du pouls, à la bonne couleur du visage, et à l'aversion pour une diète sévère et pour les sétons. » Les chirurgiens ordonnent à ces individus, et à prendre souvent, une poudre composée d'aloès, de chamœpytis et d'absinthe; et comme ils ont de la répugnance à la prendre, ils demandent à sortir de l'hôpital et se disent guéris. (Syst. morb.)

Folie. (*Voyez* page. 435.)

L'*épilepsie* est une des affections que l'on simule le plus souvent, soit que l'on veuille exciter la commisération publique, soit que l'on cherche à se soustraire au service militaire. Lorsqu'on est témoin de l'accès, on parvient à découvrir la ruse en ayant égard à l'ensemble des caractères suivans : 1° dans l'épilepsie vraie, le malade n'est presque jamais averti de l'invasion de l'attaque, et tombe indistinctement sur tous les corps, tandis que le fourbe a soin de se préparer à la chute pour se faire le moins de mal possible; il évite tout ce qui pourrait le blesser, et il choisit rarement pour lieu de la scène l'endroit où se trouvent les médecins qui sont chargés de l'examiner : toutefois, comme certains accès d'épilepsie vraie s'annoncent par des prodromes, ce caractère est insuffisant pour décider la question, vu qu'alors les malades ont le temps de prendre les mêmes précautions que les prétendus épileptiques. 2° La sensibilité est complétement éteinte lorsque la maladie est réelle; on a beau faire du bruit, mettre en usage les substances les plus odorantes, chercher à exciter la douleur au moyen de caustiques, etc., le malade ne perçoit rien; aussi conseille-t-on avec raison d'intimider celui que l'on soupçonne d'imposture, soit en déchargeant une arme à feu sans qu'il en soit prévenu, soit en proposant de le cautériser avec un fer rouge, ou en annonçant qu'on a vu mettre le feu aux quatre coins du lit. On trouve dans l'article SIMULATION déjà cité, qu'un villageois fut effrayé, pendant qu'il simulait un accès d'épilepsie, d'entendre le chirurgien demander les instrumens nécessaires pour opérer la castration, moyen qu'il regardait comme infaillible pour guérir radicalement l'épilepsie : le fourbe ne tarda pas à se réveiller et à demander pardon. L'action inattendue sur les narines du gaz acide sulfureux, de l'ammoniaque, le chatouillement imprévu de cette partie et de la plante des pieds, ont été quelquefois suffisans pour trahir les faux épileptiques, parce qu'ils ont donné des marques de sensibilité. Quant à l'emploi réel des caustiques, nous pensons qu'il doit être proscrit, parce qu'il est inhumain, et qu'il a souvent été infructueux. On lit dans Mahon qu'une femme de vingt ans, dont parle de Haen, avait soutenu l'épreuve du feu, sans que cela eût pu la forcer à se démasquer; mais depuis, étant détenue en prison pour meurtre, elle avoua sa simulation, et imita si bien l'accès en présence de Van-Swietten et de de Haen, qu'ils crurent que ses accès de commande étaient devenus réels. 3° La pupille est dilatée et l'iris immobile dans l'épilepsie vraie, comme on peut s'en assurer en approchant soudainement de l'œil une bougie allumée : toutefois il est difficile de constater ce caractère lorsque les yeux sont roulans dans l'orbite, chez un malade agité de mouvemens convulsifs. 4° La face est gonflée, violette ou noirâtre pendant l'accès; la bouche est assez souvent écumeuse, et la langue poussée jusqu'au dehors et serrée entre les mâchoires. Il est vrai que les faux épileptiques cherchent à imiter la turgescence et la couleur rouge de la face en appliquant autour du cou une ligature serrée qu'ils ont soin de cacher; mais il suffit d'être prévenu pour découvrir la ruse : d'ailleurs comment simuleront-ils la pâleur qui remplace l'état dont nous parlons, dès que les convulsions cessent? On sait également que l'écume est souvent imitée à l'aide d'un morceau de savon placé dans la bouche. 5° Dans l'épilepsie vraie, la respiration est gênée, et les battemens du cœur sont tumultueux et forts; phénomènes qu'il n'est pas facile de feindre. 6° Les poignets et le pouce sont fléchis pendant l'attaque, et si on parvient à les étendre ils ne se fléchissent plus, tandis que, suivant le docteur Marc, l'imposteur cède au plus léger effort, et croit n'avoir rien de mieux à faire que de fléchir de nouveau ces parties lorsqu'il ne sent plus de résistance. 7° A la fin d'une attaque réelle, on observe un ronflement soporeux, beaucoup de lassitude, des vertiges, une altération de l'intelligence, et un état d'étonnement et d'hébêtement qu'il suffit d'avoir vu pour être convaincu qu'il ne peut être simulé qu'avec la plus grande difficulté.

A ces caractères, qui nous paraissent d'une grande importance pour résoudre la question dont il s'agit, plusieurs auteurs en ont ajouté d'autres d'une valeur moindre. Les yeux, a-t-on dit, sont entr'ouverts dans l'épilepsie vraie, de manière à ne laisser apercevoir que le blanc, ou ils sont entièrement ouverts : dans ce dernier cas, ils sont fixes ou d'une mobilité effrayante ; on observe enfin des clignotemens des paupières qu'il est difficile d'imiter sans que l'iris ne paraisse. — Le pouls est ordinairement petit, spasmodique et irrégulier à la fin d'un accès d'épilepsie, et lorsque la maladie est feinte, il est tout au plus accéléré, à moins que des ligatures appliquées sur quelque partie du bras n'aient apporté des modifications dans le battement de l'artère. — La peau des faux épileptiques est chaude et couverte de sueur à la fin de l'attaque, tandis qu'elle est ordinairement froide si la maladie est réelle. — L'urine est pâle et aqueuse après un accès d'épilepsie vraie. — Les attaques simulées sont en général de longue durée, ce qui n'arrive pas souvent dans l'épilepsie réelle.

Le docteur Marc dit avoir déterminé des accès d'épilepsie chez trois malades, en mettant sous les narines un morceau d'assa-fœtida : ce moyen, qui avait déjà été mis en usage par quelques médecins allemands, serait précieux pour découvrir la ruse, si ses effets étaient constans; mais des observations faites postérieurement par Hébréard, sur l'invitation du docteur Marc, n'ont point fourni les mêmes résultats, en sorte qu'il est nécessaire de recueillir de nouveaux faits avant d'accorder à cette épreuve la valeur que les premiers essais semblaient devoir lui donner.

L'homme de l'art sera beaucoup plus embarrassé pour distinguer l'épilepsie vraie de celle qui est simulée, lorsqu'il n'est pas témoin de l'accès. Des questions adroitement posées sur les causes qui ont pu déterminer la maladie, sur l'époque où elle a paru pour la première fois, sur l'état qui précède et qui suit les accès, sur la durée de ceux-ci, sur les moyens mis en usage pour les faire cesser; la recherche scrupuleuse des motifs qui pourraient porter l'individu à feindre cette affection, la physionomie et l'état du malade; tels sont les principaux objets auxquels il est nécessaire de faire attention. Les vrais épileptiques présentent, en effet, un ensemble de caractères que l'on ne doit point dédaigner : si les accès ont été fréquens, la tête est penchée en avant ou sur les côtés, par suite de l'affaiblissement des muscles qui doivent la soutenir; les paupières supérieures tendent à s'abaisser par la même raison, tandis que le malade semble faire des efforts pour les relever; la peau du visage, d'une couleur terne, offre souvent des cicatrices, résultat des chutes précédentes; il n'est pas rare aussi de la voir parsemée, en différens sens, de rides produites par les mouvemens convulsifs; les veines jugulaires et temporales sont gonflées, les ailes du nez élargies, les lèvres et quelques parties des pommettes plus colorées que chez les autres hommes; la pupille est dilatée, la conjonctive blanchâtre et humide; les dents incisives inférieures sont usées en biseau à leur face antérieure; l'ensemble de la physionomie annonce la tristesse et la timidité.

Déglutition difficile. On a vu des personnes qui se plaignaient de ne pas pouvoir avaler, rendre par le nez les boissons qu'elles venaient de prendre; cependant on est parvenu à découvrir la ruse parce qu'il n'y avait aucun signe de dépérissement, ce qui n'aurait pas manqué d'arriver si la déglutition eût été difficile, et surtout en les surveillant attentivement et en les surprenant à table.

Vomissement. Il n'est pas rare que des individus simulent le vomissement; assez souvent ils se bornent à rejeter les matières alimentaires peu de temps après les avoir prises; on a vu une femme avaler des excrémens et les vomir ensuite. Un examen attentif de l'état d'embonpoint ou d'amaigrissement du corps, la présence ou l'absence des symptômes qui devraient caractériser une maladie de l'estomac, et surtout une surveillance extrême, finissent par prouver que tous ces fourbes abusent de la faculté qu'ils ont de vomir à volonté.

Maladies de l'anus. On a simulé la *fistule*, en pratiquant une incision à la marge de l'anus et en introduisant dans la plaie un fragment de racine de tithymale ou d'ellébore, dans le dessein de développer quelques callosités et d'arrondir l'ouverture : la présence de ces racines suffit pour découvrir l'imposture.

Il est des cas où des simulateurs moins habiles ne présentent qu'une legère cicatrice ou un trajet sans callosités, ce qui ne peut en imposer qu'à ceux qui n'ont jamais observé la maladie dont nous parlons. — *Renversement du rectum*. On a vu des mendians et des conscrits chercher à imiter cette maladie, par des moyens qu'il suffira de faire connaître pour que l'on n'en soit pas dupe. Une femme grasse et bien portante, du fondement de laquelle pendait un boyau de six pouces de long, demandait l'aumône : le docteur Flécelle l'accueillit à coups de pied, et fit tomber le boyau de bœuf qu'elle avait introduit dans le rectum par un bout, et qu'elle avait rempli de sang et de lait qui s'écoulaient par les petits trous pratiqués à l'extrémité de ce boyau. (Ambroise Paré, l. xxv, c. 23.) Un soldat employait un canal contenant une petite vessie d'agneau qu'il retirait au moyen d'un piston ; il introduisait ce canal dans le rectum, en faisait sortir la vessie, qu'il laissait pendre hors de l'anus, puis il retirait le canal. (Art. SIMULATION déjà cité.)

Anévrysme du cœur et *phthisie pulmonaire*. On parvient quelquefois, à l'aide de ligatures serrées appliquées autour du cou, à imiter le gonflement et la coloration des lèvres et de la face, que l'on remarque souvent dans l'anévrysme du cœur ; mais il faut ignorer complétement l'histoire de cette maladie pour ne pas apercevoir au plus léger examen qu'elle est simulée. Nous en dirons autant de la *phthisie pulmonaire* : qu'importe que des personnes dont le dos était voûté, et dont la conformation extérieure était semblable à celle de la plupart des phthisiques, aient présenté, comme preuves de la réalité de la maladie, l'amaigrissement déterminé par une abstinence volontaire, des cautères établis dans le dessein d'en imposer, des crachats dans lesquels on voyait nager des fragmens de poumons *de veau* qu'elles avaient avalés? Quel est le médecin assez peu clairvoyant pour se laisser tromper par de pareilles apparences, surtout lorsqu'il s'agit d'une maladie dont les caractères doivent être d'autant mieux connus, qu'elle devient de plus en plus commune.

Hémorragies. Hémoptysie. On cherche a simuler cette maladie, qui exempte du service militaire, en se piquant le fond du gosier, les gencives, les doigts, etc.: on suce le sang des plaies faites ailleurs que dans la bouche, puis on le rend mêlé avec de la salive, après avoir toussé pendant quelque temps : d'autres mettent dans la bouche des pastilles colorées par le carmin et préparées avec des substances âcres qui excitent la salivation, comme la racine de pyrèthre; il en est, comme l'indique J. B. Sylvaticus, qui prétendent imiter cette maladie à l'aide d'un morceau de bol d'Arménie, mis sous la langue; on en a vu, enfin, qui avaient introduit dans la bouche un instrument en argent contenant une éponge imbibée de sang. Aucun de ces individus ne présente les véritables symptômes de l'hémoptysie; il est d'ailleurs facile de reconnaître l'imposture en les forçant de cracher sans tousser, car alors la salive sera colorée en rouge, tout comme s'ils avaient toussé; on doit aussi leur faire rincer la bouche avec de l'eau et du vinaigre et examiner si le bol d'Arménie ou les pastilles dont nous avons parlé ne se trouveraient point dans ce liquide.—*Hématémèse.* Le vomissement de sang a été simulé en introduisant dans la bouche ou dans l'estomac, des matières rouges, du sang de bœuf, etc. Haguenot a vu une jeune fille qui avait envie de sortir, à quelque prix que ce fût, du monastère où elle était détenue, feindre d'avoir un vomissement de sang violent, et rendre même plusieurs livres de ce liquide en sa présence, et pendant plusieurs jours; on découvrit enfin qu'elle buvait tous le jours du sang de bœuf qu'on lui apportait en cachette. (*Sauvage*, Nosol. méthodique, t. VIII, pag. 84, édition de 1772.) Il suffit de l'absence des symptômes qui caractérisent l'hématémèse et de connaître les moyens que les simulateurs mettent en usage, pour ne pas s'en laisser imposer. — *Hématurie.* Si l'urine a été rougie par des betteraves, du figuier d'Inde, de la garance, etc., substances que l'on aurait pu avaler dans le dessein de colorer ce liquide, on reconnaîtra qu'elle ne contient pas de sang, en la faisant bouillir; car l'urine mêlée de sang fournit alors un caillot brun et reprend sa couleur jaune; mais si, comme il est arrivé quelquefois, on avait injecté du sang pur dans la vessie, il faudrait examiner si le malade douteux présente les divers symptômes qui caractérisent l'hématurie; dans tous les cas le médecin devrait exiger que l'individu urinât en sa présence.

Hémorrhoïdes. On a quelquefois imité les tumeurs hémorrhoïdales en introduisant dans l'anus un ressort auquel on avait attaché quelques petites vessies de rat, pleines d'air et colorées avec du sang : il suffit de piquer ces prétendues hémorrhoïdes avec une aiguille fine pour les affaisser.

VINGT-SIXIÈME LEÇON.

Incontinence d'urine. Lorsqu'on sait combien cette maladie est rare chez les adultes, on doit être convaincu qu'elle est souvent simulée, puisque les conscrits s'en plaignent souvent. Dans l'incontinence vraie, la verge et le gland sont pâles et comme macérés par l'urine qui sort goutte à goutte; et lorsqu'on essuie l'orifice de l'urètre avec un linge, on voit sortir une goutte de ce liquide, ce qui n'a pas lieu quand la maladie est feinte, à moins qne le fourbe ne fasse beaucoup d'efforts. On peut d'ailleurs observer ces prétendus malades pendant la nuit, essayer de leur mettre une sonde dans la vessie, exercer sur la verge une compression plus ou moins douloureuse, et ils ne tarderont pas à avouer leur stratagème. On administra une vingtaine de coups de nerf de bœuf à un homme qui disait avoir une incontinence d'urine, et lorsqu'il apprit que ce moyen devait être mis en usage pendant plusieurs jours pour fortifier les reins, il se déclara guéri (Percy et Laurent.) Dans une épidémie d'incontinence d'urine simulée, M. Fodéré, fit lier la verge à tous ceux qui s'en plaignaient, et ordonna qu'on mît sur les nœuds un cachet que le gendarme de garde devait rompre chaque fois que les malades voulaient uriner : cet expédient réussit à merveille; la verge, qui se serait gonflée rapidement si l'incontinence eût été réelle, n'augmenta presque pas de volume, et l'on ne fut obligé d'ôter les ligatures que pour uriner au temps ordinaire. (Tom. II, page 482.)

Perte des testicules. On a vu des imposteurs dont

les testicules rentraient à volonté dans l'abdomen, faire valoir leur absence comme un motif de réforme. Nous avons exposé ailleurs les caractères à l'aide desquels on pourra reconnaître les eunuques, les crypsorchides, et les personnes qui ont été châtrées à l'âge adulte. (*Voy*. pag. 125.)

Coloration insolite de la peau. L'ictère a été simulé en appliquant sur la peau une décoction de racine de curcuma, une teinture de rhubarbe, les fleurs de genet, les graines de carthame, les étamines de lis, etc.; il est aisé de reconnaître la fraude, parce que les fourbes ne songent pas à jaunir la conjonctive et l'urine, et si quelques-uns ont voulu colorer les yeux avec du tabac, ils n'y sont jamais parvenus; d'ailleurs il suffit assez souvent de faire de légeres lotions avec de l'eau et du savon, pour enlever ces matières corolantes. On peut en dire autant des ecchymoses factices obtenues à l'aide d'un mélange de suie et d'huile. La *pâleur* de la peau produite par le soufre qui brûle, par la fumée de cumin, par la digitale pourprée, par l'habitude que contractent certains individus de s'évanouir, par l'abus de l'émétique et des purgatifs, par des fatigues excessives, etc, peut quelquefois en imposer au point de faire croire que la personne est réellement malade; mais il suffit de l'observer pendant quelques jours, et de la soustraire à l'action de ces causes, pour mettre la vérité dans tout son jour.

Dartres, Teigne et *Ulcères.* Il est des individus chez lesquels l'ingestion de quelques alimens, tels que le fromage salé, les moules, les huîtres, etc., est bientôt suivie d'une éruption qui ressemble souvent à une affection herpétique; mais presque toujours cette éruption est de courte durée, tandis que les plaques et les pustules dartreuses persistent pendant long-temps; il faudrait donc, s'il était difficile de constater la supercherie à l'aide des symptômes, faire surveiller attentivement le malade douteux. On a également cherché à imiter la *teigne* en faisant tomber quelques gouttes d'acide nitrique sur les cheveux, dans le dessein de les détruire; on ne tarde pas, dans ce cas, à voir paraître des croûtes jaunes: mais il n'est guère possible de s'en laisser imposer, parce que dans la teigne véritable, la tête exhale une odeur nauséabonde qui lui est particulière, les cheveux, rares au front, sont menus et clair semés partout ailleurs, et la physionomie porte ordinairement l'empreinte de la cachexie. Quant aux *ulcères*, on sait qu'ils ont été souvent le produit de l'application des vésicatoires, des sucs d'euphorbe, de clématite ou de renoncule, de l'écorce de garou, de la thapsie, etc.; quelquefois des mendians ont cru devoir faire usage de peaux de grenouilles, d'un morceau de rate, dont ils recouvraient la jambe; il en est qui, pour aggraver l'ulcération dont ils étaient véritablement atteints, employaient le tabac mâché, la cendre de cette plante, ou d'autres irritans. Il importe, lorsqu'on soupçonne la ruse, de retenir les malades au lit, et de les empêcher de porter les mains sur la partie affectée, soit en l'enfermant dans une bottine ou dans une boîte de bois, soit en appliquant un bandage roulé dont les doloirs seraient marqués avec de l'encre pour s'assurer qu'il n'a pas été dérangé. « Dans les vieux ulcères, disent MM. Percy et Laurent, si l'épiderme est glabre, luisant et violet, sa couleur se fond peu à peu avec celle de la peau saine, au lieu qu'après l'application réitérée des vésicans, elle est circonscrite et bornée par un cercle facile à reconnaître; si le sujet a une bonne carnation, de l'embonpoint, l'œil bon, les dents saines, point de glandes engorgées au cou, et que les bords de l'ulcère soient ronds, bruns, le fond ardent, violet, les environs enflammés avec des taches ou des ampoules, on devra soupçonner de la fraude, car les hommes attaqués de ces ulcères rebelles sont cachectiques, leur peau est sèche et écailleuse, et la jambe malade presque toujours atrophiée. » (Art. SIMULATION.)

Transpiration puante. Lorsqu'on se frotte la peau avec du cambouis dans lequel on a incorporé du vieux fromage très-fétide, avec du poisson pouri, l'huile de Dippel, etc., on répand une odeur infecte que l'on peut faire disparaître en lavant avec soin les parties enduites de ces matières; il est rare que l'on ne parvienne pas à découvrir la supercherie par ce moyen, à moins que le corps ne soit imprégné de ces odeurs, par suite de frottemens réitérés auxquels l'individu se serait soumis depuis long-temps.

Enflures. On sait que, pour exciter la commisération publique, des mendians ont acquis un volume monstrueux en injectant de l'air entre les tégumens et les muscles; d'autres ont voulu imiter des *hernies* ou l'*hydrocèle* en insufflant de l'air dans la région inguinale ou dans le scrotum; il suffit dans ces différens cas, d'examiner attentivement la surface du corps; on ne tardera pas à découvrir la petite plaie par laquelle l'air a été introduit; elle est ordinairement bouchée par un emplâtre, qui, étant enlevé, permet à l'air de s'échapper, et le prétendu malade est guéri. Il est des individus qui à force de tiquer, déterminent un *ballonement* énorme du ventre; une fois réformés, ils expulsent l'air par haut et par bas, et se félicitent d'avoir trompé les hommes de l'art chargés de les visiter : cette fourberie ne peut être soupçonnée qu'autant que l'individu ne présente aucun symptôme qui puisse faire croire qu'il n'est pas atteint de la maladie qu'il simule; dans d'autres circonstances, les jeunes conscrits appliquent un lien plus ou moins serré à la partie supérieure de la jambe, qu'ils laissent pendre hors du lit pendant la nuit, pour feindre un *gonflement* qui les exempterait du service s'il était réel : on doit chercher alors à découvrir l'empreinte du lien et faire usage d'un bandage en prenant les précautions indiquées à l'occasion des faux ulcères. (*Voyez* page 423.)

Rage. On concevra difficilement que l'on ait porté l'audace jusqu'à simuler la rage pour se faire réformer : ce stratagème n'a jamais réussi, lorsqu'on a donné l'ordre d'étouffer le faux enragé entre deux matelas : on conçoit en effet que le fourbe s'est trouvé guéri comme par enchantement. Il y a environ trois ans, qu'un charlatan qui prétendait guérir la rage, parvint à faire nommer une commission de professeurs de la Faculté de médecine pour examiner l'efficacité de l'arcane de son invention; on imagine bien que l'occasion de faire des expériences ne tarda pas à se présenter : un drôle, qui était son complice, simule la rage; on l'amène à l'hôpital de la Charité; mais on veut examiner le breuvage qui jouit de la propriété de guérir miraculeusement la rage : on reconnaît qu'il contient de l'ail, du vinaigre, etc.; aussitôt on prépare une composition analogue avec l'asa fœtida, du vinaigre, de l'extrait de quinquina, de l'absinthe, etc., et on l'administre adroitement, le lendemain, au lieu de donner celle du prétendu guérisseur : le simulateur, après avoir fait mille grimaces, semble éprouver du bien être, et ne tarde pas à être guéri. Fier du succès qu'il crût avoir obtenu, le médicastre ne savait comment exprimer sa joie, lorsque l'autorité jugea convenable d'en arrêter les élans en le faisant enfermer ainsi que son complice. *Discite moniti.*

Scorbut. Parmi les symptômes du scorbut, ceux qui ont rapport à l'état des gencives peuvent être parfaitement simulés, et l'ont été souvent par des jeunes conscrits qui avaient appliqué sur cette partie des caustiques plus ou moins actifs : le meilleur moyen de découvrir la ruse consiste à attendre pendant quelque temps et à visiter l'individu inopinément au bout de quelques jours; probablement on trouvera les gencives dans un très-bon état.

Scrofules. C'est encore à l'aide de caustiques, que l'on a souvent voulu imiter les cicatrices et les ulcères scrofuleux que l'on remarque particulièrement au cou; et, pour mieux faire prendre le change, on a déterminé le gonflement et la rougeur des paupières, du nez et des lèvres, en appliquant sur ces parties du suc d'euphorbe. On parviendra à démasquer l'imposteur, en se rappelant que le *facies* des véritables scrofuleux présente presque toujours un caractère particulier, généralement connu, et que les cicatrices qui succèdent aux ulcères dans cette maladie, sont profondes, ordinairement adhérentes, violettes, inégales, calleuses et à bords arrondis.

§ II.

Des maladies simulées par provocation.

On désigne ainsi les maladies qui sont l'effet de l'artifice et qui ont été provoquées dans le dessein d'en imposer et de faire croire à l'existence d'une affection dont la durée est plus ou moins longue : les principales de ces affections sont, la *cataracte*, l'*ophthalmie*, la *paralysie des paupières*, la *perte des dents*, et quelquefois l'*épilepsie*.

Cataracte. L'acide nitrique étendu d'eau a été appliqué à plusieurs reprises sur la conjonctive, et a fini par déterminer une légère opacité du cristallin, qui ne pouvait en imposer qu'à un observateur inattentif : il suffit d'adresser au malade quelques questions sur la marche de la maladie depuis son invasion, sur ce qu'il éprouve actuellement, etc., pour reconnaître la véritable nature de l'affection ; on sait, par exemple, que dans le début de la cataracte vraie, le malade aperçoit mieux les objets à une lumière faible qu'au grand jour, et que l'inverse a lieu lorsque la maladie a déjà fait des progrès, etc.

Ophthalmie. L'application volontaire de poudres irritantes sur la conjonctive est constamment suivie d'une ophthalmie, et l'on a souvent vu des conscrits qui, pour mieux simuler cette affection, s'arrachaient encore les cils et cautérisaient les bords des paupières :

la ruse est difficile à démasquer, lorsqu'elle a été portée à ce point; toutefois on doit se rappeler que dans l'ophthalmie ancienne, que l'on a principalement en vue de simuler, les paupières sont ridées, de couleur naturelle, et relâchées; on remarque aussi la patte-d'oie qu'a produit le clignotement souvent répété des yeux.

Paralysie des paupières. On a des exemples d'individus qui se sont coupés ou à qui on a coupé le nerf sourcilier, dans le dessein de déterminer la paralysie de la paupière supérieure: il est difficile de reconnaître le stratagème, à moins qu'à l'aide de menaces on n'obtienne l'aveu du malade.

Perte des dents. Plusieurs conscrits se sont fait arracher des dents, d'autres les ont détruites à l'aide de caustiques, il en est enfin qui les ont fait limer; dans ce dernier cas, on voit, en portant le doigt sur les gencives, que la racine des dents est au niveau de l'alvéole.

Epilepsie. On sait que des personnes ont fini par être épileptiques, à force de simuler les accès de cette maladie. Metzger et de Haen en rapportent des exemples. On conçoit qu'il serait impossible de découvrir en pareil cas la véritable cause de la maladie, si l'on n'avait aucun renseignement sur ce qui a précédé.

Des maladies prétextées.

On désigne sous le nom de *maladies prétextées*, celles que l'on veut faire servir à l'accomplissement d'un but qui consiste ordinairement à se décharger d'une fonction plus ou moins pénible, ou à obtenir un avantage quelconque. Ainsi, un homme est appelé par l'autorité à remplir un devoir, il refuse le service en donnant pour prétexte la maladie dont il est atteint; le médecin requis pour juger le fait déclare que l'affection est trop légère pour servir d'excuse. Un autre individu attribue la maladie plus ou moins grave dont il est actuellement attaqué à une légère violence exercée contre lui, à la terreur que lui a inspirée l'annonce d'un événement fâcheux, à la mauvaise nourriture à laquelle il a été soumis par les personnes chargées de veiller à sa subsistance, aux travaux excessifs auxquels on l'a forcé de se livrer, à l'action des médicamens dont il a fait usage par ordre du médecin, etc.; et si quelquefois il ne rapporte pas la maladie à ces causes, du moins les considère-t-il comme ayant aggravé singulièrement son état; en conséquence, il demande des dommages et intérêts. Ici le médecin devra juger la valeur du prétexte allégué par le plaignant. « Un ramoneur atteint d'un tremblement mercuriel, dit M. Marc, accusa un doreur dont il avait ramoné la cheminée, d'avoir, *en profitant de son ignorance*, occasioné sa maladie. Bien que le rapport entre la cause et l'effet nous parût très-plausible, nous crûmes néanmoins devoir nous assurer si de pareils résultats s'étaient déjà rencontrés, et nos recherches dans les hôpitaux confirmèrent amplement la validité de la cause alléguée par le ramoneur. » (Art. DÉCEPTION du Dictionnaire de Médecine.)

Voici les préceptes généraux propres à servir de guide aux gens de l'art.

1° On comparera avec soin la cause prétextée avec

l'effet, c'est-à-dire avec la maladie. Dans un très-grand nombre de cas, le plus léger examen suffira pour établir qu'il n'existe aucun rapport, et que la réclamation du plaignant ne mérite aucune considération : ajouterait-on foi, par exemple, à la déclaration d'un homme qui attribuerait la fracture du tibia et du péroné à un coup de badine qu'il aurait reçu sur la jambe?

2° On aura égard aux causes prédisposantes. L'âge, la saison, le sexe, le tempérament, le climat, l'état de grossesse, etc., doivent être regardés comme des motifs capables de développer ou d'aggraver quelquefois certaines maladies que l'on n'aurait pas observées dans des circonstances opposées; ainsi personne ne révoque en doute les effets funestes de la frayeur chez les femmes enceintes, chez celles qui sont récemment accouchées ou qui ont leurs règles, tandis que la même cause peut à peine produire quelques désordres chez une personne qui n'est pas dans les mêmes conditions.

3° On tiendra compte de la moralité de l'individu, des motifs qu'il peut avoir pour induire les médecins en erreur, des témoignages rendus par des personnes impartiales.

4° On examinera avec soin la nature des maladies régnantes; on conçoit, en effet, que si l'affection qui fait le sujet de l'observation est semblable à celle qui sévit épidémiquement depuis quelque temps, tout portera à croire que la cause prétextée par le malade peut bien avoir été *l'occasion* du développement de la maladie, ou des accidens qui sont survenus, mais qu'ils ne doivent pas lui être attribués. On sait que Rémer, chargé de prononcer si un coup de bâton donné à une servante était la cause d'une pneumonie violente qui se manifesta trois jours après, déclara qu'il ne pouvait être considéré que comme une des causes occasionelles, fondé sur ce qu'il régnait alors une épidémie pneumonique très-intense, dans le pays qu'habitait la malade.

5° Enfin, on ne prononcera qu'après avoir bien étudié les différentes circonstances relatives au régime, à l'état particulier de l'atmosphère, etc., qui ont pu influer d'une manière nuisible sur le plaignant.

Des maladies dissimulées.

On désigne ainsi les maladies et les infirmités que l'on cache. Ces maladies, beaucoup plus nombreuses qu'on ne le croirait au premier abord, sont : la *syphilis*, les *dartres*, la *gale*, la *teigne*, la *phthisie pulmonaire*, l'*épilepsie*, la *folie*, *etc.* On a quelquefois aussi le plus grand intérêt à dissimuler certains états qui ne constituent pas, à proprement parler, des maladies; tels sont la menstruation, la défloration, la grossesse, l'alactie (manque de lait), l'impuissance, etc. Il doit être maintenant aisé de deviner les motifs qui portent à cacher de pareils états; il est des individus qui se croiraient déshonorés en avouant des maladies que le vulgaire regarde comme honteuses; on conçoit aussi que la pudeur empêche souvent de déclarer des affections dont on ne saurait constater la nature qu'en visitant les organes de la génération ; mais ce qui paraîtra beaucoup plus naturel, c'est qu'une personne cherche à cacher le fruit d'un amour illicite, surtout lorsqu'elle est entourée de parens dont elle ambitionne l'affection : la cupidité est un des motifs les plus communs de dissimulation ; ne voit-on pas, en effet, tous les jours, des femmes qui se proposent comme nourrices, cacher artificieusement tout ce qui pourrait déceler leur inaptitude ? Des jeunes gens ne se présentent-ils pas comme remplaçans, lorsqu'ils sont atteints d'une maladie ou d'une infirmité qu'ils n'accusent pas, et qui les rend impropres au service ? Il nous serait facile de citer encore quelques exemples, si ceux que nous venons d'indiquer n'établissaient point d'une manière irrévocable que la dissimulation de certaines maladies est contraire à l'ordre social et doit être réprimée.

L'homme de l'art chargé de découvrir que l'on cache une maladie, doit avoir égard, 1° aux motifs qui peuvent porter la personne à dissimuler ; 2° aux manœuvres que l'on sait avoir été mises en usage jusqu'à ce jour pour atteindre ce but ; 3° aux symptômes de l'affection que l'on veut dissimuler, et dont il peut constater l'existence sans l'aveu du malade : admettons, par exemple, qu'une femme chez laquelle la sécrétion du lait se fait à peine se propose pour nourrice, et dissimule l'alactie dont elle est atteinte : on se rappelle qu'en pareil cas, pour mieux en imposer, on se garde bien de présenter son enfant s'il est faible et chétif, pour en montrer un autre bien constitué ; on le dit plus jeune qu'il n'est, afin qu'on ne trouve pas le lait trop ancien ; on mouille les langes pour faire croire que l'enfant urine continuellement et qu'il est par conséquent bien nourri ; et, pour que le volume des seins paraisse plus considérable qu'il n'est réellement, on ne donne pas à téter pendant les vingt-quatre heures qui précèdent le moment de la visite, etc. La connaissance de ces manœuvres ne suffirait pas pour déceler l'imposture : on doit alors visiter la femme et recueillir soi-même les caractères propres à mettre la vérité dans tout son jour : si le sein est mal conformé, la glande mammaire d'un petit volume, le mammelon peu ou point érectile; si par la pression le lait ne jaillit pas abondamment en plusieurs rayons; si, au lieu d'être légèrement sucré, inodore, d'un blanc bleuâtre et assez consistant, ce liquide présente des caractères opposés; si, par exemple, il ne forme point une gouttelette lorsqu'on le reçoit sur l'ongle que l'on incline légèrement, on déclare que la femme ne réunit point les qualités voulues. Supposons maintenant qu'il s'agisse d'un phthisique qui se destine à remplacer un conscrit, et qui cache soigneusement sa maladie, quel est le médecin qui ne découvrira pas la dissimulation, en ayant égard à la conformation du col, des épaules et de la poitrine, à la couleur rouge des pommettes, au son de la voix, à la difficulté de respirer, à la chaleur de la peau, et surtout de la paume des mains; à la fréquence du pouls, à l'amaigrissement du corps, etc.? sans doute qu'on n'aura pas toujours occasion d'observer l'ensemble des symptômes qui caractérisent la maladie que l'on dissimule; mais on pourra souvent rassembler assez de données pour soupçonner au moins qu'elle existe. Il faut également être prévenu que, dans certaines circonstances, les malades ne dissimulent qu'une partie des signes de l'affection dont ils sont atteints, dans l'espoir que la maladie sera jugée moins grave.

Des maladies imputées.

On donne le nom de *maladies imputées* à celles que l'on prétend exister chez un individu qui n'en est pas affecté. Ici la mission de l'homme de l'art est extrêmement facile à remplir; qu'importe que l'on accuse une personne d'imbécillité, de folie, ou d'avoir une maladie vénérienne, etc., si les symptômes de ces affections manquent? Il est évident que nous ne devons juger les maladies que par les phénomènes qui les caractérisent; l'absence de ces phénomènes nous autorise à déclarer que la maladie est imputée.

VINGT-SEPTIÈME LEÇON.

Des maladies intellectuelles.

Nous comprenons sous ce titre la *folie* et toutes les maladies dans lesquelles les fonctions intellectuelles sont abolies, suspendues ou perverties, soit que l'affection réside essentiellement dans le cerveau ou dans ses membranes, ou qu'elle ait son siége primitif dans d'autres parties du corps, et que la lésion du cerveau ne soit que sympathique. Il nous semble inutile de faire connaître toutes les dispositions de nos Codes relatives à ce sujet, qui peuvent mettre les magistrats dans la nécessité de consulter les gens de l'art; nous nous bornerons à dire, 1° que d'après l'article 1108 du Code civil, une obligation n'est valable qu'autant que la partie qui s'oblige *consent :* or le consentement suppose le libre exercice des facultés intellectuelles ; 2° qu'une donation entre-vifs ou un testament ne peuvent être faits que par un individu dont l'*esprit est sain*, et que le testament par acte public doit être dicté aux notaires par le *testateur*, à qui on doit en donner lecture en présence de témoins. (Art. 901 et 972 du Code civil.)

Nous allons traiter successivement, 1° de la folie; 2° des diverses maladies qui peuvent faire croire qu'un homme n'était pas sain d'esprit en faisant son testament ou en contractant une obligation quelconque.

De la folie ou aliénation mentale.

La folie peut être simulée, dissimulée, imputée ou méconnue. Dans la folie *simulée*, l'individu cherche à se faire passer pour fou, dans l'intention de se soustraire à une peine qu'il a encourue, à des obligations qu'il a contractées, ce qui est plus rare; ou bien il réclame des indemnités pour des mauvais traitemens qu'il a reçus, il cherche à se faire exempter du service militaire, ou à être admis dans un asile d'aliénés. On *dissimule* l'aliénation mentale lorsqu'on a intérêt à cacher qu'un individu est ou a été fou, soit pour obtenir ou faire valider des engagemens, des conventions, des contrats, des dispositions testamentaires, soit pour lui conserver l'autorité ou le pouvoir dont il est revêtu, etc.; tantôt c'est l'aliéné lui-même qui cache avec soin ses idées, ses desseins, pour jouir de sa liberté ou pour être surveillé d'une manière moins importune et parvenir au but qu'il se propose, comme de se détruire, de se venger, etc. La folie est *imputée* lorsqu'on veut faire passer un individu pour être ou pour avoir été fou, afin de le soustraire à la sévérité des lois, de faire casser des engagemens, des conventions, des contrats, des dispositions testamentaires, etc., dont il serait l'auteur; de le priver du pouvoir, de l'autorité, d'une fonction quelconque, de ses droits comme propriétaire, comme père, comme époux, comme citoyen, soit en obtenant son interdiction, ou en lui faisant donner un conseil, ou simplement en le tenant dans une maison d'aliénés. Dans la folie *méconnue*, l'aliénation n'est pas assez intense pour être reconnue ou même soupçonnée, parce que le malade ignore son état, ou parce qu'il lui reste assez de force pour le cacher.

Moyens propres à faire reconnaître cette maladie. Les caractères de la folie sont assez saillans et assez multipliés pour que, *dans le plus grand nombre des cas*, l'état d'aliénation soit promptement et facilement reconnu des personnes qui entourent le malade, et surtout du médecin qui l'observe. Voici ce que l'on remarque de plus spécial *dans les cas ordinaires* : 1° *Etat mental* : agitation, cris, vocifération, incohérence dans les idées, dans les raisonnemens, succession rapide et désordonnée d'idées, de jugemens, d'émotions; préoccupation extrême qui fait que l'aliéné est presque tout entier à ses chimères et plus ou moins étranger aux objets extérieurs, qu'il fixe à peine son attention sur les personnes qui l'entourent, sur les aliénés avec lesquels il vit; conceptions, rapprochemens d'idées, interprétations qui étonnent par leur singularité, leur peu de rapport avec les choses ordinaires ; hallucinations, visions, voix qui se font entendre au malade, par lesquelles il est de temps à autre ou sans cesse poursuivi, conseillé, instruit, commandé, effrayé; *invisibles* qui guident, qui espionnent, qui tourmentent; idée fixe, fausse ou ridicule, inaccessible à toute espèce de raisonnement, souvent même aux preuves les plus positives, soutenue avec opiniâtreté, avec chaleur, avec conviction, quelquefois avec beaucoup de talent et d'éloquence; inaptitude au travail intellectuel, aux occupations habituelles; l'esprit est agité, et ne peut se fixer, ou bien il se fatigue promptement, ou bien enfin il est tellement faible qu'il n'est capable d'aucune espèce d'effort; oubli des besoins, des sensations désagréables ou douloureuses; altération profonde des sentimens, des affections, indifférence ou haine de l'aliéné pour ses proches, son époux, ses enfans; goûts, désirs, penchans extraordinaires; morosité, abattement, tristesse, crainte, frayeur sans motifs réels; défiance outrée ou confiance exagérée; crédulité étonnante; imprévoyance extrême; l'aliéné a une confiance entière dans sa manière de penser, et se croit en parfaite santé; sommeil nul, rare, incomplet et agité, ou bien plus profond, plus prolongé que d'habitude. 2° *Etat extérieur :* l'expression de la physionomie, les gestes, les attitudes de la plupart des aliénés, ont quelque chose de remarquable qu'il est difficile de caractériser; ces actes en effet se trouvent être en rapport avec l'état mental, d'autant mieux que les malades, persuadés comme ils le sont, qu'ils pensent et agissent suivant les lois de la raison, ne cherchent nullement à cacher leurs idées et leurs émotions par un maintien apprêté; beaucoup d'aliénés, sont agités, pressés du besoin de se mouvoir, de parler; beaucoup d'autres ont les mouvemens embarrassés, affaiblis ou paralysés. 3° *Causes et invasion de la maladie* : dans presque tous les cas d'aliénation mentale, la maladie reconnaît une ou plusieurs causes notoires, remarquables, assez intenses pour ne laisser aucun doute sur le rôle qu'elles ont joué. Une autre circonstance qui nous semble assez caractéristique est celle-ci : la maladie a très-souvent une invasion lente et progressivement croissante pendant laquelle l'aliéné manifeste une foule de variations dans son caractère, ses goûts, ses habitudes, ses mœurs, ses fonctions intellectuelles, variations inaperçues d'abord, puis prises pour des singularités, des bizarreries auxquelles on fait peu d'attention, mais qu'on se rappelle souvent lorsque l'aliénation est déclarée. 4° *Les fonctions nutritives et génératrices* ne fournissent aucun signe qui ait quelque valeur, si ce n'est peut-être l'espèce de voracité avec laquelle certains aliénés prennent et mangent leurs alimens, la constipation opiniâtre et habituelle dont un très-grand nombre sont atteints, et les désirs vénériens excessifs dont sont tourmentés plusieurs malades, en supposant que le premier phénomène dût toujours être rapporté aux organes digestifs, et le dernier aux organes génitaux.

On n'observe jamais chez un aliéné l'ensemble des phénomènes dont il vient d'être fait mention; les symptômes de la folie sont plus ou moins nombreux chez les différens individus, et varient suivant qu'il y a *idio-*

tie, *manie*, *monomanie* ou *démence*. Voilà pour les cas ordinaires; voyons maintenant ceux où la vérité n'est pas aussi facile à saisir.

Les difficultés du diagnostic de l'aliénation mentale peuvent être envisagées sous deux points de vue : ou bien ce sont des individus admis dans la société comme raisonnables, qui se rapprochent des aliénés sous certains rapports, ou bien ce sont des aliénés qui conservent assez de bon sens pour paraître raisonnables.

§ Ier.

Individus que l'on croit raisonnables, et qui se rapprochent des aliénés sous certains rapports.

Dans cette catégorie viennent naturellement se ranger, 1° les individus qui ont l'esprit borné ou faible, dont les connaissances sont peu étendues ou imparfaites, et qui, pour ces raisons, peuvent avoir le jugement le plus faux, les idées les plus bizarres, les opinions les plus invraisemblables : aussi Haslam, dans sa définition de la folie, exige-t-il, pour caractériser cette dernière, une association d'idées *familières*, incorrectes, indépendamment des préjugés de l'*éducation*; ainsi, dit-il, un paysan qui prétendrait aller à cheval en Amérique pourrait très-bien jouir de tout son bon sens, tandis que l'habile navigateur qui aurait une pareille idée serait certainement aliéné. Il faut classer ici les imbéciles qui n'ont de jugement et de raison que bien juste pour se conduire dans les actes ordinaires et faciles de la vie, mais qui n'ont point assez de discernement pour apprécier les motifs de toutes leurs actions. Mais peut-on toujours s'assurer qu'une idée extravagante est du nombre des idées familières d'un individu, et qu'elle est en rapport avec les préjugés qu'il tient de son éducation ? 2° Les individus qui passent dans le monde pour être des esprits superficiels, brouillons, distraits ; pour être doués d'une imagination vive, mobile, déréglée, impossible à tenir en repos ; pour avoir des idées bizarres, singulières, des manières de voir particulières et extraordinaires, des manies, des lubies, des travers dans l'esprit ; pour être amis du merveilleux, etc. Après avoir cité l'exemple d'un homme qui ne déraisonnait que sur un seul objet tellement isolé, qu'il s'écoulait quelquefois plusieurs mois sans qu'on pût apercevoir en lui la moindre trace d'aliénation, Cox se demande s'il n'y a pas encore des délires plus bornés, et si les façons de penser et d'agir extraordinaires et bizarres sur quelque objet particulier, des personnes réputées sages, ne ressemblent pas beaucoup aux marottes des aliénés. Il faudrait convertir des cités en maisons d'insensés, si l'on prétendait renfermer tous les fous de cette espèce qui jouissent du commerce de la société. 3° Les individus dominés, égarés par des penchans impérieux, d'un caractère emporté, surtout si leurs passions ne peuvent être dirigées ni par les lumières de la raison, ni par les préceptes d'une bonne éducation ; il est de ces êtres qui se rapprochent réellement de certains imbéciles qui manquent d'intelligence, mais qui n'en sont pas moins rusés, colères et méchans. On rencontre dans la société des individus d'un mauvais caractère, qui se livrent à tout propos à des emportemens aveugles : si ces êtres malheureusement nés se trouvent dans des circonstances fâcheuses, s'ils sont sans cesse aigris par l'injustice, par de mauvais procédés, par des malheurs, ils deviennent insupportables à ceux qui les entourent et à eux-mêmes; il ne serait pas toujours facile de les distinguer des véritables aliénés. Quelquefois les personnes les plus heureusement nées sont conduites à cet état par l'infortune : on a vu des femmes réduites au désespoir par l'inconduite et la brutalité de leurs maris, être tellement exaspérées qu'il a été aisé de les faire passer pour folles pendant quelque temps. On conduit de force et par surprise une personne saine d'esprit dans une maison d'aliénés; le désespoir et la fureur lui donnent toutes les apparences de la folie, et le calme qui succède enfin est pris pour un intervalle lucide. Il est des individus surpris à chaque instant par des terreurs paniques, agités par des inquiétudes sans sujet, tourmentés par un état de perplexité et d'indécision désespérant, etc. Comment doit-on considérer les envies de quelques femmes enceintes, les désirs de quelques femmes nerveuses, les changemens dans le caractère suscités par la menstruation, par l'état morbide du cerveau des hystériques, des hypocondriaques, etc.?

Relativement aux passions, les magistrats demandent quelquefois aux gens de l'art : si un homme possédé d'une passion dominante et exclusive peut tomber dans une espèce de monomanie au point d'être privé de ses facultés intellectuelles et d'être hors d'état de réfléchir? Si une passion extraordinaire n'est pas par elle-même un signe de monomanie? Si une passion dominante et exclusive peut exciter chez un individu un dérangement d'idées qui aurait tous les caractères de la démence? Ces questions ont évidemment pour but de déterminer, 1° *si une passion violente peut être considérée comme étant un accès de monomanie*; 2° *si une passion dominante et exclusive peut exciter momentanément, c'est-à-dire durant son existence seulement, un état d'aliénation mentale.* La première question doit être résolue négativement, du moins dans l'immense majorité des cas : ce n'est point une aliénation, dans le sens attaché à ce mot, que la colère, la frayeur, l'amour, la jalousie, etc.; l'esprit peut sans doute être subjugué, la volonté privée de toute liberté par l'effet d'une passion ; mais un pareil état n'est pas une aliénation mentale. Un orgueilleux n'est pas fou parce qu'il se croit supérieur à ceux de son rang ou de sa classe; un ambitieux n'est pas aliéné parce qu'il est dévoré de la soif des honneurs, des richesses et du pouvoir; mais l'un et l'autre ont perdu la raison lorsqu'ils manifestent avec persuasion des idées et des désirs qui ne sont plus en rapport avec leur condition; lorsque l'un se croit dieu, roi, et l'autre possesseur des richesses de toute la terre, ou d'une puissance sans bornes. Quant à la seconde question, nous avons cru devoir la restreindre au fait d'une aliénation *momentanée*, et non d'une aliénation *persistante* : sous ce dernier point de vue, elle n'offrirait aucune difficulté, puisque les passions sont, de toutes les causes de la folie, les plus nombreuses et les plus puissantes. L'observation n'a point encore signalé de folie *temporaire* et *momentanée* qui soit née et qui ait cessé avec une passion dominante;

il y a bien de grands troubles dans l'esprit lorsqu'il est agité par la colère, tourmenté par un amour malheureux, anéanti par la frayeur, égaré par le désespoir, perverti par le désir impérieux de la vengeance, etc.; mais on n'a jamais songé à voir dans ces troubles les symptômes de la folie; ils disparaissent avec leur cause. Le législateur a pourtant reconnu avec raison que ces passions devaient en partie soustraire l'homme à la responsabilité de ses actions, lorsque celles-ci n'avaient pas été préméditées.

Les magistrats peuvent encore demander aux médecins si le suicide est toujours un acte de folie. Cette question rentre évidemment dans les précédentes; en effet, déclarer que les passions ne sont point des états de véritable aliénation mentale, c'est dire implicitement que le suicide, provoqué par elles, n'est point le résultat de cette maladie. L'homme qui souffre au point de désirer la mort n'a pas sans doute l'esprit bien calme, et avant d'arrêter la funeste résolution de se détruire, avant surtout de se porter le coup mortel, il doit être en proie aux plus vives angoisses, si la raison n'est pas aliénée; mais, quel que soit en ces instans le trouble de ses facultés mentales, il apprécie la gravité des circonstances qui le pressent, et calcule les résultats de l'action qu'il médite. L'homme qui se tue pour échapper à une mort ignominieuse et certaine, pour se débarrasser de maladies douloureuses, d'infirmités dégoûtantes qu'il croit incurables, pour prévenir un genre de mort qui emporterait la confiscation de ses biens et en priverait sa famille, etc., un tel homme peut-il être comparé à un aliéné qui fonde ses déterminations sur des erreurs manifestes ? Il est néanmoins plus que probable qu'il y a parmi les individus qui deviennent homicides d'eux-mêmes beaucoup plus d'aliénés qu'on ne pense communément.

§ II.

Aliénés qui conservent assez de bon sens pour pouvoir paraître raisonnables.

Passons maintenant en revue les aliénés dont la maladie peut être passagère, équivoque ou cachée. 1° *Développement lent et imperceptible de l'aliénation mentale.* Le plus souvent, avant de perdre la raison d'une manière ostensible, le malade est légèrement aliéné pendant plusieurs mois ou même plusieurs années, sans que les personnes qui l'entourent fassent beaucoup attention aux légers changemens survenus dans son caractère, ses goûts, son application au travail, etc. En cherchant à remonter à l'époque où la folie avait commencé chez un malade que l'on supposait aliéné depuis plusieurs années, quoique ses parens ne s'en fussent aperçus que depuis quelques mois, on se rappela que près de deux ans avant l'invasion présumée de l'aliénation, ce malade, devenu colère et emporté, de doux qu'il était, se livra à un accès de fureur contre un individu qui ne s'était pas assez dérangé pour le laisser passer : supposez qu'il l'eût blessé ou tué, n'eût-il pas été rendu responsable de son action et condamné, quoique certainement il fût déjà sous l'empire de la maladie qui l'a privé plus tard entièrement de sa raison ? Les exemples de ce genre sont très-communs. 2° On voit dans certains cas de *monomanie* les malades conserver tous les dehors d'une raison parfaite; cependant ces malades ont presque toujours quelque chose de particulier dans l'intelligence et le moral; ils sont préoccupés, inappliqués, indifférens; leurs affections sont altérées, changées, etc. 3° Il existe un *léger degré de manie* qui ressemble assez bien au premier degré de l'ivresse; les malades sont exaltés, leur esprit est continuellement tendu, ils causent plus qu'à l'ordinaire, avec plus de facilité et de rapidité, ils sont indiscrets, etc.; mais toutes leurs sensations sont justes, leurs raisonnemens sont suivis; cependant on finit bientôt par découvrir chez les aliénés de cette espèce des préventions, des sentimens exaltés, une altération des affections, etc. 4° Un état opposé à celui-ci, c'est le premier degré de la *démence primitive* qui survient à la suite des excès des plaisirs vénériens ou des liqueurs alcoholiques, par l'effet des progrès de l'âge, ou de l'apoplexie: il est souvent bien difficile de saisir le moment du passage d'un simple affaiblissement des facultés à leur perversion. 5° L'espèce d'aliénation assez commune chez les *femmes*, qui consiste dans une perversion de leurs affections, sans désordres notables de l'intelligence, si ce n'est la préoccupation, l'inapplication, etc., étonne toujours la plupart des personnes peu habituées à voir ces sortes de malades. 6° *Folie dissimulée par le malade.* On a vu des mélancoliques suicides feindre un état de raison parfaite pendant longtemps, assurer qu'ils n'ont plus l'envie de se détruire, suivre avec un plaisir apparent tous les conseils qu'on leur donne, etc., pour obtenir enfin leur liberté et exécuter leur funeste dessein. Quelques aliénés cherchent à en imposer aux personnes qui viennent les voir ou les interroger, ils leur parlent avec sens et raison, et écartent avec un soin tout particulier l'objet de leur délire dès qu'on leur a dit que cela seul prouvait qu'ils étaient fous et s'opposait à leur mise en liberté. Il en est qui se reprochent d'avoir trompé leurs familles en leur annonçant du mieux lorsqu'ils sont désespérés de n'en point éprouver, lorsqu'ils ont été obligés de se contraindre pour donner quelques consolations à leurs parens. Il est difficile de se faire une idée du point jusqu'où certains aliénés peuvent pousser la dissimulation de leur maladie.

7° *Folie de courte durée.* L'ivresse n'est point un motif d'excuse aux yeux de la loi : il n'est point de notre objet de rechercher si la loi est juste, et s'il n'y a pas quelque distinction à faire ; mais ce qui ne doit pas être confondu avec l'ivresse, sous ce rapport, c'est l'état d'aliénation, de délire, qui en est quelquefois la suite, et qui dure ordinairement quelques jours, une ou deux semaines. Ne serait-il pas facile à un homme qui se serait enivré tout exprès, de feindre un état de déraison et de fureur, d'autant plus aisément qu'on aurait eu moins de temps pour l'observer? Presque tous les épileptiques perdent pour quelques instans la raison après leurs attaques ; beaucoup ont alors un court accès de démence ou de manie quelquefois furieuse et aveugle. Que faire à un individu qui parviendrait à simuler quelques attaques d'épilepsie suivies d'un accès de fureur, pour commettre une mauvaise action ; ou à celui qui, ayant été autrefois aliéné, simulerait un court accès pour commettre quelque acte répréhensible? Ne voit-on pas des aliénés qui ne sont déraisonnables qu'au sein de la société, et qui recouvrent leur bon sens aussitôt qu'ils rentrent dans une maison de santé, où ils se trouvent séparés des objets qui les affectent désagréablement, et soumis à une règle commune et inflexible de vie?

8° *Folie intermittente; folie présumée guérie.* Si l'aliénation peut exister à un degré faible et plus ou moins imperceptible, long-temps avant que l'accès n'éclate, il peut arriver que la guérison ne soit qu'apparente au moment où on la croit parfaite : c'est ainsi que le médecin a souvent beaucoup de peine à faire consentir les familles à prolonger l'isolement des malades. Dans les folies intermittentes, les intervalles des accès présentent très-souvent un état de raison non moins satisfaisant que dans les aliénations dont la guérison est solide; ou bien, si le malade conserve quelques idées exagérées ou bizarres, il les cache facilement; et il y aurait, dans tous ces cas, de la cruauté à priver ces individus de leur liberté. D'un autre côté, on sait que parmi les aliénés les mieux guéris, il en est qui conservent souvent encore quelque chose de leur maladie; qui sont plus susceptibles, plus irritables, moins aptes à un travail soutenu; qui présentent quelque chose de particulier dans l'expression de la physionomie, etc.; cependant ces mêmes individus remplissent leurs devoirs sociaux et jouissent de leurs droits civils; serait-il juste de les rendre aussi rigoureusement responsables de leurs actions que les autres hommes? Ne peuvent-ils pas être quelquefois dans cet état léger de folie qui caractérise la période d'incubation de cette maladie? Cependant la société ne serait-elle pas exposée à des dangers de toute espèce, si les aliénés ainsi guéris pouvaient trouver des motifs d'excuse à toutes leurs actions? 9° *Manie dite sans délire.* M. Pinel ayant observé plusieurs aliénés qui étaient dominés par une sorte d'instinct de fureur, sans lésion de l'entendement, et comme si les facultés affectives seules avaient été lésées, a cru devoir désigner cette espèce de folie sous le nom de *manie sans délire.* Il cite entre autres exemples celui d'un jeune homme mal élevé et habitué à se livrer sans réserve à tous ses caprices, qui oppose la force et l'audace à tout ce qui lui résiste, et vit continuellement dans les querelles et les rixes; il régit cependant très bien un grand domaine, remplit les autres devoirs de la société; il est calme hors de ses emportemens. Des blessures, des procès, des amendes pécuniaires avaient été le seul fruit de son malheureux penchant aux rixes, lorsqu'un jour il s'emporte contre une femme qui l'injurie, et la précipite dans un puits. La connaissance de l'état antérieur de son caractère fit qu'on le condamna seulement à une réclusion dans l'hospice des aliénés de Bicêtre. Les exemples de fureur habituelle sans délire sont fort rares; soit que la lésion des idées précède l'exaltation du penchant, ou que celle-ci soit cause de l'autre, ces malades sont presque toujours guidés dans leurs déterminations déraisonnables par des perceptions fausses et des jugemens erronés. On cite cependant quelques faits qui paraîtraient prouver que plusieurs autres penchans ont dominé à peu près irrésistiblement la volonté, et détruit ainsi la liberté morale, sans aliénation des facultés de l'esprit. Ce point de médecine et de morale a besoin d'être éclairci par des faits nouveaux et bien observés.

Ainsi, 1° les signes de la folie peuvent être équivoques, peu apparens, fugitifs; 2° certains états intellectuels et moraux de l'homme réputé raisonnable ne sont pas éloignés de l'aliénation, si même quelques-uns ne sont pas des caractères de cette maladie. Ne pourrait-il pas arriver que des aliénés fussent pris pour des êtres doués de raison, et *vice versâ?* Il est incontestable que les effets de l'aliénation sont souvent méconnus lorsque la maladie n'est point assez intense, surtout dans un premier accès : les malades ont même beaucoup à souffrir, par ce motif, de la mauvaise humeur et des mauvais procédés de ceux qui exercent quelque autorité sur eux. En attendant des décisions et des jugemens, on a privé de leur liberté pendant long-temps d'innocentes victimes; et, d'autre part, chaque jour l'aliénation est simulée par des criminels qui cherchent à échapper à la sévérité des lois. Voyons quels moyens peuvent conduire à la découverte de la vérité.

On est appelé à examiner un individu pour savoir s'il est aliéné ou non; supposons que l'aliénation ne soit pas caractérisée de manière à ne laisser aucun doute dès la première visite : 1° on prendra des renseignemens sur l'état antérieur de l'individu; on s'informera, par exemple, s'il existe ou s'il a existé des aliénés parmi ses proches parens, s'il a déjà eu un ou plusieurs accès de folie, s'il a été soumis à une des causes fréquentes de cette maladie, et si depuis on n'a pas observé des changemens dans son caractère, ses goûts, ses habitudes, ses affections, ses opinions, dans sa conduite envers ses parens, ses amis, etc.; ces circonstances pourront faire naître des présomptions en faveur de l'existence de la maladie. 2° on étudiera attentivement l'état actuel de l'individu à l'aide de différens moyens, qui sont, *a* un ou plusieurs interrogatoires : ce moyen n'est pas très-sûr; l'aliéné qui sait qu'on l'observe pour statuer sur son état, peut prendre une infinité de précautions, répondre juste à toutes les questions, surtout s'il n'a pas une idée dominante ou une passion exclusive; on a vu des aliénés dans un état de démence très-avancé, dont il a été impossible de démontrer l'aliénation en suivant cette marche; *b* des témoignages, surtout de la part des personnes qui connaissent l'individu, qui l'ont suivi pendant long-temps, qui ont pu voir renouveler ses extravagances; *c* des conversations réitérées: lorsque le médecin conserve du doute, il peut demander que la personne présumée aliénée soit placée dans une maison ou dans un hospice d'aliénés, pour y être mieux étudiée par les hommes de l'art et par des individus accoutumés à voir de ces malades; *d* des lettres ou des mémoires que l'on demandera au malade, sous le prétexte de lui faire rendre justice, et surtout des pièces de cette nature qu'il aura écrites sans y être excité : l'homme en démence oublie des mots, des lettres, écrit des périodes ou des phrases sans liaison; le monomaniaque parle de l'objet de son délire, etc.; *e* des menaces, un traitement fatiguant et même douloureux; le criminel pourra résister à tout, mais un individu qui simulerait l'aliénation par fainéantise serait bientôt guéri; cependant, de même que la plupart des aliénés se refusent à toute espèce de traitement, en criant à l'injustice, de même il peut y avoir de prétendus aliénés qui s'y refusent; *f* en plaçant l'individu de manière à ce qu'on puisse l'observer sans qu'il s'en doute : le véritable fou ne s'inquiète pas s'il est observé ou non, pour manifester son délire; il n'en est pas de même de celui qui simule la maladie. *g* Lorsqu'une personne est traitée comme aliénée, et qu'elle prétend ne pas être folle, on lui demande quels motifs on pourrait avoir de la persécuter, et alors soit qu'elle divague sur-le-champ en invoquant des motifs invraisemblables ou ridicules, soit qu'elle parle un langage raisonnable, on recueillera dès cet instant de précieux renseignemens : si un aliéné, croyant être roi, se plaint de ce qu'on l'enferme pour le dépouiller de sa couronne, le doute sera éclairci; si, au contraire, un individu se plaint avec calme, à différentes reprises, de ses proches, s'il indique les motifs intéressés pour lesquels ils prétendent le faire passer pour fou, ce langage raisonnable, du moins en apparence, doit laisser dans le doute, et provoquer de plus amples informations. 3° On tient compte de l'état de la santé postérieurement aux actes suspectés de déraison : si l'aliénation finit par se manifester ostensiblement, on peut présumer qu'elle existait déjà à une époque antérieure de quelques mois, ou même plus, et alors on prend des renseignemens sur l'état du malade à cette époque. 4° enfin, on s'éclaire des circonstances qui ont accompagné le délit ou le crime : l'aliéné commet un crime sans intérêt positif, et ne s'en cache point après l'avoir commis.

Ces différentes observations suffisent ordinairement pour lever tous les doutes ; cependant il est des cas où il est difficile et quelquefois même impossible de prononcer ; s'il s'agit d'un individu accusé d'un crime ou d'un délit, en l'acquittant, on peut toutefois le faire enfermer pour l'exclure de la société qu'il a troublée ; si c'est un individu dont on provoque la séquestration ou l'interdiction, on peut rejeter provisoirement ces mesures extrêmes, et s'en tenir au besoin à la nomination d'un conseil judiciaire.

La législation française, comme celle de tous les pays, ne parle nullement de la séquestration des aliénés avant leur interdiction. Ainsi, d'une part, les arrestations arbitraires et les séquestrations de personnes sont punies des peines les plus sévères (Code pénal, art. 341 à 344.) ; de l'autre, la réclusion d'un aliéné ne peut être légalement autorisée que par le jugement d'interdiction : on ne peut donc, sans encourir les peines prononcées contre les arrestations arbitraires et les séquestrations de personnes, faire enfermer les aliénés dans les maisons destinées à les recevoir, qu'après les avoir fait interdire. On a bien senti les vices de ces dispositions législatives, puisque partout l'autorité administrative permet la séquestration des aliénés dont la maladie est seulement constatée par des certificats de médecins, dûment légalisés. L'intérêt des malades, celui des familles, la sûreté publique, exigent souvent, ainsi que l'a prouvé M. Esquirol, que la séquestration des aliénés soit permise dès le début de la folie, et aussi promptement que possible, par conséquent bien avant qu'on ait pu remplir toutes les formalités voulues pour prononcer l'interdiction : celle-ci a d'ailleurs le grave inconvénient de rendre public un accident que les familles ont intérêt à cacher. Les questions qui se rattachent à ce point médico-légal sont de la plus haute importance; elles touchent à ce que l'homme possède de plus précieux, la liberté et l'honneur: il s'agit, en effet, de donner aux familles la faculté de faire enfermer avec la permission d'une autorité administrative tutélaire, ceux de leurs membres qui ont perdu la raison; mais en même temps il faut faire en sorte qu'on ne puisse abuser de cette faculté, et faire enfermer sous prétexte qu'ils sont fous des individus qui jouissent de leur raison. M. Esquirol a très-bien indiqué la plupart des difficultés que présente la séquestration des aliénés; il a insisté avec raison sur la nécessité de laisser aux familles beaucoup de pouvoir sur ceux de leurs membres qui sont fous. Ne pourrait-on pas concilier à la fois le respect pour la liberté individuelle et l'intérêt bien entendu des parties intéressées dans ces circonstances, en admettant une espèce d'interdiction provisoire, qui pourrait être prononcée sur la demande du conseil de famille, par le juge de paix assisté de deux médecins, dont l'un nommé par lui, et l'autre par la famille? Cette interdiction serait prononcée en quelques jours; elle autoriserait l'admission de l'aliéné dans une maison de force, et lui nommerait un conseil judiciaire; elle devrait être renouvelée trois ou quatre fois dans les deux ou trois premières années : alors seulement on pourrait instruire pour une interdiction définitive. De cette manière on ne perdrait pas un temps précieux, on éviterait une trop grande publicité et beaucoup de frais; en renouvelant l'interdiction provisoire, on réparerait l'erreur qu'on aurait pu commettre, et on empêcherait qu'on ne retînt dans des maisons de fous des individus guéris: enfin, ces malades ne pouvant s'engager sans l'assistance du conseil judiciaire, ne deviendraient jamais les victimes de la mauvaise foi ou de la friponnerie.

(*Article communiqué par* M. Georget.)

§ II.

Des diverses maladies qui peuvent faire croire qu'un homme n'était pas sain d'esprit en faisant son testament, ou en contractant une obligation quelconque.

Il existe une foule de maladies dans lesquelles la faculté de juger est abolie, suspendue ou pervertie; il ne peut pas entrer dans le plan de cet ouvrage de les indiquer en détail, soit parce que leur nombre est trop considérable, soit parce qu'elles sont généralement connues de tous les médecins. Ce qu'il importe d'établir, c'est que plusieurs d'entr'elles ne troublent les fonctions intellectuelles que momentanément, tandis que d'autres produisent cet effet pendant toute leur durée; ainsi le délire que l'on remarque dans certaines gastro-entérites, dans certaines pneumonies, etc., peut se dissiper au bout de quelques heures pour reparaître plus tard; dans une attaque d'apoplexie intense, au contraire, la perte de connaissance qui s'est manifestée dès l'invasion de la maladie, persiste jusqu'à la mort; et si l'attaque est légère, l'individu peut recouvrer l'usage de ses sens au bout d'un ou de plusieurs jours, surtout s'il a été convenablement secouru. L'homme de l'art chargé de faire un rapport sur un cas de ce genre, examinera donc soigneusement si la maladie dont l'individu est atteint est du nombre de celles qui doivent occasioner un trouble permanent des fonctions intellectuelles, si elle offre, au contraire, des accès et des intervalles lucides, ou si elle appartient à la classe nombreuse de celles qui ont leur siége dans les organes thoraciques ou abdominaux, et qui peuvent être accompagnées de délire.

Il n'y a pas encore long-temps que les tribunaux ont été saisis d'une affaire qui se rattache naturellement au sujet que nous traitons, et qui mérite d'autant plus de fixer notre attention, qu'elle était entièrement du ressort de la médecine légale. Voici le fait : le sieur Fried, de Strasbourg, passe le 11 mars 1809, un contrat de rente qui renferme une constitution de rente à fonds perdus à son profit : cet homme était hémiplégique depuis dix ans, à la suite d'une attaque d'apoplexie; il meurt le deuxième jour après la passation du contrat de rente, d'une attaque d'apoplexie accidentellement survenue à la suite d'une altercation. On veut savoir si, le jour de la passation de l'acte, il était déjà atteint de la maladie à laquelle il a succombé; ou, en d'autres termes, on demande si l'hémiplégie qui existait depuis dix ans, et l'attaque d'apoplexie qui l'a fait périr le deuxième jour de la passation du contrat, ne forment qu'une seule et même maladie. Les débats sont motivés sur les articles 1974 et 1975 du code civil, dans lesquels on trouve : « Que tout contrat de rente viagère créé sur la tête d'une personne qui était *morte au jour* du contrat, ne produit aucun effet, et qu'il en est de même du contrat par lequel la rente a été créée sur la tête d'une personne atteinte de *la maladie dont elle est décédée dans les vingt jours* de la date du contrat. »

Plusieurs professeurs des facultés de Paris, de Montpellier et de Strasbourg, ainsi que d'autres médecins distingués, sont consultés, et les opinions qu'ils expriment dans leurs rapports ou dans leurs consultations médico-légales ne s'accordent point; les uns pensent que le sieur Fried n'a pas cessé d'être attaqué d'apoplexie, dont les symptômes concomitans ont reparu trois fois, et ils attribuent sa mort à cette maladie, dont il était atteint lors de la passation du contrat de vente de sa maison; les autres sont d'un avis contraire, comme on peut le voir par les conclusions suivantes du docteur Ristelhueber, l'un des médecins qui, dans cette occasion, nous paraît avoir fait preuve de plus de talent : 1° Fried est mort d'une apoplexie non déterminée par la même cause qui avait donné lieu à la première attaque, mais provoquée par un accès de colère. 2° L'accès de colère qui a produit l'attaque d'apoplexie doit être considéré comme une cause occasionelle et déterminante, car elle a réduit en acte la disposition à l'apoplexie qui existait chez Fried; elle a converti son infirmité en une apoplexie foudroyante, et pour parler avec plus de précision, en une autre maladie qui n'existait pas au jour du contrat. 3° Il n'est pas vrai que Fried, hémiplégique depuis dix ans, est mort de la maladie ou infirmité dont il était atteint le jour qu'il a passé le contrat; car Fried, hémiplégique au jour du contrat, ne présentait aucun symptôme d'une attaque d'apoplexie; il n'est donc pas mort de l'hémiplégie qui existait, mais de l'apoplexie survenue à la suite d'une altercation. (Rapports et consultations de médecine légale, par *J. Ristelhueber*. Paris, 1821.)

Il est aisé de voir qu'il nous serait impossible d'établir des règles générales propres à résoudre les questions analogues qui pourraient se présenter par la suite; les divers problèmes de ce genre peuvent être accompagnés de circonstances tellement différentes, qu'il est indispensable de les juger individuellement. Toutefois nous admettrons avec le docteur Ristelhueber, que pour que le contrat soit nul, il faut que la personne meure de la maladie ou de l'attaque dont elle était atteinte au jour du contrat, et non au jour de la récidive de l'une ou de l'autre. Ne serait-il pas absurde, en effet, de frapper de nullité un contrat passé le jour même où un homme éprouve une attaque d'hémoptysie, par cela seul qu'il meurt à la suite d'une autre attaque, au dix-neuvième jour après la passation de l'acte, tandis qu'il s'était bien porté dans l'intervalle des deux accès? Il est évident que l'individu dont nous parlons n'est pas mort de l'attaque qu'il avait eue au jour du contrat, mais bien de la dernière : ce qui le prouve, c'est qu'il n'a pas été sensiblement malade dans l'intervalle des accès; et l'on conçoit que l'attaque qui l'a fait périr, aurait aussi bien pu avoir lieu après les vingt jours, qu'au dix-neuvième jour après la passation de l'acte.

Les questions relatives à l'état des facultés intellectuelles chez les *vieillards*, chez les *sourds et muets* et chez les *somnambules*, peuvent sans inconvénient être rapprochées de celles qui viennent de nous occuper.

S'il est vrai que l'homme parvenu à un état de vieillesse très-avancée, perd en général le libre exercice de ses facultés intellectuelles, il suffit que l'on observe quelquefois le contraire, pour ne pas pouvoir affirmer qu'il doive en être ainsi; et nous savons que l'esprit de la législation qui nous régit est tel, qu'à moins qu'il ne soit prouvé qu'il y a eu suggestion et captation, ou que les vieillards sont tombés en démence, leurs actes sont valables.

Quant aux sourds et muets de naissance, le Code d'instruction criminelle les assimile aux autres hommes, tandis que le Code civil garde à leur égard le silence le plus parfait. M. Fodéré pense que ceux qui n'ont pas été éduqués devraient être traités comme les mineurs dans les affaires civiles, et que plusieurs d'entre eux-même devraient être considérés comme les impubères.

On lit dans le même auteur, que le *somnambulisme* qui tient à une maladie réelle, doit rendre le somnambule excusable, à moins qu'il ne soit constaté que celui-ci connaissait son infirmité, son caractère dangereux, et qu'il n'a pas pris les précautions indispensables pour en prévenir les effets; car alors l'excuse ne saurait être entièrement admise. Si le *somnambulisme* naturel reconnaît une autre cause, l'homme qui en est atteint et qui se livre à une mauvaise action n'est pas tout-à-fait excusable, continue M. Fodéré, puisque d'après le plus grand nombre des observations, il n'aurait fait qu'exécuter les projets dont il se serait occupé durant la veille (tom. Ier, page 259); nous ne saurions admettre un pareil raisonnement, car on a vu souvent des somnambules exécuter des actes désordonnés, relatifs à des événemens qu'ils avaient entendu raconter la veille, au lieu de ces projets sinistres que l'on suppose gratuitement qu'ils auraient médités.

Jusqu'ici nous ne connaissons aucun cas de ce genre où la justice ait dû avoir recours aux lumières des médecins; s'il s'en présentait, on devrait d'abord s'informer de la nature des rapports antérieurs de l'inculpé avec les personnes dont il aurait compromis ou détruit la fortune ou la vie. L'absence des sentimens de haine, de jalousie, de vengeance, etc.; l'existence de sentimens opposés, éloigneraient aussitôt toute idée de crime; l'action du somnambule devrait être considérée comme involontaire, et peut-être même comme tout-à-fait excusable. Dans le cas contraire, comme il serait à craindre que le prévenu n'eût profité de son accès de somnambulisme pour se livrer impunément au crime, l'intérêt de la société exigerait une punition plus ou moins sévère : ce serait au moins un être dangereux qu'on excluerait de son sein.

VINGT-HUITIÈME LEÇON.

De la Mort.

Nous ne nous occuperons dans ce chapitre, que des moyens de distinguer si la mort est réelle ou apparente; des altérations des tissus et des fluides qui sont le résultat de la mort et qui pourraient être attribuées à des violences exercées sur les individus vivans ou à des maladies antécédentes, enfin des précautions que l'on doit prendre avant, pendant et après l'ouverture des cadavres.

ARTICLE PREMIER.

Moyens propres à faire reconnaître si la mort est réelle ou apparente.

Des observations nombreuses rapportées par Lancisi, Zacchias, Philippe Peu, Misson, Guillaume Fabri, Pechlin, Falconnet, Rigaudeaux, etc.; l'histoire généralement connue de François de Civille, qui fut enterré trois fois et qui se qualifiait dans les actes de *trois fois mort, trois fois enterré, trois fois ressuscité par la grâce de Dieu;* celle du célèbre Winslow que l'on ensevelit deux fois, et les méprises qui peuvent se commettre journellement, nous autorisent à consacrer quelques pages à l'examen de cette question, d'autant plus que les dispositions législatives actuellement en vigueur, relatives aux inhumations, en supposant même qu'elles soient rigoureusement observées, peuvent ne pas empêcher dans certains cas que l'on n'enterre des individus vivans. Voici les articles de nos Codes concernant cet objet :

« Aucune inhumation ne sera faite sans une autorisation, sur papier libre et sans frais, de l'officier de l'état civil, qui ne pourra la délivrer qu'après s'être transporté auprès de la personne décédée, pour s'assurer du décès (ou sur le rapport d'un officier de santé commis par lui pour le constater), et que vingt-quatre heures après le décès, hors les cas prévus par les règlemens de police. (Code civil, art. 77.)

« Ceux qui, sans l'autorisation préalable de l'officier public, dans le cas où elle est prescrite, auront fait inhumer un individu décédé, seront punis de six jours à deux mois d'emprisonnement, et d'une amende de 16 francs à 50 francs, sans préjudice de la poursuite des crimes dont les auteurs de ce délit pourraient être prévenus dans cette circonstance. La même peine aura lieu contre ceux qui auront contrevenu, de quelque manière que ce soit, à la loi et aux règlemens relatifs aux inhumations précipitées. » (Code pénal, art. 356.)

« En cas de décès dans les hôpitaux militaires, civils, ou autres maisons publiques, les supérieurs, directeurs, administrateurs ou maîtres de ces maisons, seront tenus d'en donner avis dans les vingt-quatre heures à l'officier de l'état civil, qui s'y transportera pour s'assurer du décès, et en dressera l'acte sur les déclarations qui lui auront été faites, et sur les renseignemens qu'il aura pris. » (Code civil, art. 80.)

« En cas de décès dans les prisons ou maisons de réclusion et de détention, il en sera donné avis sur le champ, par le concierge ou gardien, à l'officier de l'état civil, qui s'y transportera, comme il est dit en l'article 80, et rédigera l'acte de décès. » (Code civil, art. 84.)

« Lorsqu'il y aura signes ou indices de mort violente, ou d'autres circonstances qui donnent lieu de la soupçonner, on ne pourra faire l'inhumation qu'après qu'un officier de police, assisté d'un docteur en médecine ou en chirurgie, aura dressé procès-verbal de l'état du cadavre et des circonstances y relatives, ainsi que des renseignemens qu'il aura pu recueillir sur les prénoms, nom, âge, profession, lieu de naissance et domicile de la personne décédée. » (Code pénal, art. 81.)

« Quiconque aura recélé ou caché le cadavre d'une personne homicidiée ou morte des suites de coups ou blessures, sera puni d'un emprisonnement de six mois à deux ans, et d'une amende de 50 francs à 400 francs, sans préjudice de peines plus graves, s'il a participé au crime. » (Code pénal, art. 359.)

Nous croyons devoir considérer dans cet article : 1° les signes de la mort réelle; 2° les maladies qui peuvent produire la mort apparente et exposer aux inhumations précipitées; 3° les épreuves que l'on a proposées pour constater si la mort est réelle.

§ Ier.

Des signes de la mort réelle.

Les signes indiqués par les auteurs comme propres à distinguer la mort réelle de la mort apparente, sont assez nombreux. Ils n'offrent pas tous la même valeur et doivent par conséquent être examinés séparément.

1° *La face est cadavéreuse.* Voici comment Hippocrate a décrit cet état de la face, désigné par quelques auteurs sous le nom d'*hippocratique* (De morbis, liv. 2, sect. 5.) « front ridé et aride; yeux caves; nez pointu, bordé d'une couleur noirâtre; tempes affaissées, creuses et ridées; oreilles retirées en haut, lèvres pendantes; pommettes enfoncées; menton ridé et raccorni; peau sèche et livide ou plombée; poils des narines ou des cils parsemés d'une sorte de poussière d'un blanc terne; visage d'ailleurs quelquefois fortement contourné et méconnaissable. » S'il est vrai que la face de la plupart des cadavres présente plusieurs de ces caractères, il est également certain qu'ils manquent souvent chez les personnes mortes subitement, où à la suite d'une maladie de courte durée; d'ailleurs les malades âgés qui succombent à une affection chronique, ceux qui s'effraient facilement et qui redoutent la mort, ceux qui sont en proie à des névroses ou à des affections carotiques, la plupart des criminels que l'on conduit au supplice, etc., offrent quelque temps avant la mort, une altération semblable dans quelques-uns des traits de la face : ce serait donc à tort que l'on regarderait ce signe comme caractéristique.

2° *Le refroidissement du corps*, est un phénomène cadavérique qui ne manque jamais; mais il n'a lieu que graduellement, et il n'est ordinairement complet qu'au bout de quinze à vingt heures; on observe même que chez la plupart des malades les extrémités et la surface du corps commencent à se refroidir avant la mort. Plusieurs circonstances concourent à accélérer ou à retarder le refroidissement, et il importe de les connaître. *a*, *Le genre de maladie :* il est beaucoup plus lent lorsque la mort est produite par l'apoplexie et par les maladies aiguës, que lorsqu'elle est le résultat d'une maladie chronique, d'une hémorragie; les cadavres des asphyxiés par la vapeur du charbon, par suite de la strangulation, conservent la chaleur pendant long-temps, tandis que dans l'asphyxie par submersion, le refroidissement ne tarde pas à avoir lieu. *b*, *L'état d'obésité ou d'amaigrissement :* plus le corps est gras, plus il met de temps à se refroidir, tout étant égal d'ailleurs. *c, L'âge :* la chaleur se dissipe plus lentement chez les adultes que chez les vieillards. *d, La saison* et *le climat :* plus la température du milieu qui environne le corps est élevée, moins le refroidissement est rapide; aussi la chaleur se conserve-t-elle plus long-temps lorsqu'on plonge les cadavres dans un bain chaud. Si l'on ajoute à ces considérations, que dans la première période de certaines maladies, comme l'hystérie, la fièvre intermittente pernicieuse algide, etc. le corps est très-froid, on sera forcé de conclure que si le refroidissement est un phénomène cadavérique constant, il est loin, lorsqu'il n'est pas réuni à d'autres signes, de pouvoir servir à distinguer la mort réelle de la mort apparente.

3º *La couleur de la peau et des autres organes.* On sait qu'après la mort le sang s'accumule dans les veines caves, dans les cavités droites du cœur, dans les vaisseaux du poumon, et dans le système capillaire de cet organe; aussi en trouve-t-on à peine dans les cavités gauches du cœur, dans les artères et dans le système capillaire général; le défaut de sang dans ce dernier système produit le plus ordinairement la décoloration de la peau, des tissus qui doivent leur couleur au sang, et des membranes muqueuses, comme on le voit surtout aux paupières, aux lèvres, dans la bouche et dans les fosses nasales; les surfaces suppurantes deviennent blanches et blafardes, etc.; les congestions sanguines, particulièrement celles qui affectent les organes membraneux, sont en partie effacées après la mort. Toutefois on aurait tort d'attacher à ce caractère plus d'importance qu'il n'en mérite : ne voit-on pas la pâleur de la mort chez des individus vivans qui ont été soumis à l'action d'un froid intense et qui sont sous l'influence d'une vive affection de l'âme ou de quelque maladie nerveuse, tandis qu'on observe que certains cadavres, au lieu d'être pâles, présentent une couleur rougeâtre ou livide très-marquée, et que plusieurs organes retiennent une assez grande quantité de sang pour en paraître gorgés, comme nous le dirons particulièrement à la page 515? La couleur de la peau des cadavres n'offre-t-elle pas d'ailleurs des nuances différentes, suivant le temps qui s'est écoulé depuis la mort?

4° *La perte de la transparence de la main ou des doigts :* ce signe ne peut-être d'aucune utilité.

5° *L'obscurcissement et l'affaissement des yeux.* On remarque sur la plupart des cadavres que la cornée transparente est obscurcie par un enduit glaireux et comme membraneux, facile à détacher et à fendre. Quelques heures suffisent pour que les yeux deviennent flasques et mous, après la formation de cette toile. Le célèbre Louis s'exprime ainsi à l'occasion de ces altérations : « La perte du brillant des yeux et de la toile glaireuse ne sont point des signes certains de la mort, car on remarque que les yeux se ternissent dans plusieurs occasions, et j'ai souvent vu un enduit de matière glaireuse sur la cornée dans certaines maladies des paupières. Mais les yeux des morts deviennent flasques et mous en fort peu d'heures; il n'y a aucune révolution dans le corps humain vivant qui soit capable d'opérer un pareil changement. Ce signe est vraiment caractéristique, et j'ose le donner pour indubitable. L'affaissement et la mollesse des yeux dispensera d'attendre la putréfaction. » (Œuvres diverses de chirurgie, *quatrième lettre*, de la Certitude des signes de la mort, page 139.)

Nous admettrons avec cet auteur que dans beaucoup de circonstances la flaccidité des yeux est un phénomène cadavérique; mais nous ne partagerons pas son opinion lorsqu'il veut faire regarder ce signe comme caractéristique de la mort : en effet, on sait que des personnes asphyxiées dont les yeux étaient flasques, enfoncés et recouverts d'une toile glaireuse, ont été rappelées à la vie; que chez d'autres qui avaient succombé à une apoplexie, à l'asphyxie par la vapeur du charbon, ces organes conservaient leur brillant et leur intégrité long-temps après la mort. Il pourrait même arriver que les yeux des cadavres qui d'abord auraient été affaissés et ternis, dévinssent éclatants et plus volumineux au bout de quelques heures ou de quelques jours; ce phénomène, dont Louis n'a pas fait mention, tient à l'accumulation du sang après la mort dans les cavités droites du cœur, et à son refoulement vers les veines de la tête, de la face et de l'*œil*, parce que l'estomac a été distendu par des gaz et a poussé le diaphragme de bas en haut.

6° *L'immobilité du corps*. On sait que les diverses parties d'un cadavre abandonnées à elles-mêmes cèdent à leur propre poids et retombent lorsqu'on les soulève; aussi la pointe du pied est-elle tournée en dehors, la mâchoire inférieure est pendante, etc. Le transport des matières alimentaires et même des vers qui étaient contenus dans l'estomac jusque dans la bouche, dans la trachée-artère et dans les bronches; l'expulsion des matières fécales par l'anus, loin de prouver la contraction de l'estomac, de l'œsophage et des intestins, annoncent le relâchement et l'immobilité de ces parties, puisqu'ils dépendent d'un effet mécanique, savoir de la pression exercée par les gaz qui distendent l'abdomen sur ces organes. Toutefois, il ne serait pas exact de dire que les cadavres ne présentent aucun indice de contraction; la contractilité musculaire ne cesse en effet que quelques temps après la mort; elle s'éteint d'abord dans le ventricule gauche du cœur, puis dans les organes musculeux, puis dans les muscles proprement dits et enfin dans l'oreillette droite du cœur : l'utérus dans certaines circonstances n'a-t-il pas conservé cette propriété à un assez haut degré pour expulser le produit de la conception, s'il faut en croire la plupart des auteurs? N'a-t-on pas vu les muscles qui meuvent les os, contractés sur le cadavre comme ils l'étaient chez l'individu vivant? et la mâchoire inférieure n'est-elle pas quelquefois tellement rapprochée de la supérieure après la mort, que l'on a beaucoup de peine à la séparer? De Haen a vu dans un cas de tétanos, la rigidité de l'os maxillaire inférieur durer au moins pendant quarante-huit heures, puisqu'à cette époque il lui fut impossible d'en déterminer l'abaissement. Nous pourrions encore ajouter que les muscles extérieurs sont susceptibles de se contracter et de mouvoir les os, lorsqu'on les irrite peu de temps après la mort, avec un instrument piquant, ou lorsqu'on les soumet à l'action de la pile électrique : on observe le même phénomène, quand au lieu d'exciter directement un muscle, on irrite le nerf qui s'y distribue.

Mais si d'une part l'immobilité du cadavre est soumise à un certain nombre de restrictions, d'un autre côté on sait que dans la syncope et dans une foule de maladies, il peut y avoir abolition de tout mouvement musculaire; il ne serait donc pas exact de vouloir distinguer la mort réelle de celle qui n'est qu'apparente, à l'aide de ce seul caractère.

7° *Défaut de mouvement de la mâchoire inférieure que l'on a abaissée.* Si la mort n'est qu'apparente, dit Bruhier, et que l'on abaisse la mâchoire inférieure, elle ne reste point dans la situation qu'on lui a fait prendre, et se rapproche spontanément de la supérieure. (De l'incertitude des signes de la mort.) Ce caractère, regardé par des savans recommandables, comme ayant beaucoup de valeur, est loin de pouvoir être considéré comme tel : non-seulement il est impossible de le constater dans certains cas, parce qu'on ne peut pas abaisser l'os maxillaire inférieur qui a été luxé, ou parce que la bouche est restée béante par suite de la paralysie des adducteurs ou du spasme des abducteurs, mais encore en supposant que l'on parvînt à déterminer l'abaissement, ne pourrait-il pas se faire que le rapprochement des deux os eût lieu en vertu d'un reste de contractilité dont seraient doués les muscles crotaphyte et masseter, comme nous l'avons dit en parlant de l'immobilité du cadavre.

8° *Défaut d'action des organes des sens et des facultés intellectuelles.* Il suffira de dire que dans les affections comateuses et dans un très-grand nombre de névroses, il y a abolition de l'exercice des sens et de ces facultés, pour que l'on n'attache aucune importance à ce signe.

9° *Absence de la circulation et de la respiration.* S'il était toujours facile de reconnaître que ces deux fonctions ne s'exécutent plus, et si leur exercice ne pouvait être suspendu dans certaines maladies, telles que la syncope et l'asphyxie, on aurait raison de regarder ce caractère comme un des plus propres à résoudre le problème qui nous occupe ; mais il n'en est pas ainsi ; nous verrons bientôt combien les épreuves proposées pour juger s'il y a absence de circulation et de respiration sont insuffisantes dans certains cas, et l'on sait, d'une manière péremptoire, que plusieurs personnes chez lesquelles il y avait suspension de ces deux fonctions, ont été rappelées à la vie. Haller et plusieurs autres auteurs ont cité même des exemples d'individus qui pouvaient suspendre à volonté les mouvemens circulatoires et respiratoires.

10° *La rigidité des membres.* La raideur des membres a été regardée par le célèbre Louis comme un signe de l'anéantissement de l'action vitale. Voici comment il s'exprime dans sa quatrième lettre, page 119, (ouvrage cité) : « Des recherches faites avec toute l'exactitude dont j'ai été capable, et que j'ai suivies pendant plusieurs années sans interruption, m'ont fait voir sur plus de cinq cents sujets, qu'à l'instant de la mort, c'est-à-dire au moment de la cessation absolue des mouvemens qui animent la machine du corps humain, les articulations commencent à devenir raides, même avant la diminution de la chaleur naturelle : il résulte de cette remarque, que la flexibilité des membres est un des principaux signes par lesquels on peut juger qu'une personne n'est pas morte, quoiqu'elle ne donne d'ailleurs aucun signe de vie.» Cette assertion, appuyée d'un assez grand nombre de faits, n'a pas empêché Mahon et quelques autres médecins de déclarer depuis, que la raideur des membres était un signe incertain de la mort. Nous devons à Nysten une suite d'observations sur la rigidité, d'autant plus intéressantes qu'elles nous paraissent avoir décidé la question. (*V.* Recherches de physiologie et de chimie pathologique, page 384. Paris 1811.) Ces observations ont pour objet, 1° la raideur considérée sous le rapport du phénomène lui-même, et des circonstances qui en font varier la force et la durée ; 2° le siége et la cause de cette raideur ; 3° enfin les caractères qui la distinguent de celle que l'on remarque quelquefois chez le vivant.

Rigidité considérée sous le rapport du phénomène lui-même ; circonstances qui en font varier la force et la durée. Si l'on en excepte les os, tous les tissus du corps humain éprouvent un relâchement marqué après la mort : ainsi la peau est flasque et paraît amincie ; le tissu cellulaire sous-cutané est moins consistant ; les muscles ont moins de fermeté que pendant leur inaction chez le vivant ; leurs fibres se déchirent sans peine, le cœur, le cerveau, la rate et la plupart des viscères sont mous et affaissés. A ce relâchement succède la *rigidité* désignée sous le nom de cadavérique, *phénomène constant de la mort*, qui n'a été nié que parce qu'on avait observé les cadavres à une époque trop rapprochée ou trop éloignée de celle où la mort avait eu lieu ; c'est à cette rigidité qu'il faut attribuer l'inflexibilité des membres, la résistance que l'on éprouve lorsqu'on veut leur donner une autre direction, résistance assez marquée dans certains cas pour qu'on puisse soulever le cadavre tout d'une pièce en saisissant une de ses extrémités.

La rigidité cadavérique commence toujours par le tronc et le cou, d'où elle s'étend aux membres thoraciques, puis aux membres abdominaux. Elle suit la même marche en se dissipant, en sorte que les extrémités inférieures peuvent être raides plusieurs heures après que les autres parties ont repris leur souplesse.

Plus la rigidité tarde à se manifester après la mort, plus sa durée est considérable, et *vice versâ*. Nysten ne l'a vue cesser complétement qu'au bout de six à sept jours chez des individus d'une constitution athlétique, où elle n'avait commencé que seize ou dix-huit heures après la mort.

Le genre de mort étant le même, la rigidité est plus forte et dure d'autant plus que le système musculaire est plus développé et a éprouvé moins d'altération.

Elle est très-forte après la mort produite par les gastro-entérites aiguës, les poisons narcotiques et corrosifs, et par l'inspiration des gaz délétères qui ne portent aucune atteinte à la contractilité, comme le chlore, l'ammoniaque, le deutoxyde d'azote. Sa durée est moindre et elle est moins forte à la suite des maladies longues, comme le scorbut, le cancer de l'estomac, la cachexie, l'inspiration du gaz acide hydrosulfurique, et dans tous les cas où l'épuisement est considérable et le système musculaire affaibli; il n'est pas rare alors de la voir se manifester peu de temps après la mort, pour se dissiper au bout de deux ou trois heures. Dans les cadavres des individus qui ont succombé à l'apoplexie, elle est aussi forte du côté qui a été hémiplégié, que de l'autre.

Elle commence au moment où la *chaleur vitale paraît s'éteindre;* d'où il résulte, 1° que le moment de son apparition peut être retardé en plongeant le cadavre dans un bain tiède ou en l'enveloppant de couvertures; 2° que dans les cas d'asphyxie par la vapeur du charbon, par strangulation, etc., où la chaleur se conserve pendant plusieurs heures, elle doit tarder beaucoup à se manifester.

On cite toutefois des exemples de morts subites où la rigidité arrive en quelque sorte immédiatement après la mort, et lorsque le corps est encore chaud. (*Morgagni*, De causis et sedibus morborum.)

Dès que la raideur a commencé, les muscles cessent de pouvoir être stimulés par les agens extérieurs.

La putréfaction ne se développe dans les parties raides que lorsqu'elles ont repris leur souplesse; la durée de la rigidité sera donc moindre dans un air humide à 18° ou 20°, th. R., que dans un air sec et froid, parce que le premier hâte la putréfaction, tandis qu'elle n'a pas lieu sous l'influence de l'autre; toutefois si la température était assez basse pour congeler les liquides, la raideur cesserait au moment où les glaçons se liquéfieraient, tandis que les mêmes cadavres auraient conservé la rigidité pendant plus long-temps dans un air plus chaud.

Rigidité considérée sous le rapport de son siége et de la cause. Le *siége* de la rigidité est exclusivement dans les muscles, suivant Nysten : en effet, elle cesse dès qu'on les coupe, tandis qu'on ne la fait pas disparaître en coupant la peau, les ligamens latéraux des articulations ou les capsules synoviales. Quant à la *cause,* elle est rapportée par le même auteur à la contractilité musculaire, qui, à la vérité, est très-affaiblie; il ne pense pas qu'on puisse faire dépendre ce phénomène d'une propriété physique. — « On ne peut donc pas prononcer, dit Nysten, que la vie organique n'existe plus dans les muscles, lorsqu'elle cesse de se manifester à nos yeux par des mouvemens sensibles; et il me semble qu'on doit à cet égard distinguer deux temps dans les phénomènes vitaux qui persistent après la mort : 1° celui où la *chaleur vitale existe* encore sensiblement, et où les organes musculaires conservent la faculté d'exercer des contractions très-marquées sous l'influence des stimulans : ce temps est celui de la *souplesse qui précède la roideur :* 2° celui où la *chaleur vitale paraît anéantie,* où les mouvemens cessent d'être apparens, où la vie, sur le point de s'éteindre, semble se réfugier dans les muscles, et y détermine le spasme *qui constitue la roideur.* (Ouvr. cité, p. 402.)

Caractères qui distinguent la rigidité cadavérique, de celle que l'on remarque quelquefois chez le vivant. L'inflammation du cerveau et de ses membranes, l'apoplexie, le tétanos, et d'autres maladies convulsives, l'asphyxie, la congélation, etc., donnent quelquefois lieu pendant la vie à une roideur que l'on serait tenté de confondre, au premier abord, avec la rigidité cadavérique. Voici les caractères propres à faire éviter toute méprise.

Lorsque la roideur est un symptôme d'une *affection nerveuse,* de l'*inflammation* du cerveau ou de ses membranes, elle précède toujours la mort apparente, et le corps conserve une chaleur sensible au thermomètre; reconnaissant pour cause un état convulsif des muscles où elle réside, elle est très-forte; et si l'on parvient à imprimer au membre un mouvement quelconque, il retourne promptement, et souvent avec violence, à la direction qu'il affectait avant d'avoir été forcé. Si l'individu succombe, la roideur *convulsive* peut persister encore pendant une heure ou deux : la chaleur se dissipe par degrés, et la rigidité cadavérique commence dès que le cadavre est refroidi. Ces considérations doivent suffire pour distinguer la roideur convulsive, de celle qui est le résultat de la mort; en effet, cette dernière a dû être précédée des signes de la mort; elle n'a dû se montrer qu'après l'extinction de la chaleur vitale; et si on a employé une force suffisante pour la faire cesser, elle ne reparaît plus quand on abandonne le membre à lui-même. Avouons toutefois qu'il est des circonstances où l'on pourrait être induit en erreur, si on se bornait à un examen superficiel : que l'on suppose, par exemple, un cas de syncope produite par une affection morale vive, par une saignée, etc.; les fonctions intellectuelles, la respiration et la circulation commenceront par être suspendues, le corps paraîtra d'abord plus chaud et ne tardera pas à se refoidir; peu de temps après les membres deviendront roides; la mort apparente ne semble-t-elle pas précéder ici le refroidissement et la rigidité? Il faut alors examiner attentivement la manière dont les phénomènes se succèdent; en effet, la suppression des fonctions dont nous avons parlé est presque immédiatement suivie de la roideur qui est portée de suite au plus haut degré, et le tronc conserve une chaleur sensible pendant que les membres sont rigides; telle n'est pas la marche de la roideur cadavérique : non-seulement les fonctions du cerveau, du cœur et des poumons n'ont pas cessé subitement et en même temps, mais encore l'intervalle qui sépare la suspension de ces fonctions et l'apparition de la roideur a une durée assez considérable, pendant laquelle le corps se *refroidit;* d'ailleurs, la rigidité cadavérique ne se développe que par degrés, et ne parvient au plus haut degré d'intensité qu'au bout d'un certain temps.

La roideur qui accompagne quelquefois l'*asphyxie* pourrait également en imposer. Si l'asphyxie a eu lieu depuis quelques minutes seulement, on peut hardiment conclure que la rigidité n'est point cadavérique; en effet, l'asphyxie fait périr en très-peu de temps; or, il est à peu près constant que la roideur cadavérique tarde beaucoup à se manifester quand la mort est prompte; il est donc évident que la rigidité dans ce cas est un symptôme de l'asphyxie, et que la personne n'est probablement pas morte; en d'autres termes, il est difficile d'admettre que dans douze à quinze minutes il y ait à la fois asphyxie, mort et rigidité cadavérique. Si l'homme de l'art n'est appelé pour apprécier la nature de la roideur que long-temps après l'accident, ou s'il manque de renseignemens sur l'heure à laquelle la maladie s'est manifestée, il tâchera de découvrir quelle a été la cause de cette affection : s'il apprend qu'elle a été produite par des gaz non respirables, ou par la strangulation, et que le corps soit froid, il pourra conclure que la rigidité est cadavérique, parce qu'on sait que dans ces sortes d'asphyxie la chaleur du corps est encore très-marquée au bout de douze heures, et qu'il est impossible d'admettre qu'une personne puisse être rappelée à la vie après douze heures d'asphyxie. On aurait tort de négliger dans ce cas l'expérience dont nous avons fait mention en parlant de la roideur convulsive, et qui consiste à changer brusquement la position du membre rigide (*voyez* page 474.); ce moyen devrait encore être mis en usage dans le cas d'asphyxie par submersion.

La roideur qui est le résultat de la congélation pendant la vie, sera facilement distinguée de la rigidité cadavérique, parce qu'on saura que l'individu a été soumis à l'action d'un froid intense; parce que la peau, les glandes, les mamelles et l'abdomen seront rigides, tandis qu'ils présentent un certain degré de souplesse dans la rigidité cadavérique; parce qu'enfin en déplaçant les membres congelés on entendra un bruit semblable au *cri* de l'*étain*, produit par la fracture des petits glaçons.

Les détails dans lesquels nous venons d'entrer prouvent, dès qu'il n'est point permis de confondre la roideur, qui est le résultat de la mort, avec celle qui survient quelquefois chez le vivant, qu'elle doit être regardée comme un des signes les plus certains pour distinguer la mort réelle de la mort apparente, surtout si les muscles affectés de cette rigidité, soumis à l'influence de la pile électrique, ne donnent aucune marque de sensibilité.

VINGT-NEUVIÈME LEÇON.

Putréfaction. Si la putréfaction est assez avancée pour qu'il ne reste aucun doute sur son existence, la *mort est certaine;* il y a plus, l'étude approfondie des changemens qu'éprouvent les cadavres qui se pourissent, permet d'établir à peu près l'époque à laquelle la mort à eu lieu, problême qu'il importe souvent de résoudre en médecine légale. Ce sujet, pour être traité d'une manière convenable, exige que l'on s'occupe: 1° des changemens qu'éprouvent les cadavres *dans des milieux de différente nature*, depuis qu'ils commencent à s'altérer, jusqu'à leur décomposition totale; 2° des divers états d'un individu vivant que l'on serait tenté de confondre avec la putréfaction.

A. *Changemens qu'éprouvent les cadavres dans des milieux de différente nature, depuis qu'ils commencent à s'altérer jusqu'à leur décomposition totale.* Pour bien apprécier ces changemens, nous avons cru devoir faire pourir en même temps des parties des membres d'un même cadavre placées dans l'air atmosphérique et dans d'autres gaz, dans l'eau stagnante, dans l'eau renouvelée, dans l'eau de fosses d'aisance, dans du fumier, et dans de la terre.

Remarquons toutefois, avant de faire connaître les résultats de ce travail, combien on serait induit en erreur si l'on croyait que les changemens qui vont être signalés doivent se manifester *précisément aux jours* indiqués dans les expériences dont nous allons rendre compte; car la putréfaction peut être accélérée, retardée ou suspendue, suivant plusieurs circonstances dont il est souvent impossible de calculer l'influence, et qui sont indépendantes du milieu dans lequel la matière animale est placée; on sait en effet que la décomposition putride est d'autant plus rapide, quel que soit le milieu environnant, que le cadavre appartient à un individu plus *jeune* et plus *gras;* que la *maladie* qui a déterminé la mort a duré plus ou moins long-temps; on n'ignore pas que le *genre* de maladie aiguë ou chronique auquel on a succombé, influe également sur la marche de la putréfaction, sans qu'il soit possible, dans l'état actuel de nos connaissances, de préciser cette influence; il est également avéré que les matières animales se décomposent beaucoup plus promptement à la *température* de 15° à 25° que lors que le thermomètre est à zéro et au dessous de zéro, et que la putréfaction est complétement arrêtée à 50° + 0°; d'ailleurs le *tempérament* du sujet n'occupe-t-il pas un rang important parmi les causes qui accélèrent ou retardent la destruction des substances animales? Pour ce qui concerne les différentes parties du corps, on sait qu'elles ne sont pas toutes également putrescibles; ainsi la décomposition putride marche plus rapidement, tout étant égal d'ailleurs, dans les organes mous abreuvés d'une grande quantité de sang ou de sucs, dans ceux qui étaient ecchymosés, contus ou engorgés, que dans ceux qui sont dans des conditions opposées. Peut-on ne pas admettre aussi, que les progrès de la putréfaction seront plus marqués lorsque les *insectes* auront déposé leurs *œufs* à la surface du cadavre, ou que celui-ci se trouvera en contact avec des *vers?*

Les résultats que nous allons indiquer ne doivent être considérés que comme propres à faire connaître : 1° les phénomènes que présentent les matières qui se pourrissent dans différens milieux ; 2° l'ordre suivant lequel ces phénomènes se manifestent ; 3° l'influence des milieux sur la marche plus ou moins rapide de la putréfaction ; en effet, comme nous avons agi sur des parties d'un même fœtus, et que toutes les expériences ont été faites en même temps, il est aisé de sentir que nous avons annullé l'influence des autres conditions. Voici les détails de ces expériences (1).

Dans l'air atmosphérique. L'avant-bras et la main d'un fœtus mort la veille ont été mis en contact avec l'air atmosphérique le 6 *mai*, à 10 heures du matin : la température a varié dans la journée de 14° à 17° thermomètre centigrade (2). Le 7 *mai*, les ongles et le pouce sont livides ; point d'odeur. 8 *mai*, teinte violacée générale ;

---

(1) Nous saisissons cette occasion pour adresser tous nos remercîmens à M. le docteur Gerdy et à M. Hennelle, du zèle avec lequel ils ont bien voulu nous aider dans ce travail pénible.

(2) Température depuis le 7 mai jusqu'au 13 juin inclusivement : 7 mai, de 16° à 21° ; le 8, de 14° à 15° ; le 9, de 12° à 13° ; le 10, de 13° à 14° ; le 11, de 11° à 15° ; le 12, de 13° à 14° ; le 13, de 14° à 15° ; le 14, de 11° à 12° ; le 15, de 11° à 12° ; le 16, 15° ; le 17, de 15° à 16° ; le 18, de 14° à 15° ; le 19, de 12° à 13° ; le 20, 17° ; le 21, de 14° à 15° ; le 22, de 13° à 15° ; le 23, de 12° à 13° ; le 24, 14° ; le 25, 14° ; le 28, 10° à 12° ; le 29, 14° à 16° ; le 31, de 15° à 18° ; le 1er juin, 20° ; 2, *idem* ; 3, 15° à 18° ; 5, 15° ; 6, 14° ; 7, 13° ; 9, 15° ; 11, de 13 à 14° ; 13, 12° à 14°.

odeur à peine sensible. 9 *mai*, couleur verte livide, notamment aux articulations; l'épiderme commence à se détacher et à être soulevé par une petite quantité de sérosité; l'odeur n'est bien manifeste que dans la plaie faite à la partie supérieure de l'avant-bras pour détacher celui-ci du bras. 10 *mai*, la teinte verte est plus prononcée; l'épiderme s'enlève en totalité; le membre exhale une odeur fétide; la plaie est sèche. 11 *mai*, les ongles sont presque noirs; la peau est tachetée de plaques brunes, violettes, vertes, roses; on remarque déjà des larves assez grosses: odeur toujours forte. 12 *mai*, le ramollissement est tellement sensible, que la surface palmaire contiguë à la table est aplatie, elle est assez humide; sa couleur est verte jaunâtre; la surface dorsale qui est en contact avec l'air est sèche, d'un rouge foncé: odeur fétide, surtout dans les parties ramollies; larves plus grosses. 13 *mai*, les teintes verte et rouge sont plus prononcées; cette dernière annonce que la dessiccation de la portion dorsale ne tardera pas à être complète. 14 *mai*, la teinte verte domine. 15 *mai*, la portion palmaire commence à se dessécher; les muscles conservent leur couleur rouge; l'odeur est forte et différente de celle qui s'était manifestée dans les premiers jours. 16 *mai*, rien de remarquable. Deux ou trois jours après, la dessiccation a fait de tels progrès, que l'on n'observe plus aucun phénomène de putréfaction.

Si, au lieu d'agir ainsi, on place la même partie du fœtus au-dessus d'un baquet contenant de l'eau, à quelques pouces de ce liquide, la décomposition putride marche avec beaucoup plus de rapidité, parce que la matière animale est plongée dans une atmosphère plus humide. (*Voyez* page 485.)

L'avant-bras et la main de l'autre côté du même fœtus ont été exposés à l'air, *après avoir été profondément incisés*, dans trois endroits : la putréfaction a marché beaucoup plus rapidement, comme le prouvent les détails suivans. Le 7 *mai*, odeur légère. 8 *mai*, plaies de la face dorsale, légèrement desséchées, répandant une odeur déjà fétide ; leurs bords sont d'un rouge violacé ; plaie de la face palmaire contiguë à la table, humide, beaucoup plus fétide ; ses bords sont verdâtres. 9 *mai*, l'odeur de cette dernière plaie est très-désagréable ; bords livides ; les plaies de la face dorsale commencent à se dessécher et ne répandent presque plus d'odeur. 10 *mai*, l'épiderme qui avoisine la plaie de la face palmaire se détache en totalité ; on voit des larves nombreuses et déjà très-grosses ; les autres plaies sont desséchées. 11 *mai*, le fond de la plaie de la face palmaire est brun ; l'odeur très-fétide. 12 *mai*, la plaie de la face palmaire est d'un gris verdâtre ; les muscles sont en partie rongés, les os sont dénudés, les larves très-volumineuses ; la peau rouge et sèche ; l'odeur très-fétide. 13 *mai*, les larves sont arrivées jusqu'aux plaies de la face dorsale. 14 *mai*, les muscles sont détruits ; la peau enveloppe le radius et le cubitus à la manière d'une écorce sèche. 16 *mai*, on ne voit plus qu'un étui de peau desséchée rempli de larves.

Le 6 *mai*, on a exposé à l'air deux fœtus à terme morts la veille ; l'un d'eux avait le thorax et l'abdomen ouverts ; mais les viscères de ces cavités étaient couverts en grande partie par la peau. *Fœtus ouvert.*

7 *mai*, depuis l'ombilic jusqu'au pubis, le lambeau de peau est tacheté de vert; les viscères offrent l'odeur qui leur est propre. 8 *mai*, le lambeau est uniformément vert; cette couleur s'étend jusqu'aux clavicules ; la portion de viscères non recouverte se dessèche; les portions couvertes sont humides et commencent à exhaler une odeur putride. 9 *mai*, le lambeau est d'un vert plus foncé; son épiderme se détache; dessication complète de la portion des viscères qui est en contact avec l'air; odeur plus forte de ceux qui sont recouverts; on voit un nombre prodigieux de larves. 10 *mai*, le lambeau se dessèche; les larves sont encore plus nombreuses; l'odeur est très-prononcée. 11 *mai*, lambeau rongé jusqu'à la peau : celle-ci est sèche et raccornie; les poumons, le cœur et le canal digestif sont presque entièrement dévorés par les larves, odeur ammoniacale très-pénétrante; toutes les parties exposées à l'air sont noires. 12 *mai*, la peau du ventre était détachée, les muscles abdominaux détruits et les viscères réduits à quelques lambeaux noirâtres d'une odeur excessivement fétide.

Fœtus non-ouvert. 7 *mai*, à partir de l'ombilic jusqu'au pubis, la couleur de la peau est verte; l'abdomen est ballonné ; le thorax paraît dans l'état naturel. 8 *mai*, abdomen plus ballonné et vert dans une plus grande étendue; on voit sur chaque côté du thorax une plaque verte; la région du sternum est incolore; odeur cadavéreuse légèrement fétide. 9 *mai*, la teinte verte est plus foncée et s'étend *un peu* sur le sternum et sur les mammelons; l'abdomen est plus ballonné; l'épiderme ne se détache pas encore. 10 *mai*, odeur un peu plus fétide ; couleur d'un vert brunâtre ; la région du sternum n'est guère plus colorée ; l'épiderme ne se détache que difficilement et par petits lambeaux. 11 *mai*, on fait l'ouverture du cadavre ; les intestins, l'estomac et tous les autres viscères offrent la couleur et l'odeur qu'ils auraient présentées si l'ouverture eût été faite le 5 *mai*.

Voici comment Fourcroy décrit les phénomènes de la putréfaction à l'air libre : « La substance animale se ramollit, dit-il, si elle était solide ; devient plus ténue, si c'est un liquide ; sa couleur change et tire plus ou moins vers le rouge-brun ou le vert foncé ; son odeur s'altère, et, après avoir été d'abord fade et désagréable, elle devient fétide et insupportable. Une odeur ammoniacale se mêle bientôt à la première, et lui ôte une partie de sa fétidité ; celle-ci n'est que temporaire tandis que l'odeur putride existant avant elle, reste encore après et subsiste pendant toutes les phases de la putréfaction. Les liquides se troublent et se remplissent de flocons ; les parties molles se fondent en une espèce de gelée ou de putrilage ; on observe un mouvement lent, un boursoufflement léger qui soulève la masse, et qui est dû à des bulles de fluides élastiques, dégagées lentement et en petite quantité à la fois. Outre le ramollissement général de la partie animale solide, il s'en écoule une sérosité de diverse couleur qui va en augmentant. Peu à peu toute la matière fond ; ce léger boursoufflement cesse ; la matière s'affaisse ; la couleur se fonce ; à la fin l'odeur devient souvent comme aromatique, et se rapproche même de celle que l'on nomme *ambrosiaque* ; enfin la substance animale diminue de masse, ses élémens s'évaporent et se dissolvent, et il ne reste qu'une sorte de terre grasse, visqueuse, encore fétide. » (Système des connaissances chimiques, tome 9, page 101.)

Toutefois si la matière animale est parfaitement sèche, elle ne se pourrit pas; sa décomposition est au contraire accélérée, si elle est humide. L'air sec, abstraction faite de toute autre influence, retarde la putréfaction parce qu'il s'empare de l'eau de la matière animale; cette action est encore plus manifeste de la part de l'air sec qui se renouvelle souvent; les momies égyptiennes ne sont autre chose que des cadavres durs, inflexibles, imputrescibles, cassans, de couleur jaunâtre ou brunâtre, ayant perdu une grande partie de leur poids, pour avoir été exposés à des courans d'air sec et chaud dans les déserts de l'Afrique. L'air humide et stagnant favorise la putréfaction.

Il résulte de ce qui précède que, lorsqu'on voudra juger, d'après l'état plus ou moins avancé de la putréfaction, l'époque de la mort de l'individu dont on examine le cadavre, il faudra pour apprécier à sa juste valeur, l'influence que l'air a dû exercer, avoir égard à l'état thermométrique et hygrométrique de ce fluide pendant les jours qui ont précédé celui où l'on examine le corps.

Dans les gaz oxygène, hydrogène, acide carbonique, etc. Suivant Hildebrant de la viande mise en contact avec du gaz oxygène dans un appareil pneumato-chimique, était entièrement pourie au onzième jour, tandis qu'elle ne donnait aucun signe d'altération, lorsqu'au lieu de gaz oxygène on employait du gaz hydrogène, du gaz acide carbonique ou du gaz nitreux. En répétant cette expérience sur le mercure, on vit que la viande qui était plongée dans le gaz oxygène ou dans l'air atmosphérique, était encore fraîche le dix-neuvième jour, et qu'elle n'était entièrement pourie qu'au cinquante et unième jour, tandis que dans le gaz hydrogène ou dans le gaz acide carbonique, elle n'était pas pourie le cinquante et unième jour, et que, dans le gaz nitreux, elle était encore intacte le soixante-septième jour. (Annales de Chimie, année 1810.) Ces expériences portent naturellement à conclure que la putréfaction marche plus lentement dans les gaz qui ne contiennent point d'oxygène, ou qui ne le cèdent point facilement, que dans l'air atmosphérique et dans le gaz oxygène, parce que celui-ci se combine avec l'hydrogène et le carbone de la matière animale, dont il favorise nécessairement la décomposition.

Le gaz des fosses d'aisance. Désirant comparer la marche que suit la putréfaction dans l'*air* atmosphérique et dans le gaz des fosses d'aisance, nous avons fait plonger, dans le gaz d'une fosse, le membre inférieur d'un enfant à terme, mort la veille; ce membre était attaché à un cordon, à l'aide duquel on pouvait le retirer facilement pour l'examiner; la cuisse et la jambe du côté opposé ont été laissées à l'air atmosphérique et placées deux pouces environ au-dessus d'un baquet rempli d'eau, afin de prévenir leur dessiccation, et de rendre l'atmosphère qui les entourait à peu près aussi humide que celle du gaz de la fosse. L'expérience a été commencée le 24 juillet. *Air atmosphérique*

25 *juillet*, peau d'une couleur verte sale, par parties; odeur fade; la plaie est brune, sèche et couverte d'œufs de mouches (température, 14° th. centig.). 27 *juillet*, tendance à la dessiccation; couleur plus verte; plaie couverte de larves; épiderme du pied soulevé par ces animaux; partout ailleurs il se détache facilement; ongles d'une couleur livide, légère odeur de putréfaction (temp. 13°). 28 *juillet*, les parties dépouillées d'épiderme sont brunes et sèches; les larves ont gagné l'intérieur du membre; l'odeur putride est beaucoup plus sensible (temp. *idem*). 30 *juillet*, la peau est brune et sèche; l'épiderme entièrement boursoufflé ressemble à des mucosités desséchées, et se réduit presque en poussière; les larves sont encore dans la peau, qui leur sert pour ainsi dire d'étui (temp. 15°). 2 *août*, dessiccation complète; il ne reste plus que les os dans la peau; les larves sont mortes ou tombées dans l'eau (temp. 16°). 4 *août*, *idem*.

Gaz des fosses d'aisance, 25 *juillet*; peau d'un blanc sale excepté dans quelques points, où elle offre une teinte verdâtre; plaie couverte d'œufs; point d'odeur. 26, couleur verte très-prononcée; larves peu volumineuses et nombreuses; l'épiderme qui recouvre les parties vertes se détache facilement; les ongles du pied sont légèrement livides; le membre est à peine odorant. 27, les portions dépourvues d'épiderme sont brunes : partout où il existe, il est altéré par les larves. 28, ramollissement considérable; odeur putride très-manifeste; chair en partie détruite par les larves. 29, larves grosses, chairs presque entièrement détruites; odeur plus forte. 30, il n'y a plus d'épiderme; le genou et le pied ne tiennent plus que par les ligamens et les tendons; l'odeur est insupportable. 2 *août*, il ne reste plus que les os, les tendons et une petite quantité de peau; presque toutes les larves sont mortes. 4 *août*, on ne retire de la fosse qu'un fragment de peau.

Il résulte de ce qui précède, 1° que la putréfaction des fœtus, marche avec beaucoup de rapidité dans le gaz des fosses d'aisance; 2° que néanmoins dans les premiers temps, ses progrès paraissent plus lents que lorsque les fœtus sont dans l'air atmosphérique *humide;* 3° que la rapidité de sa marche dans les derniers temps, comparée à celle du membre qui était exposé à l'air, tient probablement à la dessiccation que celui-ci avait éprouvée malgré les précautions qui avaient été prises, tandis que l'autre était constamment resté humide.

Dans l'eau stagnante. La jambe et le pied du fœtus mort le 5 *mai* (*voyez* page 479), ont été mis dans l'eau de puits, le 6 *mai* à 10 heures du matin. Le 7 *mai*, le membre qui jusqu'alors avait été incolore, présentait une teinte rougeâtre, 8 *mai*, la couleur est légèrement violacée. 9 *mai*, *idem*. 10 *mai*, odeur à peine sensible; l'épiderme se détache par petits lambeaux sous la pointe des pinces; couleur toujours violacée. 11 *mai*, on éprouve plus de facilité à détacher l'épiderme; l'odeur est déjà manifeste, mais différente de celle qu'exhalent les matières qui se pourissent à l'air. 12 *mai*, ces deux caractères sont plus sensibles. 13 *mai*, couleur rouge marbrée. 14 *mai*, l'eau est trouble, rougeâtre, et répand une odeur forte, désagréable, l'épiderme se détache plus facilement. 15 *mai*, la peau résiste à la pointe des pinces; les propriétés physiques des muscles ne paraissent point altérées. 16 *mai*, couleur du membre, blanchâtre, excepté à la malléole interne qui est verdâtre; on enlève la totalité de l'épiderme de la jambe, tandis que celui du pied résiste; l'odeur est moins sensible. 17 *mai*, la malléole n'est plus verte, l'épiderme du pied se détache en totalité. 18 *mai*, couleur grise brune sans aucune trace de lividité; point de changement dans l'odeur ni dans la consistance; on voit sept ou huit mouches dans l'eau qui, est trouble, légèrement fétide et colorée en rouge brun. 19 *mai*, supernatation du pied; dégagement assez considérable de gaz, aux environs des vaisseaux tibiaux postérieurs; odeur un peu plus prononcée: l'eau présente à sa surface une pellicule, qui n'offre point l'aspect huileux. 20 *mai*, point de changement appréciable; 21 *idem*. 22 *mai*, couleur de café au lait tirant sur le vert; le derme est *corrodé*; on y voit des ulcérations assez larges, semblables aux chancres vénériens, et dont les bords sont fort mous; le ramollissement du membre est très-marqué; l'odeur est forte et *sui generis*; la graisse et les muscles présentent leur couleur naturelle. 23 *mai*, les *corrosions* sont plus larges; la couleur est verte. 24 *mai*, la peau se déchire facilement, et on voit alors qu'elle est rose et que la couleur verte n'est que superficielle; les *corrosions* sont un peu plus larges. 25 *mai*, ramollissement toujours croissant; la graisse paraît complétement saponnifiée (1).

---

(1) On désigne sous le nom de *graisse saponnifiée*, ou de *gras de cadavres*, une matière grasse composée de beaucoup

28 *mai*, peau d'un vert olive très-ramollie au pied et à la partie interne de la jambe. 29 *mai*, les muscles sont tellement ramollis qu'ils sortent sous forme de putrilage par les trous de la peau, lorsqu'on presse celle-ci. 31 *mai*, le membre conserve encore sa forme. 3 *juin*, le membre encore entier, semble réduit à une écorce de graisse sous-cutanée solide et saponifiée, recouverte en quelques points de derme aminci ; les os sont presque dénudés, et le putrilage musculaire s'écoule par les fistules cutanées. 6 *juin*, les épiphyses se détachent ; le membre tend à se séparer au niveau de l'articulation du pied. 13 *juin*, le membre a pour ainsi dire conservé sa forme ; toutefois le pied ne tient plus que par quelques tendons et par quelques ligamens ; les parties charnues réduites en une sorte de putrilage, ont abandonné les os, qui sont encore renfermés dans une sorte d'étui formé par une couche de graisse saponifiée.

Dans l'eau renouvelée deux fois par jour. La jambe

---

d'acide stéarique, d'une petite quantité d'acide oléique, d'un peu d'ammoniaque, de potasse et de chaux ; c'est véritablement un savon avec excès d'acide graisseux, comme l'a démontré M. Chevreul. Il est le résultat de la décomposition qu'éprouvent la fibre musculaire et la graisse; cette dernière fournit les deux acides, et l'autre donne l'ammoniaque. Le *gras* des *cadavres* est d'abord jaunâtre, mou, pulpeux, et d'une odeur fétide ; il devient ensuite d'un blanc mat, sec et pulvérulent ; il se forme *particulièrement*, lorsque des cadavres chargés de graisse sont placés dans des terrains humides.

et le pied de l'autre côté du même fœtus ont été mis, le 6 *mai*, dans l'eau de puits, que l'on a renouvelée deux fois par jour. 7 *mai*, point de changement. 8 *mai*, idem. 9 *mai*, couleur légèrement violacée; point d'odeur. 10 *mai*, pied légèrement verdâtre; l'épiderme qui le recouvre se détache plus facilement que celui de la jambe. 11 *mai*, idem. 12 *mai*, on voit à la surface de l'eau et du membre une multitude de bulles de gaz; odeur à peine sensible; même couleur. 13, l'épiderme se détache facilement à la partie interne du membre; odeur marquée, nullement désagréable; bulles de gaz et couleur comme hier. 14 *mai*, ces caractères sont un peu plus prononcés. 15 *mai*, la peau résiste à la pointe des pinces; point de changement sensible dans les muscles. 16, couleur blanche; tache verdâtre à la malléole interne; même odeur. 17, l'épiderme du pied se détache en totalité; la malléole est toujours verte. 18, bulles gazeuses sur les points qui sont encore recouverts d'épiderme; celui-ci s'enlève facilement sur la région antérieure et supérieure du tibia; supernatation de la partie supérieure de la jambe; couleur d'un blanc mat, mélangée de gris-brun. 19, l'épiderme est complétement enlevé; on dégage des gaz par l'expression du membre : l'eau est fétide, recouverte d'une pellicule d'un blanc sale, légèrement colorée en jaune, d'apparence huileuse; l'odeur du membre est moins sensible que celle du liquide. 20 *mai*, supernatation complète. 21, le membre est d'un blanc laiteux; la peau ne se déchire pas encore. 22 *mai*, couleur *idem*; derme bien ramolli, offrant à sa surface une multitude de points *ulcérés*, très-rapprochés, moins larges et plus nombreux que dans l'expérience précédente. 23 *mai*, *corrosion* et ramollissement beaucoup plus évidens et plus étendus que dans le sujet de l'observation précédente ; la peau est tellement ramollie dans toutes les parties *corrodées*, qu'on peut l'enlever en grattant légèrement avec le scalpel. 24, ces caractères sont plus prononcés ; membre d'un blanc sale ; odeur un peu plus forte ; muscles rouges et légèrement ramollis. 25, les muscles sont déjà réduits en un putrilage rosé. 28 *mai*, *corrosion* portée au point que les ulcères sont de la largeur d'une pièce de deux francs ; il suffit de presser un peu le membre pour faire sortir les muscles sous forme de putrilage ; couleur d'un blanc-rosé ; le ramollissement est évidemment plus marqué que dans l'expérience précédente. 29 *mai*, les os sont en grande partie dénudés ; les chairs sont presque complétement détachées ; séparation du cinquième os du métatarse. 31 *mai*, les chairs sont ramollies au point que le membre ne conserve plus sa forme ; on n'en trouve que des lambeaux ; la graisse semble se saponifier ; l'odeur est semblable à celle du savon de graisse. 3 *juin*, la dénudation des os est complète ; les muscles sont remplacés par un putrilage rougeâtre. 6 *juin*, les épiphyses se détachent, il ne reste plus que des ligamens, des tendons et quelques morceaux de graisse qui paraît saponifiée. 13 *juin*, on ne voit plus que les os qui sont en partie désunis, et deux lambeaux de graisse entièrement saponifiée.

Après avoir examiné comparativement les effets de l'eau stagnante et de l'eau renouvelée deux fois par jour sur les parties d'un même fœtus, nous avons voulu connaître l'action de l'eau sur des cadavres entiers; l'un de ces cadavres a été laissé pendant vingt-deux jours dans de l'eau de puits que l'on n'a point renouvelée; l'autre, au contraire, a été mis dans de l'eau qui a été renouvelée jour et nuit, pendant le même espace de temps. Il résulte de ces expériences, 1° que les cadavres éprouvent dans l'eau un genre de décomposition qui ne ressemble en aucune manière à l'altération qu'ils subissent à l'air; 2° que la graisse se saponifie en se transformant en acides stéarique et oléique, qui se combinent avec l'ammoniaque provenant de la décomposition de la chair musculaire; 3° que cette altération a lieu beaucoup plus rapidement dans l'eau renouvelée que dans l'eau stagnante.

TRENTIÈME LEÇON.

Dans l'eau de fosses d'aisance. La cuisse du fœtus mort le 5 mai (*Voyez* page 479) a été mise dans un seau rempli d'eau de fosses d'aisance, le 6 mai, à dix heures du matin. 7 *mai*, rien de remarquable. 8, couleur légèrement violacée, surtout à la partie interne et postérieure. 9, l'épiderme commence à s'enlever par une forte pression des pinces; couleur *idem*. 10, tout est dans le même état. 11, *idem*. 12, l'épiderme se détache un peu plus facilement. 13, *idem*. 15, la peau résiste bien; la structure des muscles n'est pas changée; le membre nettoyé exhale l'odeur de l'eau de la fosse. 16 *mai* on voit quelques parties violacées encore recouvertes d'épiderme; la majeure partie est jaune et dépouillée d'épiderme; léger ramollissement des muscles. 17 *mai*, la teinte violacée a moins d'étendue ; la couleur de la peau ressemble à celle du café au lait. 18, l'épiderme se détache de plus en plus ; il se dégage des gaz par les extrémités incisées du membre. 19, lavée et mise dans de l'eau de puits, la cuisse surnage ; dégagement de gaz par une légère pression ; la peau commence à se ramollir ; la graisse qui est à découvert sur les plaies offre l'aspect du savon ramolli. 22 *mai*, la peau se sépare plus facilement de la graisse ; le reste est dans le même état. 23, on n'aperçoit aucune trace de *corrosion*, comme cela a déjà lieu pour les membres qui sont en contact avec l'eau de puits ; les muscles sont plus ramollis que la peau ; celle-ci est d'un jaune légèrement orangé, et se détache lorsqu'on la racle avec le scalpel. 25 *mai*, ramollissement de la tête du fémur ; la peau est évidemment amincie. 28 *mai*, les muscles sont bien ramollis ; la peau n'offre aucune trace de *corrosion*, mais elle s'enlève très-facilement ; la graisse sous-cutanée, d'une couleur rosée dans certains endroits, paraît saponifiée. 29, *idem*. 31, la peau est entièrement détachée ; le ramollissement des muscles, quoique considérable, est moins prononcé que sur la portion de cadavre qui est en contact avec l'eau non renouvelée. 3 *juin*, les cartilages sont sensiblement ramollis ; la graisse paraît bien saponifiée. 6 *juin*, les muscles encore d'une couleur jaune rosée sont plus ramollis ; la graisse est complétement saponifiée et moins cohérente. 13 *juin*, on ne trouve que quelques lambeaux de tissu savonneux qui se détachent des muscles encore roses et très-ramollis.

Dans du fumier. L'autre cuisse du fœtus mort le

5 mai, a été enterrée dans du fumier, le 6 mai, à dix heures du matin. 7 *mai*, rien de remarquable. 8, odeur forte, surtout aux extrémités incisées. 9, couleur mélangée de rose et de vert; l'épiderme se détache; l'odeur de putréfaction est très-prononcée. 10, l'épiderme est complètement enlevé; couleur verdâtre dans la partie du membre qui regarde en haut, et aurore dans la partie opposée; la peau n'est pas sensiblement ramollie. 11, couleur aurore plus généralement répandue; les muscles commencent à se ramollir dans les environs des plaies. 12, léger ramollissement de la peau; odeur forte ammoniacale; muscles d'un gris rougeâtre. 13, ces caractères sont un peu plus prononcés. 14, couleur orangée; odeur très-fétide; on déchire assez facilement la peau. 15, les muscles sont réduits à une sorte de putrilage dans les parties découvertes, quoiqu'ils conservent encore leur couleur rouge. 17, odeur très-fétide, ramollissement beaucoup plus considérable des muscles. 19, peau d'un rouge orangé, en partie desséchée à sa surface externe, et dure comme du cuir; muscles réduits en lambeaux et en putrilage grisâtre; fémur dénudé. 22, il ne reste que la peau dont la couleur orangée est moins foncée; elle est plus humide et plus ramollie en dedans qu'à sa surface externe. 23, les portions de peau humide se détachent facilement en râclant avec le scalpel. 28 *mai*, on ne trouve que des lambeaux de peau.

Dans de la terre. Le bras du fœtus mort le 5 mai a été enveloppé de terre, le 6 *mai*, à dix heures du matin; on a arrosé de temps à autre; cependant le terrain n'a jamais été sensiblement humide. 7, rien de remar-

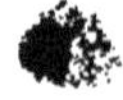

quable. 9, l'odeur ne se fait sentir que dans les plaies. 10, l'épiderme commence à se détacher, et alors on voit que la peau est rose ; point de ramollissement ; légère odeur de putréfaction. 11, épiderme entièrement détaché ; odeur nauséeuse ; couleur mélangée de vert et de rose. 12, la plaie est d'un rouge gris ; la peau n'est pas encore ramollie. 13, couleur orangée de la peau qui commence à se ramollir ; odeur fétide. 14, on déchire la peau, mais moins facilement que celle de la portion qui est enterrée dans du fumier. 15, la graisse ne présente plus l'aspect granuleux et vésiculeux qu'elle offre chez le fœtus ; elle ressemble déjà au gras des cadavres ; le ramollissement de la peau est plus marqué ; la structure des muscles n'est point changée. 16, *idem*. 17, la peau, d'une couleur rose jaunâtre, se déchire très-facilement ; odeur très-fétide ; graisse rosée s'étendant comme de la cire molle sous une légère pression ; muscles légèrement ramollis, sans changement apparent dans leur structure. 19, la peau se déchire plus facilement ; la graisse découverte a l'aspect homogène du savon légèrement ramolli ; celle que l'on met à nu par le déchirement de la peau, est encore jaune, vésiculeuse, et offre des filamens cellulaires manifestes à l'œil nu ; les muscles sont ramollis et putrilagineux ; l'odeur est très-fétide. 21, les tendons sont à nu ; le reste est dans le même état. 23, peau détruite dans une grande partie du membre, la portion qui reste est d'un rouge orangé ; graisse saponifiée et blanche, excepté dans quelques points qui offrent une couleur jaune ; muscles rouges ; odeur moins fétide. 31, peau entièrement détruite ;

graisse rosée à sa surface et blanche dans l'intérieur; os dénudé; muscles en grande partie détruits ou sous forme d'un putrilage rosé; odeur semblable à celle de l'ognon de lis. 6 *juin*, on ne découvre que du gras de cadavre formé aux dépens de la graisse qui s'est changée en acides stéarique et oléique, et de l'ammoniaque provenant des muscles qui sont entièrement détruits.

On ne lira pas sans intérêt les détails relatifs à l'exhumation que nous avons faite du cadavre d'un individu enterré depuis trente-deux jours. Appelé le 30 juillet 1823, par M. D., juge d'instruction, pour savoir si l'on pouvait espérer de reconnaître qu'un homme mort le 30 juin de la même année, et dont le cadavre avait été inhumé le lendemain, eût péri empoisonné; nous répondîmes que cela n'était pas impossible. L'exhumation fut faite le 1er août, à sept heures du matin. Le cadavre, recouvert d'une chemise et enveloppé d'un linceul, était enfermé dans une bière en chêne, que l'on avait enterrée dans une fosse particulière de cinq pieds de profondeur; à peine le cercueil fut-il ouvert qu'il s'exhala une odeur tellement fétide, que nous crûmes convenable de faire retirer le corps et de le laisser exposé à l'ombre pendant quelques minutes. (La température de l'atmosphère était déjà à 17° th. R.) L'identité n'ayant pu être constatée qu'à dix heures du matin, par des motifs qu'il est inutile d'indiquer, il fut facile d'observer que le cadavre avait augmenté sensiblement de volume pendant les trois heures qu'il était resté à l'air. A dix heures, on le transporta dans une salle de dissection;

là il fut découvert avec rapidité et dépouillé du linceul et de la chemise, avec lesquels une grande partie de l'épiderme se détacha : l'odeur était tellement infecte qu'il eût été dangereux de séjourner pendant plusieurs heures dans cette atmosphère, si on n'était point parvenu à la détruire : nous répandîmes indistinctement sur toute la surface du corps, environ trois pintes d'eau, tenant en dissolution un huitième de son poids de *chlorure de chaux* (*voyez* page 522) ; l'effet de cette liqueur fut merveilleux ; il s'était à peine écoulé une minute que l'*odeur fétide avait entièrement disparu.*

Le linceul et la chemise étaient mouillés et tachetés de vert, de brun et de jaune ; on voyait çà et là des portions qui paraissaient moisies. On nous dit que l'individu était âgé de quarante-quatre ans, qu'il était fort gras, et qu'il avait succombé à une maladie qui n'avait duré que trente-huit à quarante heures ; sa stature était d'environ cinq pieds. La tuméfaction du cadavre était extrême ; la peau était d'un brun noirâtre au crâne ; d'un blanc rosé à la partie supérieure de la face ; noirâtre autour des lèvres, moins foncée aux joues et au menton ; les paupières étaient affaissées et commençaient à tomber en putrilage ; le nez, la bouche et le menton, étaient aplatis par la pression du linceul, ce qui altérait singulièrement les traits de la face. La peau était d'un brun noirâtre au cou, grisâtre à la poitrine, où l'on remarquait quelques taches noires, surtout sous le mamelon ; elle était d'un blanc sale à l'abdomen et sur les côtés du tronc, et d'un brun noirâtre aux régions sus-pubienne et inguinale, ainsi que sur le scrotum; celui-ci était d'ailleurs du volume de la tête d'un adulte, et ne paraissait devoir son développement excessif qu'à la présence des gaz. La peau qui revêt les membres thoraciques et abdominaux était d'un vert foncé, marbré de plaques noires comme torréfiées; l'extrémité des orteils offrait une couleur d'un vert clair. Du reste, la peau du tronc et des membres n'était pas sensiblement ramollie, il était impossible de la déchirer en opérant d'assez fortes tractions avec les pinces. L'épiderme était détaché ou s'enlevait avec la plus grande facilité, et en arrachant celui qui recouvre les pieds, on séparait en même temps les ongles.

En incisant la peau on voyait que les muscles étaient légèrement ramollis, mais que les faisceaux et les fibres étaient distincts et de couleur rosée; le tissu cellulaire qui les environnait était en partie saponifié; toutefois cet état de la graisse était beaucoup plus sensible à la face et au tronc.

L'ouverture du cadavre, faite suivant les règles de l'art (*voyez* pag. 519), permit de voir, 1° que l'intérieur de la bouche et le pharynx offraient une couleur noirâtre qui était l'effet de la putréfaction; que l'œsophage était presque dans l'état naturel; que l'estomac était énormément distendu par des gaz, et qu'il ne contenait aucun aliment; que sa consistance ne paraissait point diminuée, que la membrane muqueuse était tapissée d'une couche assez épaisse de mucosités jaunâtres; en enlevant ces mucosités, on apercevait près de l'extrémité splénique une tache d'un jaune serin, qui correspondait à une tache semblable de la face externe; il y avait au voisinage des orifices œsophagien et pylorique, et de la portion splénique, des traces manifestes d'inflammation; on voyait aussi près du pylore quelques *ecchymoses*, que l'on faisait disparaître en grattant légèrement; *ces altérations étaient aussi évidentes qu'elles auraient pu l'être si le cadavre eût été ouvert le lendemain de la mort de l'individu.* La surface externe de l'estomac était dans l'état naturel, si toutefois on en excepte la tache jaune dont nous avons parlé. La membrane muqueuse du duodénum était également tapissée de mucosités jaunâtres; on en voyait aussi dans les autres portions de l'intestin grêle, mais elles diminuaient au fur et à mesure que l'on avançait vers la fin de l'iléum, où l'on apercevait quelques grains blanchâtres durs, que l'analyse démontra être de l'*oxyde d'arsenic;* du reste les intestins grêles offraient çà et là des parties emphysémateuses, mais sans aucune trace d'inflammation. Le cœcum, le colon et l'iléum paraissaient dans l'état naturel. L'épiploon et le mésentère étaient chargés de graisse en partie saponifiée.

2° Que le foie et la rate, les uretères, la vessie et le pancréas n'offraient rien de remarquable; que les reins étaient ramollis et réduits en une sorte de putrilage; qu'il y avait dans la cavité de l'abdomen environ quatre onces d'un liquide jaune, filant et excessivement gras.

3° Que le larynx, la trachée artère et les bronches étaient dans l'état naturel; que les poumons étaient d'un brun violacé, crépitans et infiltrés par des gaz; que le péricarde était chargé de graisse en avant et sur les côtés; que la face interne ainsi que la surface externe du cœur offraient un grand nombre de granulations blanchâtres semblables à du sablon ; que cet organe était un peu volumineux et chargé de graisse ; que l'oreillette et le ventricule droits ne contenaient *aucune trace de sang liquide ni coagulé ;* que la membrane interne de cette oreillette était garnie de petites pétrifications semblables à celles dont nous avons déjà parlé ; qu'il y avait de pareilles pétrifications dans les cavités gauches du cœur, mais qu'elles se détachaient par le frottement ; qu'il n'y avait pas non plus de sang dans ces cavités ; que les valvules n'étaient pas ossifiées, que seulement les festons qui se trouvent au commencement de l'aorte offraient de légères traces d'ossification (1).

4° *Qu'il n'y avait pas un atome de sang liquide ni coagulé* dans aucun des vaisseaux que l'on peut apercevoir sans injection préalable ; que la membrane interne de l'aorte, de l'artère pulmonaire, des veines du même nom, etc., offraient des taches rosées.

5° Que la graisse qui sépare les os du crâne du péricrane, était en partie saponifiée ; que ces os étaient fragiles et se brisaient en grands fragmens ; que la masse cérébrale était très-affaissée, en sorte qu'il y avait un grand vide dans la cavité du crâne ; que la dure-

(1) Nous pouvons assurer que l'aspect extérieur du canal digestif, du foie, de la rate, du pancréas, de la vessie, des poumons et du cœur de cet individu, était tel, qu'on aurait pu croire que la mort n'avait eu lieu que la veille ; l'odeur de putréfaction était à peine sensible dans ces organes, quoiqu'aucun d'eux n'eût été touché par le *chlorure de chaux*.

mère était détachée et qu'il n'y avait pas d'épanchement entre elle et les os ; que la couleur de cette membrane était verdâtre, et qu'elle ressemblait assez à une vessie à moitié pleine; que la faux se détachait en lambeaux avec les vaisseaux qui s'y rendent ; que la face interne de la dure-mère était rosée ; que sa consistance n'était pas sensiblement diminuée ; qu'il était impossible de reconnaître la pie-mère et l'arachnoïde ; que le *cerveau* était converti en une espèce de *bouillie grisâtre* et fluide à sa surface, tandis qu'il était d'un blanc cendré aux parties médullaires ; que le plexus choroïdien se dessinait sous forme de stries rosées ; que le *cervelet* et le commencement de la *moelle allongée* offraient le même aspect que le cerveau.

B. *États d'un individu vivant, que l'on serait tenté de confondre avec la putréfaction.* On pourrait être souvent induit en erreur, si on jugeait qu'un corps est putréfié, seulement d'après l'odeur qu'il exhale et d'après la coloration de la peau ; on sait relativement à l'odeur : 1° qu'elle varie considérablement suivant le milieu, dans lequel est plongé le corps qui se décompose ; 2° que quelquefois elle est à peine sensible ; 3° que dans beaucoup de circonstances, l'odeur du milieu domine tellement, qu'il est impossible de saisir celle qui appartient à la matière animale putréfiée ; 4° que pendant la putréfaction à l'air libre, l'odeur est presque nulle à une certaine époque, et qu'il existe un moment où elle n'est pas désagréable ; 5° qu'il est des individus vivans qui répandent une odeur infecte ; il pourrait donc arriver que ces individus fussent dans un état de mort apparente et qu'on les crût pouris, si on n'avait égard qu'à ce caractère. Relativement à la coloration de la peau, nous établirons qu'elle diffère beaucoup aussi, suivant les milieux, l'époque de la putréfaction, la partie qui se pourrit, etc. [illegible] dans certaines maladies inflammatoires et nerveuses, on observe des taches rouges violettes, [illegible] offrant jusqu'à un certain point l'apparence [illegible] qui se développent pendant la décomposition [illegible] M. Fodéré rapporte que le corps d'une jeune [illegible] était couvert de taches violettes et noires quatre heures *avant* qu'elle ne succombât à un acc[illegible]. Ces considérations nous permettent de conclure que, si dans la plupart des cas l'odeur putride et la coloration de la peau sont des phénomènes propres à établir que les cadavres se pourrissent, il est des circonstances, fort rares à la vérité, où ces caractères sont insuffisans, et dans lesquelles il faut attendre que l'épiderme soit soulevé et détaché, et même que le tissu de la peau soit ramolli, ces altérations étant constamment l'effet de la putréfaction, quel que soit le milieu qui environne le corps.

Conclusions sur les signes de la mort.

Il résulte de tout ce qui vient d'être exposé dans cet article, 1° que la putréfaction est un signe certain de la mort, si elle est parfaitement établie; un commencement de putréfaction ne suffit pas pour [illegible] que la vie a cessé, puisqu'on a vu des personnes se rétablir dans l'espace de quelques heures, quoique la peau fût couverte de taches violettes, qu'elle répandît une odeur infecte, etc.

2° Que, comme il pourrait être dangereux pour les assistans d'attendre, pour inhumer le cadavre, qu'il fût entièrement pouri, on doit également conclure que l'individu est mort, si les membres ont présenté la rigidité que nous avons désignée sous le nom de *cadavérique*, pourvu toutefois que l'on ait bien distingué cette raideur de celle qui a quelquefois lieu chez le vivant.

3° Qu'aucun des autres signes pris isolément ne suffit pour prononcer qu'une personne est morte; mais que leur ensemble permet d'établir de fortes présomptions.

TRENTE ET UNIÈME LEÇON.

§ II.

Des maladies qui peuvent produire la mort apparente et exposer aux inhumations précipitées.

L'apoplexie, l'extase, l'épilepsie, la catalepsie, l'hystérie, la lipothymie, l'asphyxie, la congélation, le tétanos, la peste et certaines blessures; telles sont les principales maladies que les auteurs ont regardé comme pouvant produire la mort apparente et exposer aux inhumations précipitées; en effet, s'il est inexact de dire que ces maladies simulent *constamment* la mort, on ne peut guère se refuser à admettre que dans *certaines circonstances* les individus qui en sont atteints ne donnent aucun signe de vie, ou n'en présentent que de fort équivoques. On sentira dès-lors la nécessité d'attendre, avant de porter un jugement, que les phénomènes cadavériques mentionnés dans le paragraphe précédent se soient manifestés; et l'on insistera surtout pour que l'inhumation soit différée jusqu'à l'époque où il ne sera plus permis de douter que la mort est réelle. Les annales de la médecine fourmillent de faits propres à justifier la conduite que nous proposons de tenir. (*Voyez* l'observation de Rigaudeaux, page 230.)

§ III.

Des épreuves que l'on a proposées pour constater si la mort est réelle.

La plupart des épreuves conseillées jusqu'à ce jour pour distinguer la mort réelle de la mort apparente, sont équivoques et insuffisantes; nous allons les examiner séparément, pour mieux faire juger la valeur de chacune d'elles. On a cru pouvoir reconnaître si l'individu *respirait* encore, en plaçant devant la bouche et les narines la flamme d'une bougie, un brin de paille, des filamens de laine ou de coton, un miroir, etc.; la respiration est suspendue, a-t-on dit, si le miroir n'est pas terni et si les autres corps restent immobiles; dans le cas contraire, il faut admettre qu'il se dégage des poumons de l'air et de la vapeur pulmonaire, et par conséquent que l'individu respire. Mais ne sait-on pas qu'il suffit de modérer la respiration, pour que les corps légers, placés devant la bouche et les narines, n'éprouvent aucun mouvement, et ne voit-on pas tous les jours la surface d'un miroir être ternie par la vapeur qui s'exhale des poumons d'un cadavre encore chaud? Winslow voulait que l'on mît sur le cartilage de l'avant dernière côte un verre contenant de l'eau; le corps étant couché sur le côté opposé, on pouvait juger, d'après cet auteur, si la respiration s'exerçait encore par l'oscillation ou l'immobilité du liquide; déjà avant lui on avait imaginé de coucher la personne sur le dos et de placer le verre sur le cartilage xyphoïde, pour atteindre le même but; mais ces expériences doivent souvent induire en erreur, non-seulement parce qu'elles supposent que les côtés se meuvent constamment pendant la respiration, tandis que celle-ci peut très-bien s'exécuter à l'aide du diaphragme, mais encore parce qu'il est des circonstances où des gaz, dégagés dans l'abdomen d'un cadavre, impriment un mouvement manifeste à l'eau, quoique la personne soit morte depuis plusieurs heures. Ajoutons à ces considérations qui prouvent déjà combien cette épreuve est fallacieuse, que la respiration est suspendue pendant l'asphyxie, et qu'alors on ne doit observer aucun des caractères mentionnés; l'individu est pourtant vivant.

Les *battemens du cœur* et *des artères* ne laissent aucun doute sur l'existence de la vie. Que l'on explore attentivement, a-t-on dit, les pulsations de ces organes, en couchant l'individu sur le dos, sur l'un et l'autre côté, afin de mieux apprécier les mouvemens les plus légers du cœur, qui le plus souvent se font sentir à la région gauche du thorax, mais qui dans d'autres circonstances sont sensibles à droite; et pour ce qui concerne les artères, que l'on cherche à apprécier les battemens du tronc fémoral, de l'artère temporale et de la carotide externe, en plaçant le doigt au milieu de l'espace compris entre l'épine antérieure et supérieure de l'os iliaque et l'épine du pubis, ou dans la région temporale au-dessus de l'arcade zygomatique, ou enfin entre le larynx et l'angle de l'os maxillaire inférieur : que l'on explore les battemens de l'artère radiale à son origine, c'est-à-dire à la partie antérieure et externe du pli du coude, au poignet, et après qu'elle s'est enfoncée sous les tendons des muscles extenseurs du pouce, entre le premier et le second os du métacarpe, et non entre le pouce et le premier os, comme on l'indique mal à propos. Ces épreuves sont aussi propres à induire en erreur que les précédentes, parce que les mouvemens peuvent être assez faibles pour ne pas pouvoir être appréciés, et surtout parce qu'ils sont suspendus dans la syncope; quoique l'individu soit vivant.

L'emploi des *stimulans* et des *irritans* a été regardé comme un moyen certain de distinguer la mort réelle de la mort apparente : aussi a-t-on proposé tour à tour de titiller la luette, d'appliquer des sternutatoires sur la membrane pituitaire, de placer sous les narines des liquides volatils et irritans, comme l'ammoniaque, l'acide acétique, etc., d'introduire dans les intestins des lavemens de tabac, de sel commun, etc., de faire usage des vésicatoires, d'avoir recours à l'urtication, à la piqûre avec des aiguilles, à la cautérisation avec le feu, l'huile, la cire d'Espagne, etc. L'inefficacité de plusieurs de ces moyens est tellement évidente, qu'il est inutile de nous en occuper : quant aux caustiques, il suffira de dire que des personnes qui étaient dans un état de mort apparente ont été profondément brûlées sans donner le moindre signe de vie. Un apoplectique, âgé d'environ trente-six ans, dit M. Fodéré, fut apporté à l'hôpital des Martigues en 1809 : « L'épouse du malade, trouvant les moyens dont j'avais fait usage trop lents, appliqua pendant la nuit sur l'épaule paralysée une rouelle brûlante de gaïac, puis l'abandonna à son sort. L'odeur du linge brûlé ayant attiré les servans près du lit du malade, au bout de quelques heures, ils trouvèrent une partie de la chemise et des draps de lit consumée, son bras et son épaule à demi-brûlés, sans qu'il eût été détourné de son sommeil, et même sans qu'il éprouvât la moindre douleur lorsqu'on le réveilla. Il fut pansé de cette brûlure pendant trois mois, et n'en resta pas moins hémiplégique. » (Tome II, page 366.) Que penser maintenant de l'application des vésicatoires, des ventouses scarifiées, de l'urtication, du moxa, et de la piqûre par l'aiguille : sans doute il y aura des cas où l'individu pourra être réveillé par l'action de l'un ou l'autre de ces irritans, mais dans combien de circonstances ces moyens ne seront-ils pas sans effet ! Nous en dirons autant des *incisions* légères que l'on a conseillé de pratiquer : quant aux incisions profondes, elles pourront ne pas être plus efficaces, et leur danger est trop grand pour qu'on doive y avoir recours. Foubert trouvera-t-il des imitateurs, lorsqu'il propose de mettre le cœur à nu par une incision, afin de déterminer s'il exécute encore quelques mouvemens ? Nous ne le croyons pas.

De l'électricité voltaïque. Si après avoir disséqué une portion d'un muscle locomoteur superficiel, on le soumet à l'action de la pile électrique, et qu'il ne se contracte point, on peut assurer que l'individu est mort; car, ainsi que nous l'avons déjà dit, les muscles ne cessent de se contracter sous l'influence de la pile que lorsque la rigidité cadavérique s'est manifestée. Si, au contraire, on obtient des contractions, il n'est pas certain que la vie soit éteinte, et l'on doit chercher à ranimer les mouvemens des poumons et du cœur, par tous les moyens qui sont au pouvoir de l'art; cependant on aurait tort d'assurer que l'individu est vivant, les muscles des cadavres jouissant de la propriété de se contracter sous l'influence de la pile, depuis le moment de la mort jusqu'à celui où ils sont devenus raides.

Nous croyons pouvoir conclure de ce qui précède, 1° que de toutes les épreuves proposées pour distinguer si la mort est réelle ou apparente, celle qui consiste à soumettre un muscle à l'action de la pile est, dans certains cas, la plus valable; 2° que parmi les autres, il en est que l'on ne doit jamais employer; 3° qu'il n'y a aucun inconvénient à mettre en usage celles qui ne présentent aucun danger; 4° que dans les cas douteux, il faut différer l'inhumation.

ARTICLE II.

Des altérations des tissus et des fluides qui sont le résultat de la mort, et qui pourraient être attribuées à des violences exercées sur les individus vivans, ou à des maladies antécédentes.

Les altérations dont nous devons nous occuper dans cet article sont les lividités cadavériques, les vergetures, les ecchymoses, le développement de certains gaz, la coloration de plusieurs viscères et des vaisseaux sanguins, les congestions de sang et les épanchemens de fluides séreux.

Lividités cadavériques. On désigne ainsi des taches superficielles lenticulaires, ponctuées, ou des plaques irrégulières plus ou moins larges, d'une forme et d'une étendue variables, de couleur noirâtre, brune, rougeâtre ou violacée, qui ont leur siége dans le tissu de la peau, et qui sont le résultat de la congestion du sang dans les réseaux capillaires, comme on peut s'en convaincre en coupant à l'endroit de ces lividités une lame mince de la peau ; on verra que la couleur livide ne s'étend pas aux parties sous-jacentes.

On n'observe le plus souvent les lividités cadavériques qu'au dos, aux fesses et aux parties sur lesquelles le corps était couché au moment où il s'est refroidi ; phénomène qu'il sera facile de concevoir dès que l'on admettra que le sang est entraîné par sa pesanteur dans les parties les plus déclives, et que l'influence de cette pesanteur ne se fait sentir que tant que la chaleur subsiste et que le sang reste fluide : c'est donc parce que la plupart des cadavres se refroidissent en conservant la position horizontale dans laquelle se trouvaient les individus au moment de la mort, que les taches se manifestent plutôt au dos et aux fesses qu'ailleurs. En effet, si au moment de la mort on retournait ces cadavres, de manière à ce qu'ils fussent couchés sur le ventre pendant leur refroidissement, les lividités occuperaient alors cette partie du corps ; d'où il suit que l'on peut juger, d'après la situation de ces taches, la position du corps au moment de la mort, à moins qu'on n'ait la certitude que le cadavre a été retourné peu de temps après qu'elle a eu lieu.—Quelquefois les lividités cadavériques s'étendent plus particulièrement à la tête, au cou et aux parties génitales ; dans d'autres circonstances la peau est livide dans toute son étendue.

Les lividités cadavériques paraissent le plus ordinairement lorsque le cadavre commence à se refroidir ; il est des cas cependant où les ongles, les mains, les pieds, le nez, les lèvres et les lobes des oreilles offrent une teinte violacée pendant l'agonie de diverses maladies ; dans certaines circonstances au contraire la peau ne devient livide que plusieurs jours après la mort, ce qui paraît tenir à la stagnation du sang dans l'oreillette droite du cœur et dans le tronc des veines caves : la couleur livide ou noirâtre qui se manifeste alors dans quelques parties de la peau, est accompagnée de phénomènes trop importans pour ne pas devoir fixer un instant notre attention. Supposons que le sang ait perdu sa consistance, et qu'il soit accumulé dans l'oreillette droite du cœur et dans le tronc des veines caves ; admettons en même temps que l'estomac soit distendu par des gaz, comme on l'observe particulièrement pendant l'été dans les cadavres des noyés, de ceux qui meurent peu de temps après avoir mangé, etc., le diaphragme sera refoulé dans la poitrine, et le sang dont nous avons parlé sera dirigé vers les parties supérieures et inférieures ; de là une série de phénomènes qui ont été parfaitement décrits par M. Chaussier : les veines de la tête et du cou se rempliront, la face se colorera et finira par prendre une teinte foncée ; les yeux, déjà obscurcis et affaissés, se rempliront et sembleront s'animer, la pupille se resserrera, il pourra s'écouler par les narines du sang clair et brunâtre provenant de la rupture de quelques vaisseaux de la membrane pituitaire, ou du mucus visqueux et écumeux, poussé depuis les poumons jusqu'au dehors : le sang pourra également refluer des veines de l'abdomen vers les organes génitaux ; le scrotum et le pénis deviendront noirs au point de faire croire qu'il y a eu violence pendant la vie. Pour qu'il ne restât aucun doute sur la valeur de cette explication, M. Chaussier tenta des expériences qui doivent paraître concluantes : il introduisit dans l'estomac ou dans l'intestin des cadavres, un mélange fait avec de la farine et de la levure de bière délayées dans une suffisante quantité d'eau ; il s'établit bientôt une fermentation qui donna lieu à un dégagement de gaz ; l'abdomen ne tarda pas à s'élever, à se distendre, et, bientôt après, la bouche et les narines se remplirent d'un fluide écumeux qui sortit en bulles plus ou moins abondantes par ces ouvertures. Mais, comme les mâchoires sont fortement rapprochées, dit ce savant, il arrive quelquefois qu'une partie des substances qui regorgent de l'estomac, entre par la glotte dans la trachée artère, et remplit toutes les bronches, surtout si la tête est élevée et le menton incliné sur le cou ; quelquefois aussi on a trouvé des vers dans la bouche, dans les cavités nasales et même dans les bronches. En faisant l'ouverture du corps d'un homme qui, quelques heures auparavant, avait mangé avec appétit du pain et du fromage de Gruyère, on vit dans la trachée un morceau de fromage semblable au précédent ; une autre fois on y trouva des haricots cuits et à demi digérés.

Les vergetures ne sont autre chose que des lividités cadavériques traversées par des lignes, des sillons ou des plaques blanchâtres plus ou moins profondes; elles sont évidemment le résultat de la pression exercée sur les parties livides par les vêtemens, les ligatures, etc., qui entourent le cadavre, ou par les aspérités du sol sur lequel il repose. Il est donc impossible de les confondre avec les ecchymoses qui auraient été faites avec des verges du vivant de l'individu. (*V.* Ecchymose, art. *Blessures.*)

Ecchymoses. Lorsque les cadavres se pourrissent à l'air ou dans la terre, il arrive une époque où le sang, reprenant sa fluidité, se rassemble sous la peau et forme des espèces de tumeurs noirâtres auxquelles on a donné le nom d'*ecchymoses cadavériques*. Ces ecchymoses pourront être souvent distinguées de celles qui auront été faites du vivant de l'individu, 1° à leur situation: en effet, en supposant, comme il arrive presque toujours, que le cadavre soit couché horizontalement sur le dos, on les remarquera particulièrement à l'occiput et aux lombes; il n'est pas rare cependant d'en observer dans les paupières et dans le scrotum, parties dont le tissu lamineux sous-cutané est fort lâche et facile à distendre; 2° à l'odeur de putréfaction qu'exhalera le corps et à l'état de dissolution de toutes les parties: à la vérité ce caractère, pris isolément, serait insuffisant pour établir la distinction dont il s'agit, parce qu'il pourrait arriver que les ecchymoses eussent été faites pendant la vie, et que le cadavre ne fût examiné que lorsqu'il serait déjà pouri; 3° à l'uniformité de la couleur de la partie ecchymosée ; on sait que les ecchymoses faites chez un individu vivant n'offrent point la même couleur dans toutes leurs parties, surtout lorsqu'elles ne sont pas récentes ; on y remarque plusieurs nuances, d'autant plus foncées qu'on s'éloigne davantage de la circonférence, phénomène que l'on n'observe jamais dans les ecchymoses cadavériques.

Développement de certains gaz. Ainsi que nous l'avons déjà dit, l'estomac et les intestins sont quelquefois distendus par des gaz provenant de la fermentation des matières qu'ils renferment. La plèvre, le péricarde, les cavités droites du cœur, les veines caves et d'autres parties du système veineux, l'utérus, la cavité du péritoine et les aréoles du tissu cellulaire peuvent également être distendus par des gaz qui sont le résultat de la décomposition éprouvée par les fluides : c'est ce que l'on observe particulièrement après des morts promptes et violentes précédées de douleurs vives, de grands efforts, etc., et il suffit alors quelquefois de deux ou trois heures pour rendre le corps emphysémateux au point de le faire nager sur l'eau. On ne doit pas hésiter à rapporter au développement de ces bulles gazeuses dans les veines, un phénomène en apparence fort extraordinaire et dont les anciens avaient prétendu tirer une induction juridique, nous voulons parler de la *cruentation*, c'est-à-dire du suintement et même du jaillissement de sang par les plaies : faut-il s'étonner que le sang contenu dans les veines s'échappe par les ouvertures des vaisseaux d'une plaie, lorsqu'il est poussé par les gaz développés dans le système veineux ?

Coloration de plusieurs viscères, des vaisseaux san-

guins, etc. Il suffit d'avoir ouvert quelques cadavres d'individus morts depuis deux, quatre ou six jours, pour ne pas attribuer la coloration insolite de divers tissus à une maladie de ces tissus, ou à des violences exercées contre les individus, mais bien aux transsudations des différens fluides, qui se font après la mort : au reste il est aisé de se convaincre par des expériences directes, qu'il doit en être ainsi. Que l'on introduise dans un uretère, dont la couleur est parfaitement blanche, une certaine quantité de sang fluide, on ne tardera pas à observer, après avoir lié ses deux extrémités, que le tissu de ce conduit acquiert une couleur rouge. Cela posé, on se rendra aisément compte de la présence de stries de la même couleur le long de la partie interne des veines, de la coloration en rouge de toutes les tuniques de ces vaisseaux, de la surface interne des oreillettes, des ventricules du cœur et des troncs artériels qui contiennent du sang, de la couleur rouge du tissu cellulaire sous-cutané lorsque ses aréoles contiennent une sérosité sanguinolente, des taches rougeâtres ou brunâtres des portions de l'estomac qui sont en contact avec le foie et la rate. C'est à la transsudation de la bile qu'il faudra rapporter les taches d'un jaune verdâtre que l'on remarque sur la portion droite et ascendante du colon, sur le duodénum. Le sperme, l'urine et les matières stercorales finiront également par imprégner de leur odeur et de leur couleur les parties qui les environnent. La coloration des divers tissus dont nous venons de parler est d'autant plus marquée que le sang et les autres fluides offrent plus de liquidité ; aussi est-elle très-manifeste lorsque le cadavre est déjà putréfié, ou que l'individu a succombé à une de ces affections dans lesquelles le sang reste fluide.

Congestions de sang et épanchemens de fluides séreux. Les vaisseaux du *cerveau* sont quelquefois gorgés de sang par l'effet de la mort, ce qui tient à la distension de l'estomac par des gaz, et au refoulement en haut du diaphragme et du sang contenu dans le côté droit du cœur. Les veines du *rachis* peuvent également être le siége d'un pareil engorgement, surtout chez les veillards et à la suite de certaines maladies : ce phénomène que l'on aurait tort d'attribuer à une violence antérieure, à une commotion de la moelle épinière, peut n'être qu'un effet de la mort, d'autant plus facile à concevoir que le plus souvent le cadavre reste couché horizontalement sur le dos.

Mais c'est particulièrement dans les *poumons* que l'on remarque les congestions sanguines dont nous parlons. Si l'*agonie n'a pas été longue*, la portion des poumons qui était la plus déclive au moment du *refroidissement* du cadavre, sera engorgée; si, comme il arrive le plus ordinairement, l'individu est couché sur le dos au moment de la mort, et que le cadavre n'ait pas été retourné, la congestion sanguine se trouvera dans la portion dorsale des poumons; elle occupera au contraire leur partie antérieure ou leur partie inférieure, si au moment de la mort l'individu était couché sur le ventre ou dans une situation verticale, comme dans la suspension, et que l'on n'ait point changé l'attitude du cadavre pendant le refroidissement. Si on retourne le cadavre immédiatement après la mort, les poumons présenteront à peine quelques traces d'engorgement dans la partie qui était la plus déclive quand l'individu a cessé de vivre; tout le sang s'accumulera dans les portions les plus déclives au moment du refroidissement. Si l'*agonie a été longue* ou que le malade ait succombé à une affection du thorax avec gêne considérable de la respiration, la congestion sanguine occupera la partie des poumons la plus déclive *au moment de la mort :* on a beau retourner sur le ventre le corps d'un pareil individu qui vient d'expirer étant couché sur le dos, l'engorgement sanguin se trouve dans la portion dorsale de la partie thorachique des poumons; celle qui est la plus déclive au moment du refroidissement offre à peine quelques traces de congestion. Il suit de ce qui précède que l'on se tromperait en voulant juger d'après la lividité de telle ou de telle autre partie des poumons, la situation de l'individu au moment de la mort ou du réfroidissement du cadavre, puisqu'il est évident que l'on doit tenir compte aussi de la durée de l'agonie.

Nous avons mis les *épanchemens* de fluides séreux au nombre des phénomènes cadavériques; en effet les cavités de l'arachnoïde, de la plèvre, du péricarde, du péritoine, de la tunique vaginale et de toutes les parties où le sang est accumulé, sont quelquefois le siége de pareils épanchemens; la gaîne méningienne du rachis peut également contenir une certaine quantité de sérosité limpide, jaunâtre ou visqueuse, quantité variable suivant la constitution du sujet et le temps où l'on en fait l'ouverture : cette indication doit suffire pour éviter de rapporter à une cause vulnérante ou à une maladie organique ce qui est l'effet de la mort.

TRENTE-DEUXIÈME LEÇON.

Article III.

De l'ouverture des cadavres.

L'ouverture juridique d'un cadavre ne doit être faite qu'en présence du magistrat ou de son commissaire. Le médecin doit procéder lui-même à cette opération. Ce n'est ordinairement que vingt-quatre heures après la mort *bien constatée*, que la loi permet d'ouvrir un cadavre, quoiqu'un état avancé de putréfaction ou un genre de mort excluant tout soupçon de vitalité puissent faire avancer le moment de cette ouverture; mais on peut se livrer de suite à l'examen extérieur du cadavre. Quand bien même le corps serait dans un état très-avancé de putréfaction, ce ne serait pas une raison pour se dispenser de l'examiner. Les magistrats appellent quelquefois l'homme de l'art pour faire un rapport sur des cadavres enterrés depuis longtemps, ou qui ont séjourné dans l'eau ou dans des fosses d'aisance; il arrive souvent alors que les lésions des parties molles ne peuvent être constatées, mais les solutions de continuité dans les parties dures sont parfaitement reconnaissables; il est même possible de recueillir dans les cavités, malgré leur état avancé de décomposition putride, des liquides ou des solides dont l'analyse peut servir à résoudre la question d'empoisonnement. (*Voyez* page 496, et tom. IIe, pag. 425.)

Il n'est pas nécessaire de dire qu'on ne doit jamais faire sur un cadavre d'incisions inutiles, ni briser les os, ni déchirer les parties molles; il faut au contraire que les coupes soient nettes, afin de ne point altérer la forme du corps, la face, etc. On doit tenir note de ce que l'on observe à mesure que l'on opère. Le local choisi pour faire l'ouverture sera, autant que possible, spacieux, aéré, bien éclairé; toutefois il convient de faire la première visite dans l'endroit même où le corps a été trouvé, le transport dérangeant nécessairement l'attitude, et pouvant changer l'état d'une plaie, d'une fracture, d'un engorgement sanguin, etc. Les instrumens nécessaires sont : une table solide assez longue pour y étendre le corps, des scalpels, des ciseaux, des érignes, des pinces, un tube, des bougies, des sondes, des stilets, un compas, une seringue, un mécomètre, (1) des aiguilles courbes et droites, de la ficelle, du gros fil, des éponges, des vases remplis d'eau, un couteau

---

(1) *Mécomètre* de μηχος, longueur, et de μετρον, mesure. Instrument inventé par M. Chaussier, et composé d'une règle en bois ou tige carrée, longue d'un mètre, divisée sur deux côtés opposés en décimètres, etc.; une lame de cuivre qui est arrêtée à angle droit à une extrémité de cette tige, donne un point fixe; il y a en outre un curseur de même forme et de même métal qui glisse sur la tige, et que l'on peut à volonté écarter et rapprocher du point fixe, et même arrêter au moyen d'une vis; on peut avoir par ce moyen la longueur du corps que l'on mesure, et la division exacte en centimètres, millimètres, etc. (Chaussier, thèse de Lecieux.) A défaut de cet instrument, on peut en employer un semblable à celui dont les cordonniers se servent pour prendre mesure.

droit fort bien tranchant, une scie droite, une autre convexe sur son tranchant, un trépan avec une large couronne, une lame tronquée d'un tranchant ferme et bien affilé, un couteau mince et flexible, un élévatoire, un coin, un marteau.

Précautions à prendre avant l'ouverture du cadavre. Il faut examiner si le lieu où le corps a été trouvé est éloigné ou non de la voie publique, des habitations; si c'est une mare, une fosse d'aisance, un endroit sec, humide, chaud ou froid; si le cadavre était dans l'eau ou sous terre; si on voit auprès de lui des lacets, des cordes, de la charpie, de l'étoupe, ou un instrument meurtrier; quelle est la situation de celui-ci par rapport au corps: s'il est placé dans l'une des mains du cadavre, il faudra s'assurer s'il a été bien saisi par lui, ou s'il n'a été placé ainsi qu'après coup; circonstance fort importante pour distinguer l'homicide du suicide, et qui peut être singulièrement éclaircie par le degré plus ou moins marqué de contraction des doigts sur le corps vulnérant. S'il y a du sang répandu dans le voisinage, les traces en seront suivies, et la quantité qui a pu s'écouler des blessures sera approximativement calculée. On notera l'heure précise à laquelle le cadavre a été découvert, sa position, son attitude; s'il est enveloppé, on recherchera si les vêtemens offrent des traces de sang ou de tout autre fluide, s'ils sont déchirés et souillés de boue, d'excrément ou de poussière. On le déshabillera avec précaution et on examinera avec la plus grande attention quelle est la couleur des différentes parties du corps, si la peau est couverte d'un enduit sébacé, si l'épiderme se détache. Si on observe des contusions, des excoriations, des piqûres ou d'autres blessures (*voyez* Blessures), on en indiquera la situation, la forme, la longueur, la largeur et la profondeur, à l'aide des doigts, des sondes, des stilets, des bougies, du compas, etc. On aura soin de déterminer si les taches livides que l'on remarque sont des ecchymoses, des lividités cadavériques, ou des vergetures. (*Voyez* Mort.) Pour ne rien laisser à désirer à cet égard, on étudiera successivement toutes les parties du corps : ainsi on notera si la tête n'est point déformée, si elle ne présente point de tumeur, d'enfoncement, de lésion extérieure, aux fontanelles, aux sutures; si les oreilles, les yeux, le nez, la bouche, ne contiennent aucun corps étranger, comme du foin, de la paille, de la boue, de l'étoupe, etc.; si le col n'offre aucune tache circulaire, oblique, ou digitale, ou des traces d'une autre impression, si l'articulation de la tête avec la première vertèbre cervicale ne jouit point d'une mobilité insolite; si le thorax est bombé ou aplati; s'il n'existe point au dessous du sein, dans la région du cœur, quelque trace de piqûre; si en appuyant sur le sternum et sur l'épigastre, on ne voit point sortir par la bouche ou par les narines des fluides écumeux, séreux, sanguinolens, etc.; si l'abdomen est tendu, résistant, mou; si le cordon ombilical est détaché ou non, et dans ce dernier cas, s'il est flétri, desséché ou mou, gros, etc.; si le nombril est rouge, en suppuration, cicatrisé, etc.; si les membres présentent la disposition, la forme et la consistance qui leur sont propres; s'ils sont luxés ou fracturés, ce que l'on connaîtra en les pressant avec les doigts, en leur imprimant divers mouvemens, et surtout en les incisant; cette dernière opération est encore indispensable pour juger s'il y a du sang épanché sous les aponévroses, dans le tissu des muscles, et même à la surface des os longs. L'état plus ou moins avancé de putréfaction du cadavre sera soigneusement remarqué, et on devra avoir égard aux circonstances de température, de climat, de localité qui ont pu avancer cette désorganisation. (*Voyez* page 477.)

Si la nature peu favorable de l'endroit où le corps a été trouvé ne permet point d'en faire l'ouverture, et que le transport soit jugé indispensable, le médecin n'abandonnera pas un instant le cadavre; il aura soin que dans cette opération, rien ne puisse l'endommager ou en augmenter les lésions; il le fera en conséquence transporter de préférence sur une civière, le cahotage d'une charrette pouvant opérer des changemens dans le rapport des parties; si l'autorité n'a point de brancard à sa disposition, le corps sera placé dans la voiture sur un lit de paille, et la tête sera fixée de manière à rendre les mouvemens moins sensibles; on bouchera avec soin les ouvertures par où peuvent s'écouler les liquides dont il est important de faire l'analyse. Le corps arrivé au lieu de sa destination, il faudra, si l'on croit nécessaire de faire un nouvel examen des blessures, chercher à le mettre dans la même situation que celle où il a été trouvé. Si l'heure avancée de la journée, le défaut d'instrumens nécessaires, ou d'autres raisons, ne permettaient point de faire de suite l'ouverture, il faudrait prévenir la putréfaction du cadavre, en le plaçant, autant que possible, dans un endroit frais; on pourrait même le couvrir de glace, de charbon, de sable bien fin, répandre sur lui des liquides alcoholiques.

Avant de procéder à l'ouverture du cadavre d'un fœtus, on lave et on essuie toutes les parties du corps; on le pèse, on détermine sa longueur ainsi que celle des membres thorachiques et abdominaux, des pieds, de la tête; on note la hauteur du corps de l'os maxillaire inférieur, et surtout on cherche à apprécier si l'insertion du cordon ombilical correspond au milieu ou à toute autre partie du corps; on tient compte de l'état des cheveux, des poils, des ongles, des paupières et des proportions respectives de la tête, du thorax et de l'abdomen.

S'il s'agit d'un adulte, on relève exactement le signalement, quand bien même il porterait sur lui des papiers indiquant son nom et sa profession; car ces papiers peuvent avoir été substitués par les assassins, pour donner le change. La taille est mesurée avec soin; on note la couleur des cheveux, l'état des dents et tous les caractères propres à faire juger l'âge de la personne et l'époque de sa mort. (*Voyez* AGES.)

Supposons maintenant le cas où l'autorité ordonnerait l'exhumation d'un cadavre, plusieurs jours ou plusieurs mois après la mort de l'individu: il faudrait alors prendre des précautions d'un autre genre qu'il importe de faire connaître : 1° on emploierait un nombre d'hommes suffisant pour que l'exhumation fût faite promptement; 2° on se servirait de préférence de bêches, afin que la face des ouvriers ne fût pas trop rapprochée du sol où gissent les cadavres; et, à mesure qu'on fouillerait, on aurait soin d'arroser avec une liqueur composée de six onces de *chlorure de chaux* dissous dans quinze à dix-huit livres d'eau (1); la bouche et les narines des fossoyeurs seraient garnies d'un mouchoir trempé dans du vinaigre; on laisserait un intervalle marqué entre chaque arrosement; 3° lorsqu'on serait arrivé à l'endroit où se trouve le cercueil ou le cadavre, on y jetterait sept ou huit livres de la dissolution mentionnée; si le cerceuil n'était pas endommagé, on le retirerait tout entier; s'il était brisé et qu'il répandît une odeur infecte, on en dérangerait avec précaution une des planches, et l'on ajouterait assez de liqueur désinfectante pour le couvrir, ainsi que le cadavre : il suffit, dans la plupart des cas, de laisser macérer ainsi le corps pendant quelques minutes, dans trois cents livres d'eau tenant en dissolution trois ou quatre livres de *chlorure de chaux*, pour lui donner plus de consistance et détruire l'odeur fétide; 4° on retirerait le cadavre du cerceuil, on l'exposerait à l'air pendant quelques minutes, puis on commencerait les recherches; 5° si la putréfaction était moins avancée, ou que par un motif quelconque il fût impossible de plonger le corps entier dans le bain dont nous parlons, on répandrait sur sa surface quelques verrées de la même dissolution : c'est ainsi que nous avons procédé lors

(1) On prépare ce chlorure en mettant dans l'eau de la chaux éteinte, et en poudre fine, et en la saturant de chlore gazeux : il ne s'en produirait pas un atome si l'on employait de la chaux vive ou du marbre.

de l'exhumation que nous avons été chargé de faire le 1er août 1823 (*Voyez* page 496). A peine avions-nous jeté deux ou trois pintes de cette liqueur sur le cadavre, que l'odeur fétide avait disparu comme par enchantement.

Manière de procéder à l'ouverture du cadavre d'un adulte. On nous accusera peut-être de prolixité, en nous voyant consacrer quelques pages à la description d'une opération en apparence si simple, et que l'on pratique tous les jours : un pareil reproche ne serait point fondé, car il est démontré que, dans la plupart des cas, les ouvertures juridiques des cadavres sont faites avec très-peu de soin, et d'après une méthode vicieuse; ce qui empêche d'en tirer tout le parti convenable. Voici comment il faut procéder.

Crâne. On rase ou on coupe les cheveux, puis on fait deux incisions qui pénètrent jusqu'à l'os : l'une, longitudinale, s'étend depuis la racine du nez jusqu'à la partie postérieure du cou; l'autre, transversale, commence à une oreille, et se termine à celle du côté opposé, en passant sur le sommet de la tête. Les quatre lambeaux provenant de ces incisions sont détachés, à l'aide du scalpel, et renversés; alors on trace, avec la pointe du bistouri, une ligne circulaire qui doit passer un peu au-dessous des arcades surcilières, de la racine des arcades zygomatiques et de la protubérance externe de l'occipital. On scie les os dans la direction de cette ligne, que l'on doit considérer comme une sorte de conducteur, et l'on évite soigneusement d'entamer les méninges; pour cela il est préférable de rester en deçà que de dépasser l'épaisseur de l'os dans certains points, d'autant mieux qu'il suffit de frapper légèrement avec un marteau sur un coin ou sur un couteau tronqué placé dans les parties qui n'ont pas été atteintes, pour diviser celles-ci. On soulève alors la calotte du crâne avec un ciseau, et on détruit les adhérences de la dure-mère en faisant glisser entre cette membrane et les os un couteau mince et flexible. Pour mettre le *cervelet* à découvert, on enlève la calotte dont nous venons de parler, et on applique deux traits de scie qui se dirigent obliquement de chacune des régions mastoïdiennes vers le trou occipital. La plupart des anatomistes, après avoir incisé les parties molles du crâne jusqu'à l'os, enlèvent la calotte à coups de marteau : ce procédé, beaucoup plus expéditif que celui qui vient d'être décrit, offre des inconvéniens tellement frappans, surtout lorsqu'il s'agit d'une ouverture juridique, qu'il nous semble inutile de les signaler : toutefois, comme il pourrait se faire que l'homme de l'art n'eût pas à sa disposition les instrumens nécessaires pour faire l'ouverture d'après la méthode que nous avons indiquée, il importe de savoir qu'il est préférable en pareil cas d'employer un marteau non fendu.

Après avoir ouvert le crâne, on incise la dure-mère pour mettre le cerveau à nu.

Rachis. Le cadavre étant couché sur le ventre, de manière à ce que la tête et les membres abdominaux soient pendans, et l'abdomen et le cou soulevés, l'on pratique deux incisions, l'une longitudinale, qui s'étend du milieu de l'occipital jusqu'à l'apophyse épineuse de la dernière vertèbre des lombes; l'autre transversale, qui va de l'apophyse mastoïde d'un côté à celle du côté opposé; on détache la peau et la masse des muscles jusqu'à l'origine des côtes; puis, avec la scie, on divise les lames des vertèbres, en se rapprochant autant que possible des apophyses transverses. Si, comme il arrive le plus souvent, la séparation de cette portion osseuse n'était point complète, il faudrait l'achever en frappant avec un marteau sur un coin ou sur un couteau tronqué placé obliquement dans les traits de scie. On incise le canal de la dure-mère, et l'on voit la moelle épinière; mais, comme l'observe M. Béclard, on ne peut apercevoir, en suivant ce procédé, que le quart ou tout au plus le tiers de sa circonférence: « il faudrait, dit-il, pour pouvoir étudier convenablement cet organe, détacher les côtes de la colonne vertébrale, et diviser celle-ci dans le pédicule de la masse apophysaire de chaque vertèbre. » L'ouverture des autres cavités aurait dû précéder celle du rachis.

Thorax et Abdomen. On pratique de chaque côté une incision qui va de la partie moyenne et supérieure du sternum jusqu'aux pubis, en passant par la partie moyenne des côtes et par l'épine antérieure et supérieure de l'os iliaque : ces incisions ne doivent comprendre au niveau de l'abdomen que les tégumens. Alors on scie toutes les côtes, excepté la première, en ayant soin de les soulever à mesure qu'on les coupe, pour ne pas intéresser les poumons. A l'aide d'un autre trait de scie, on divise transversalement la partie supérieure du sternum, que l'on renverse ensuite en coupant les attaches du diaphragme, le ligament suspenseur du foie, et la faux de la veine ombilicale;

il ne reste plus alors qu'à soulever le lambeau et à couper les muscles de l'abdomen qui n'avaient pas été incisés. Ce lambeau étant renversé sur les cuisses, on aperçoit les viscères dans une grande partie de leur étendue. Si par hasard on ne voulait ouvrir que la poitrine, on procéderait comme il vient d'être dit, excepté qu'on ne scierait point les deux dernières côtes, et qu'on ne couperait ni le diaphragme ni les muscles abdominaux : il serait donc inutile de prolonger l'incision jusqu'aux pubis. L'examen du canal digestif, dans un cas d'empoisonnement, exigerait un certain nombre de précautions que nous ferons connaître plus tard. (*Voy.* tome II, page 371.)

Pharynx, Trachée-artère. Le cou étant fortement tendu, on fait deux incisions, l'une longitudinale, qui s'étend du milieu de la lèvre inférieure jusqu'au sternum; l'autre transversale, qui va depuis un des angles de la mâchoire inférieure jusqu'à l'autre : après avoir détaché les lambeaux qui en résultent au cou, on scie la mâchoire dans sa partie moyenne; les deux portions de l'os sont alors facilement écartées, et l'on n'a plus pour découvrir toute l'étendue du pharynx, qu'à abaisser la langue et à diviser les piliers du voile du palais. Il suffit, pour parvenir jusqu'à l'intérieur du *larynx* et de la *trachée-artère*, d'inciser l'isthme et la glande thyroïde par sa partie moyenne, et de renverser les deux lambeaux.

Bassin. On fait une incision qui va de la branche supérieure du pubis jusqu'au delà de l'ischium, en passant vers le milieu du trou obturateur (sous-pubien); on scie la branche du pubis et l'ischium dans la direction de cette ligne, on coupe les muscles, et on peut apercevoir les organes contenus dans l'excavation du bassin.

Il est toujours indispensable d'ouvrir les trois cavités splanchniques; la plupart des rapports pourraient être frappés de nullité si on avait négligé ce précepte. L'homme de l'art qui n'aurait point rempli cette formalité serait beaucoup plus coupable encore, s'il se permettait de décrire l'état des organes renfermés dans une des cavités qu'il n'aurait pas ouverte. M. Briand rapporte qu'en 1816, les sieurs D. et N., officiers de santé, furent appelés pour faire l'examen juridique du cadavre de N., meunier dans la commune de P., lequel avait été trouvé *debout, la figure appuyée contre la pente très-douce de la chaussée de son étang, les bras étendus, le chapeau sur la tête, et seulement recouvert de deux ou trois pouces d'eau, les pieds étant enfoncés de six pouces dans la vase.* Ces experts omettent d'ouvrir le crâne, et disent néanmoins qu'ils ont trouvé le cerveau engorgé. Ce sujet n'offrant aucune trace de violence extérieure, il était naturel de conclure que la submersion avait eu lieu par accident; mais la clameur publique, qui ne cherche que des coupables, dirige des soupçons sur le sieur H., voisin et ami du défunt. Une contre-visite est ordonnée, et il est constaté que l'*ouverture du crâne n'a pas été faite.* Les premiers rapporteurs sont traduits devant la cour d'assises du département d'Ille-et-Villaine, accusés d'*avoir constaté comme vrai un fait faux, dans un procès verbal qu'ils rédigeaient en qualité d'officiers publics : parce qu'ils avaient déclaré qu'ouverture faite du cadavre,* dont ils étaient chargés de constater l'état et les causes de mort, *ils avaient donné une attention particulière aux viscères et organes de la tête, ainsi qu'au cerveau, qu'ils ont trouvé engorgé....* (Extrait de l'acte d'accusation.) Ils furent acquittés, par la raison que, les gens de l'art n'étant point des officiers publics, mais de simples arbitres, il ne pouvait y avoir lieu à condamnation contre eux, en vertu de la disposition de l'art. 146 du Code pénal. Le sieur H. fut aussi déclaré innocent. Une longue détention, des débats toujours pénibles pour les accusés, une procédure dispendieuse, tel fut le résultat de l'oubli du principe le plus simple de la médecine judiciaire.

S'il y avait épanchement de sang dans une des cavités dont nous venons de parler, on enleverait avec la main les caillots qui pourraient s'y trouver, et, avec une éponge, on absorberait toute la portion fluide, afin de découvrir plus facilement l'ouverture du vaisseau lésé.

Manière de procéder à l'ouverture du cadavre d'un fœtus ou d'un enfant nouveau-né. Pour examiner l'encéphale, il faut, d'après M. Chaussier, après avoir dénudé le crâne, comme il a été dit, faire avec la pointe du scalpel une petite incision à la commissure membraneuse qui unit l'os frontal au pariétal; à l'aide de cette ouverture, qui comprend l'épaisseur de la dure-mère, on introduit la lame des ciseaux, et on coupe successivement les commissures qui l'unissent à l'os frontal, au temporal et à l'occipital; mais il faut éviter d'ouvrir le sinus latéral de la dure-mère, qui est toujours rempli de sang fluide; il importe pour cela de s'éloigner de l'angle mastoïdien du temporal. Lorsqu'on a coupé les commissures membraneuses sur les trois bords de l'os, on le soulève, on le renverse vers le sommet de la tête, et on le coupe dans son épaisseur à quelque distance de la ligne médiane, afin de ne point ouvrir les veines qui se rendent au sinus longitudinal; on enlève avec les mêmes précautions la portion de l'os frontal; l'on découvre ainsi la plus grande partie d'un des lobes du cerveau; on fait ensuite la même opération sur le côté opposé.

L'ouverture du rachis, du thorax, du bassin, de l'abdomen et de la bouche se fait comme chez l'adulte, excepté que l'on emploie des ciseaux, au lieu de scie, pour couper les os.

Plusieurs des procédés dont nous venons de parler doivent être modifiés suivant les circonstances. Ainsi, s'il y avait une blessure au côté droit de la tête, ou que l'on soupçonnât un épanchement du même côté, il faudrait n'enlever d'abord que la partie gauche du crâne, afin de conserver entière toute la partie droite; après avoir détaché les tégumens, on ferait avec la scie, ou avec les ciseaux, une coupe demi-circulaire qui s'étendrait du milieu de l'os frontal à la partie moyenne de l'occipital, et une autre longitudinale dans la direction de la ligne médiane, qui commencerait à l'os frontal pour se terminer à l'os occipital : en enlevant cette tranche osseuse, on aurait une ouverture assez grande pour détacher et enlever facilement toute la partie gauche du cerveau. Si la blessure était au front, on procéderait de manière à conserver toute la région frontale, c'est-à-dire que l'on ferait deux coupes, l'une transversale, qui, de la région temporale d'un côté, s'étendrait à l'autre en passant par le sommet du crâne; l'autre, demi-circulaire, qui, de l'os occipital, s'étendrait, à droite et à gauche, aux deux régions temporales, et se réunirait aux extrémités de la coupe tranversale.

Si l'un des côtés du *thorax* était le siége d'une fracture, d'une plaie pénétrante, etc., il faudrait couper les côtes du côté sain avec la scie ou les ciseaux, depuis la seconde jusqu'à la huitième; puis, avec le scalpel courbé en serpe, on couperait près du sternum les cartilages des seconde, troisième, quatrième, cinquième, sixième et septième côtes, et, avec la pointe du scalpel, on acheverait de séparer en haut ce large segment, que l'on renverserait du côté de l'abdomen; on procéderait ensuite de la même manière à l'ouverture de l'autre côté. (*Chaussier,* Tableaux synoptiques, et *Renard*, Dissert. inaugurale sur l'ouverture des cadavres.)

Il est inutile de dire que le médecin doit noter exactement toutes les lésions qu'il découvre dans les muscles, les nerfs, les vaisseaux, les viscères, etc., à mesure qu'il fait l'ouverture du corps; il ne doit jamais manquer d'examiner le genre de ces lésions, la direction précise des plaies, les organes qui ont pu être atteints; il doit surtout noter s'il y a phlogose, suppuration, gangrène, épanchement, etc. : nous avons déjà indiqué dans l'article précédent, quelles étaient les altérations des solides et des liquides, que l'on serait tenté de regarder, au premier abord, comme étant la suite d'une violence extérieure, et qui sont l'effet de la mort.

Manière de procéder à l'ouverture d'un animal quadrupède. L'homme de l'art est requis, dans quelques cas de médecine légale, pour ouvrir un quadrupède. La méthode indiquée pour faire l'ouverture du crâne et du rachis peut être suivie sans inconvénient; quant au thorax et à l'abdomen, il faut, après avoir couché le corps sur le côté droit et avoir soulevé le membre antérieur du côté gauche, couper transversalement les muscles qui se rendent de l'épaule au thorax; alors on renverse ce membre en haut et en dehors, pour découvrir toute la paroi gauche de la poitrine; on scie les côtes à leurs extrémités dorsale et sternale, ce qui donne un lambeau fort large que l'on renverse du côté de l'abdomen. Pour examiner les viscères abdominaux, on fait une incision longitudinale qui s'étend depuis la dernière fausse côte, et près des vertèbres des lombes, jusqu'aux pubis, en côtoyant la crête de l'ilium.

Précautions à prendre après avoir fait l'ouverture du cadavre. Le docteur *Renard* a consigné dans sa Dissertation inaugurale, un certain nombre de propositions relatives à cet objet, qu'il nous semble utile de faire connaître. 1° Les recherches faites sur le cadavre étant terminées, on rassemble toutes les parties, on les remet dans leur situation première, on fait coudre à grands points toutes les incisions, on nettoie le corps, et on l'enveloppe dans un grand drap que l'on fait coudre, et qui est ensuite scellé par le commissaire; on le dépose dans le cercueil. 2° C'est à tort que, dans le dessein d'absorber des liquides épanchés, on remplit les cavités splanchniques de son, de sciure de bois, de cendres, de chaux vive, etc.; car ces poudres changent tellement l'aspect des parties, que l'on aurait beaucoup de peine à retrouver ce qu'on aurait annoncé dans un premier rapport, si on était obligé de faire de nouvelles recherches sur le cadavre. 3° On doit éviter, autant que possible, d'emporter un viscère ou toute autre partie du cadavre; et, si l'on y était forcé, il faudrait en faire mention dans le procès verbal. 4° La partie ainsi détachée serait enveloppée dans un linge que l'on renfermerait dans un pot bien bouché dont on ne confierait le transport qu'à des personnes sûres; sans cela la pièce pourrait disparaître ou être changée. 5° Les parties molles du cadavre que l'on croirait devoir conserver seraient nettoyées et placées dans un bocal que l'on remplirait d'alcohol, et que l'on boucherait fort exactement. 6° Si pendant l'ouverture du corps le médecin s'était fait quelque piqûre aux doigts, il devrait cautériser les parties entamées, et rester sans inquiétude sur les suites; cette précaution serait indispensable surtout si on faisait l'ouverture d'un sujet mort depuis quelque temps, ou atteint d'une maladie putride et contagieuse. 7° Les précautions à prendre dans le cas d'empoisonnement seront indiquées à la page 371 du tome II.

TRENTE-TROISIÈME LEÇON.

Présomptions de survie.

Lorsque plusieurs membres d'une famille périssent à la suite d'un incendie, d'un écroulement ou de tout autre accident, il importe de décider lequel est mort le premier, afin de régler l'ordre des successions : on conçoit, en effet, que celui qui a péri le dernier a hérité, et que la succession doit être transmise à son héritier légitime. Voici l'état de la législation actuelle sur cet objet.

« Si plusieurs personnes respectivement appelées à la succession l'une de l'autre périssent dans un même événement *sans qu'on puisse reconnaître laquelle est décédée la première*, la présomption de survie est déterminée par les circonstances du fait, et à leur défaut par la force de l'âge et du sexe. » (Code civil, art. 720.)

« Si ceux qui ont péri ensemble avaient moins de quinze ans, le plus âgé sera présumé avoir survécu.

« S'ils étaient tous au-dessus de soixante ans, le moins âgé sera présumé avoir survécu.

« Si les uns avaient moins de quinze ans, et les autres plus de soixante, les premiers seront présumés avoir survécu.

« Si ceux qui ont péri ensemble avaient quinze ans accomplis, et moins de soixante, le mâle est toujours présumé avoir survécu lorsqu'il y a égalité d'âge, ou si la différence qui existe n'excède pas une année.

« S'ils étaient de même sexe, la présomption de survie, qui donne ouverture à la succession dans l'ordre de la nature, doit être admise; ainsi le plus jeune est présumé avoir survécu au plus âgé. » (Code civil, art. 721 et 722.)

Chabot (de l'Allier) remarque, à l'occasion de ces articles, que la loi n'a point prévu le cas où l'une des personnes péries dans le même événement, avait moins de quinze ans, et l'autre plus de quinze, mais moins de soixante. Il est évident, dit-il, que celle-ci doit être présumée avoir survécu, parce qu'elle avait plus de force : cela résulte nécessairement, et de la disposition de l'article 720, qui porte, que la présomption de survie doit être déterminée par la force de l'âge, et de tous les motifs qui ont fait admettre les distinctions établies dans les articles 721 et 722. (Commentaire sur les successions, tome I, page 48.)

Il résulte évidemment de ces dispositions, que le législateur ne juge les questions de survie d'après la force de l'âge et du sexe, qu'autant qu'il est impossible de déterminer les circonstances du fait par la preuve testimoniale, etc. Adopterons-nous avec M. Fodéré, que l'autorité doit consulter les gens de l'art pour obtenir des éclaircissemens sur quelques-unes de ces circonstances, ou bien admettrons-nous, avec Belloc, Mahon et quelques autres auteurs, que le problème dont il s'agit étant au-dessus des ressources de la médecine, il vaut mieux laisser agir la loi en aveugle, que de prétendre mal-à-propos l'éclairer par des conjectures vagues? La lecture attentive des observations et des raisonnemens mis en avant par le professeur Fodéré, qui est, sans contredit, l'auteur qui a fait le plus d'efforts pour atteindre le but, nous semble prouver jusqu'à l'évidence qu'il est beaucoup plus raisonnable de partager l'avis de Belloc et de Mahon. Toutefois nous croyons devoir mettre le lecteur à même de juger la question, en lui présentant un sommaire rapide du travail de M. Fodéré. On parvient, dit cet auteur, à estimer que dans un accident commun tel individu est mort plus tôt que tel autre, 1° en ayant égard à l'état et aux conditions des personnes; 2° en examinant les lésions que présentent les cadavres.

Etat et condition des personnes. Les *indices* que M. Fodéré croit pouvoir tirer de l'état et de la condition des personnes sont relatifs à l'âge, au sexe, au tempérament, à l'habitude du corps, aux maladies, aux forces corporelles et aux affections de l'âme. — *Age*. Les enfans, les impubères et les personnes très-avancées en âge succomberont, en général, plutôt dans un danger commun, que les adultes, les jeunes gens et ceux qui se trouvent placés dans l'âge viril ou au commencement de la vieillesse. Cette règle peut avoir des exceptions. — *Sexe.* Tout étant égal d'ailleurs, les femmes périront avant les hommes, à moins qu'elles ne soient plus réglées, car, alors, elles doivent être assimilées aux hommes, sous le rapport de la mortalité. Cependant les femmes pourront résister plus que les hommes, parce qu'ayant la poitrine plus large, elles souffriront moins du défaut de respiration, et parce que perdant facilement le sentiment, elles évitent une grande partie des horreurs du péril. — *Tempérament.* Celui qui est doué d'un tempéramment pituiteux meurt le premier, vient ensuite le mélancolique, puis le sanguin, et le bilieux; on doit avoir égard aux nuances qui les compliquent et aux diverses circonstances qui modifient la constitution élémentaire. — *Habitudes du corps.* On peut estimer qu'une personne grasse par l'effet de sa nourriture meurt avant celle qui l'est d'origine, et si un maigre et deux gras succombent dans un danger commun, le gras *par nature* meurt le premier, puis le gras *par accident*, ensuite le maigre de constitution. Il pourrait cependant y avoir une exception à cette règle, dans les cas de naufrage ou de submersion; c'est-à-dire qu'un gras pourrait survivre à un maigre. — *Maladies.* Il est naturel de penser que les malades opposent moins de résistance que ceux qui se portaient bien avant l'accident; dans le cas où plusieurs individus atteints de fièvre *aiguë* auraient péri, ceux qui étaient attaqués de fièvre maligne seraient morts les premiers. Parmi les maladies chroniques, celle qui accélère le plus la mort, est le scorbut; viennent ensuite l'asthme, la dyspnée, l'hémoptysie, la phtisie, le catarrhe pulmonaire, l'hydrothorax, la syncope, les affections du cœur ou des gros vaisseaux, les palpitations, les vertiges, les affections soporeuses, l'épilepsie, la catalepsie, le coma et les convulsions. — *Forces corporelles* et *affections de l'âme*. On pourrait conclure, avec une sorte de fondement, dans le cas où des personnes élevées dans la mollesse, dans l'ignorance, dans le luxe et dans l'opulence, auraient partagé un péril avec des hommes instruits des sciences physiques, et forts de l'expérience que donne l'éducation et les voyages, que ces derniers auront survécu aux premiers; qu'ainsi si le père et le fils étaient morts ensemble, le père encore dans une verte vieillesse, et doué de cette force d'âme qu'on acquiert ordinairement dans une fortune médiocre ; le fils devenu par un de ces jeux du hasard un personnage élevé au milieu des flatteurs, dans l'ignorance de tous les accidens de la vie humaine ; il y aurait *la plus grande vérité* à penser que le fils serait mort avant le père, et ainsi de suite dans les cas analogues. — *Examen des cadavres*. Les signes tirés de l'examen des cadavres sont équivoques ou certains, d'après M. Fodéré. Les premiers sont la coloration de la peau des cadavres, leur température, la rigidité ou la flexibilité des membres, l'obscurcissement des yeux, l'état plus ou moins avancé de la putréfaction, etc. C'est avec raison que M. Fodéré regarde ces caractères comme équivoques, puisqu'ils présentent des différences trop marquées par rapport à l'époque de leur apparition, à leur intensité, etc., comme nous l'avons déjà dit en parlant de la mort : on ne pourrait tout au plus fonder quelques conjectures sur leur ensemble, que dans les cas où certains individus seraient morts plusieurs heures ou plusieurs jours après les autres, et encore faudrait-il alors tenir compte d'une foule de circonstances difficiles à apprécier. — Les *signes certains* de prédécès sont les violences et les blessures faites à la tête et au cœur, préférablement à toute autre partie ; viennent ensuite les blessures du poumon, des viscères de l'abdomen, puis celles des membres. « Ainsi, par exemple, lorsqu'en retirant plusieurs cadavres de dessous des décombres, on en voit dont les uns ont été maltraités, et dont les autres sont intacts, on peut présumer que la mort a frappé ici seule et par suffocation, et que là elle a été aidée de corps contondans, à l'action desquels les individus se sont trouvés plus immédiatement exposés, et l'on peut présumer aussi qu'en conséquence ceux-ci ont dû mourir les premiers ; que si tous ces cadavres sont maltraités, on pourra dire que ceux qui portent des marques de violence absolument mortelles, ont été plus exposés aux effets du désastre que ceux qui n'ont que des plaies ou des lésions qui ne seraient pas absolument mortelles. » — « De même, dans un incendie, lorsque nous voyons que telle personne n'a été que suffoquée par l'ardeur des flammes, que telle autre a été brûlée en partie, et qu'une troisième a la tête ou une autre partie considérable du corps entièrement consumée, nous ne pouvons que *présumer* que cette dernière est morte la première, puis l'autre, et que celle qui est intacte a survécu aux deux autres. » La situation respective des personnes dans l'endroit de la scène, doit aussi fixer l'attention du médecin; celles qui sont plus éloignées de l'intensité du fléau, ont pu essayer de sortir de la maison, de la ville, et mourir dans l'attitude des fuyards; or, cette attitude seule *indique* qu'elles ont succombé les dernières.

Telles sont les règles générales qui, suivant M. Fodéré, doivent servir de guide dans la solution du problème qui nous occupe : ces préceptes, comme nous l'avons déjà fait entrevoir, nous paraissent trop vagues, trop inexacts et sujets à un trop grand nombre de restrictions, pour pouvoir être de quelque utilité; aussi ne sommes-nous pas étonnés « que les juges aient presque toujours donné la préférence aux lois positives, et qu'ils se soient rarement décidés, en semblable matière, d'après les avis des médecins. » (*Fodéré*, Méd. légale, tome II, p. 226.)

Si de l'examen des principes généraux, nous passons aux applications faites par M. Fodéré aux différens cas particuliers, nous aurons occasion de nous convaincre encore qu'il a abordé un sujet que, dans l'état actuel de la science, on doit regarder comme étant au-dessus des forces humaines.

Mort par privation de nourriture et de boisson. 1° Les personnes les plus jeunes meurent les premières. 2° Les hommes périssent avant les femmes. 3° Les individus d'une complexion maigre et d'un tempérament bilieux, meurent avant ceux qui sont dans des conditions opposées. 4° Les personnes les plus vivaces et sujettes aux maux de nerfs, résistent plus long-temps que les autres. 5° Celles qui auront pu boire, et qui seront restées dans un lieu humide, périront plus tard que les autres. 6° Les cadavres qui offrent les traces les plus manifestes de désorganisation, appartiennent aux personnes qui ont succombé les premières.

Mort par congélation. Les individus les moins accoutumés au froid, succombent les premiers. Les hommes valétudinaires, les enfans, les vieillards avancés en âge, les femmes, et en général tous ceux qui sont censés être le moins *fournis de forces vitales,* périssent avant les autres.

Mort par excès de chaleur. On doit établir les présomptions de survie, d'après les mêmes bases que dans le paragraphe précédent.

Submersion. Dans l'asphyxie par submersion avec engouement, il est présumable que l'on périt plutôt lorsque la tête tombe la première, que dans les cas ou c'est une autre partie du corps qui plonge d'abord. Les individus qui viennent plusieurs fois à la surface de l'eau, avant d'être ensevelis par les flots, vivent plus long-temps que ceux qui restent constamment au fond, ou au milieu du liquide. Les hommes qui jouissent de la faculté de suspendre l'exercice de la respiration, succomberont plus tard que les autres, et l'observation démontre que cette faculté est particulièrement le partage des personnes faibles et valétudinaires. Dans un combat sur mer, où tout le monde aura péri à l'abordage, dit M. Fodéré, il est vraisemblable que les individus les plus courageux seront morts les premiers : si le vaisseau a coulé bas, les meilleurs nageurs et ceux qui auront conservé leur sang-froid et leur présence d'esprit, auront péri les derniers; parmi ceux qui ne savaient pas nager, les plus poltrons seront morts après les plus courageux, parce qu'ils n'auront pas cherché à inspirer de l'eau. Si le vaisseau a sauté en l'air, le plus petit, le plus faible et le plus poltron de l'équipage, aura pu succomber le dernier dans les ondes, en faisant abstraction des violences matérielles.

Mort par incendie et par écroulement. Ici on ne peut juger le fait que d'après la situation des cadavres, et d'après les traces plus ou moins mortelles qu'ils présentent. (*Voyez* page 538.)

Homicidiés. Lorsque plusieurs individus auront été assassinés, on peut supposer que les plus courageux des assaillis périssent les premiers, et que les plus poltrons sont égorgés ensuite. Il peut arriver toutefois dans une décharge d'armes à feu, que les personnes les plus faibles, succombent les premières : on doit alors avoir égard au degré de mortalité des blessures. (*Voyez* page 538.)

Lorsque la mère et l'enfant périssent dans l'accouchement, lequel des deux meurt le premier? Cette question n'est pas plus façile à résoudre que les précédentes, si l'accouchement a eu lieu sans témoins; aussi les jurisconsultes ont tranché la difficulté, en déclarant que la mère est présumée avoir survécu, si elle est âgée de moins de soixante ans. (*Voyez* page 534.) Commentaire de *Chabot.*) La présomption de survie est au contraire en faveur de l'enfant, si la mère à plus de soixante ans, d'après l'article 721 du Code civil. (*Voy.* page 534.) Nous n'imiterons pas les auteurs de Médecine légale, qui ont cherché à approfondir la question et qui ont disserté longuement sur la validité des motifs qui portèrent la chambre impériale de Wetzlar, et dans une autre occasion des médecins célèbres, a décider que la mort de la mère avait précédé celle de l'enfant : des discussions de cette nature n'auraient d'autre résultat que de prouver l'insuffisance des sciences médicales, pour résoudre le problème dont il s'agit, et de faire sentir encore d'avantage la nécessité de s'en rapporter aux dispositions de la législation actuelle.

TRENTE-QUATRIÈME LEÇON.

De l'asphyxie.

On désigne sous le nom d'*asphyxie* l'état de mort apparente produite par la suspension de la respiration, quoique d'après son étymologie, ce mot signifie l'absence du pouls (de *a* privatif et de σφύξις pouls). L'asphyxie peut avoir lieu parce que l'*air ne pénètre pas dans les poumons*, ou parce que *celui qui y pénètre est impropre à la respiration* (1). Dans l'un et l'autre cas, le sang veineux n'étant point changé en sang artériel dans le poumon, tous les organes reçoivent du sang noir, au lieu de sang rouge, et finissent par ne plus exercer leurs fonctions : le défaut d'action du cerveau entraîne subitement l'anéantissement de l'innervation : aussi la mort qui termine souvent l'asphyxie doit-elle être attribuée

---

(1) Nous faisons abstraction de l'action des gaz délétères sur le poumon, parce qu'elle constitue un véritable empoisonnement. (*Voyez* tome II, page 323.)

au contact délétère du sang veineux et à la cessation de l'influence cérébrale.

Les principales causes qui empêchent l'air de pénétrer dans les poumons sont, 1° la section de la portion cervicale de la moelle épinière, les fractures de la même portion du rachis, la ligature des nerfs phréniques, etc. : ces blessures déterminent en effet la paralysie de tous les muscles *inspirateurs* ou de quelques-uns d'entre eux, suivant le point qu'occupe la lésion (1); 2° la section des nerfs pneumogastriques à la partie inférieure du cou, au-dessus du laryngé inférieur; ce nerf se distribue, comme on sait, aux muscles crico-aryténoïdiens postérieurs, crico-aryténoïdiens latéraux, et thyro-aryténoïdiens, dont l'usage est de dilater la glotte : la paralysie de ces muscles, tandis que les constricteurs conservent toute leur énergie, doit amener nécessairement l'occlusion de la glotte; 3° la paralysie du poumon, résultat de la section des nerfs pneumogastriques : dans ce cas, la mort n'est pas instantanée : pour s'assurer que les animaux auxquels on a pratiqué cette opération, peuvent périr par suite de la paralysie du poumon, on doit leur faire préalablement la trachéotomie : autrement ils succomberaient par le défaut d'action des muscles dilatateurs de la glotte; 4° le sé-

(1) Les auteurs rapportent également au défaut d'action de ces muscles, *l'asphyxie des nouveau-nés*, et les asphyxies par la foudre et par le froid; mais tout porte à croire que les individus qui ont été foudroyés ou congelés, ne périssent pas asphyxiés, mais bien que leur mort doit être attribuée à la cessation soudaine de l'influence nerveuse.

jour dans le vide ou dans l'eau ; 5° des obstacles mécaniques, tels que la compression du canal aérien exercée par des tumeurs, par une corde ou par un lacet, comme dans l'étranglement ou dans la suspension ; des liquides épanchés dans la trachée-artère, des fausses membranes développées dans le même conduit, la rupture du diaphragme avec refoulement des viscères abdominaux dans la poitrine, etc.

L'asphyxie déterminée, parce que l'air qui pénètre dans les poumons est impropre à la respiration, reconnaît pour cause l'inspiration du gaz azote, de l'air non renouvelé, du gaz acide carbonique, du gaz hydrogène, etc. Nous ne parlerons dans cet article que de l'asphyxie par submersion, par strangulation, et par suffocation, les autres espèces devant être traitées aux chapitre des blessures et de l'empoisonnement, ou ne présentant aucun intérêt pour la médecine légale.

De l'asphyxie par submersion.

L'histoire médico-légale de l'asphyxie par submersion comprend les deux questions suivantes : — L'individu que l'on trouve noyé était-il vivant au moment de son immersion dans l'eau? S'il était vivant, est-il tombé dans l'eau par accident, s'y est-il précipité, ou bien a-t-il été noyé par une main homicide? Avant de chercher à résoudre ces problèmes, il ne sera pas inutile de jeter un coup d'œil sur la *cause de la mort des noyés*, que l'on a tour à tour rapportée à l'introduction de l'eau dans l'estomac, à l'abaissement de l'épiglotte qui ferme exactement la glotte et empêche l'air contenu dans les poumons d'en sortir, à l'entrée de l'eau dans les ramifications bronchiques, et à la viciation de l'air renfermé dans la poitrine : parmi ces causes, les deux premières sont évidemment dénuées de fondement et ne méritent pas de fixer notre attention ; nous croyons ne devoir nous occuper que des deux autres.

Entrée de l'eau dans les ramifications bronchiques. Louis, Goodwyn, le docteur Berger et plusieurs autres auteurs, affirment qu'il entre constamment de l'eau dans les poumons des animaux que l'on a submergés vivans. D'un autre côté Waldschmit, Becker, Detharding, etc., ont soutenu l'opinion contraire. Évers dit ne pas avoir trouvé de liquide dans les bronches de deux ivrognes qui s'étaient noyés. M. Desgranges, de Lyon, ne put apercevoir aucune trace d'eau écumeuse chez un épileptique submergé vivant. Des assertions aussi contradictoires nous ont engagé à plonger un certain nombre d'animaux vivans dans de l'eau colorée par de l'encre, du noir de fumée, de la boue, etc. et nous n'avons pas tardé à reconnaître avec le docteur Berger (Dissert. inaugurale soutenue à la Faculté de Paris, le 15 thermidor an 13), que l'on peut regarder comme un fait *constant* et *certain* qu'il entre de l'eau dans les poumons des noyés, qu'elle ne s'y trouve pas en grande quantité, mais qu'elle y est toujours combinée avec l'air, sous forme d'une matière écumeuse qu'on distingue quelquefois à l'œil nu sous la plèvre, et qu'on peut faire sortir par les bronches dans le canal de la trachée-artère, en pressant un peu les poumons, lorsqu'elle ne sort pas spontanément. Les auteurs qui ont nié ce fait, s'attendaient sans doute à trouver dans les poumons de l'eau en nature, comme on en rencontre dans l'estomac, et n'ont pas cru devoir regarder l'eau écumeuse qui y existe constamment comme une preuve de l'introduction du liquide, ou bien ils ont ouvert les animaux encore vivans, et avant que les bulles d'air ne fussent expulsées : on sait en effet que l'eau ne s'introduit dans les poumons qu'au moment de l'expulsion des gaz.

Mais peut-on considérer comme cause de la mort des noyés, l'*eau qui pénètre dans les poumons?* Gardanne, Varnier, Goodwyn, etc., après avoir introduit par une incision faite à la trachée-artère des chiens, des lapins, etc., quatre fois plus d'eau qu'il n'en pénètre par la submersion, ont vu que la respiration était d'abord accélérée, puis ralentie; que les animaux étaient incommodés et abattus, mais qu'ils ne tardaient pas à se rétablir, ce qui leur a fait penser que la mort n'était pas le résultat de l'intromission de l'eau dans les poumons. Il est aisé de voir que les animaux soumis à ces expériences, ayant la faculté de respirer, n'étaient point placés dans les mêmes circonstances que ceux qui sont plongés dans l'eau, et que la conséquence tirée par les expérimentateurs n'est point rigoureuse. Sans prétendre faire jouer un rôle important à l'eau qui a été introduite dans les poumons, il nous semble qu'elle doit être régardée comme une cause secondaire de l'asphyxie par submersion.

Viciation de l'air renfermé dans la poitrine. La principale cause de la mort des individus qui périssent submergés, consiste dans l'altération qu'éprouve l'air contenu dans les poumons. Cette opinion émise par Macquer (Dict. de chimie, tome Ier, p. 278) n'est plus douteuse depuis les travaux du docteur Berger. Presque tous les animaux que l'on a noyés, dit ce médecin, rendent au bout d'une minute et demie de séjour dans l'eau, l'air contenu dans la poitrine, et meurent, ce qui fait croire à l'action d'une cause constamment la même, et agissant dans tous les cas : cette cause, c'est le degré de viciation de l'air : on trouve par l'analyse de l'air expulsé de la poitrine des noyés, qu'au lieu de renfermer vingt à vingt-une parties d'oxygène, il n'en contient, terme moyen, que quatre à cinq parties : or telle est à peu près la composition de l'air des cloches vicié par les animaux qui ont péri asphyxiés par défaut de renouvellement d'air.

Long-temps avant les recherches dont nous parlons, le docteur Desgranges, de Lyon, avait établi avec Pouteau et quelques autres auteurs, que les noyés périssaient de deux manières différentes : chez les uns il y avait *asphyxie nerveuse, sans matière, par défaillance syncopale*, tandis que chez les autres l'asphyxie était *avec matière* par *suffocation*, par *engouement*. Quelques années plus tard, le docteur Marc crut devoir rapporter la cause de la mort des noyés aux quatre chefs suivans : 1° *Asphyxie de submersion avec matière* par *suffocation* ou *par engouement* : dans cette cause de mort qui est la plus commune, on considère l'eau introduite dans la trachée-artère comme une cloison qui empêche l'air d'arriver aux poumons ; 2° *Asphyxie de submersion, sans engouement, nerveuse* : l'individu tombe en syncope, immédiatement avant d'entrer dans l'eau, où dans le même moment; la syncope, qui finit par devenir mortelle, suppose la préexistence du danger et une prédisposition nerveuse : aussi s'observe-t-elle principalement chez les femmes hystériques, à l'époque critique : elle est beaucoup plus rare que la suivante; 3° *Asphyxie de submersion sans engouement par congestion cérébrale :* les causes qui la déterminent sont une température très-froide, une chute violente sur la tête, une constitution apoplectique, l'ivresse, la colère, la plénitude de l'estomac, la compression du col par des cravates ou par d'autres liens; 4° *Asphyxie de submersion mixte:* chez la plupart des submergés, dit le docteur Marc, l'asphyxie de submersion avec engouement se complique avec l'asphyxie par congestion cérébrale : la suffocation et l'apoplexie peuvent, selon l'état des circonstances, devenir réciproquement cause essentielle ou cause aggravante de la mort. (Mémoire sur les moyens de constater la mort par submersion, 1808.) Nous admettrons volontiers avec le docteur Marc, que l'on peut ranger les noyés en quatre groupes différens, en ayant égard à l'état de l'individu avant la submersion, aux circonstances qui ont précédé celle-ci, à la congestion des vaisseaux cérébraux, etc.; mais nous ne pensons pas devoir adopter que l'asphyxie puisse déterminer la mort dans aucun cas, sans qu'il y ait eu introduction du liquide dans le poumon.

PREMIÈRE QUESTION. L'individu que l'on trouve noyé, était-il vivant au moment de son *immersion dans* l'eau?

Lorsque les preuves testimoniales manquent, on ne

saurait résoudre cette question difficile, que par l'examen attentif du cadavre : aussi les auteurs de médecine légale se sont-ils attachés particulièrement à décrire les signes que présentent les corps des noyés ; mais les descriptions qu'ils nous ont données ne remplissent pas le but qu'ils se proposaient, parce qu'elles sont beaucoup trop générales. Nous avons vu à l'occasion de la putréfaction, que les cadavres laissés dans l'eau, présentaient des différences notables suivant le temps pendant lequel ils y étaient restés, suivant l'état tranquille ou agité du liquide, suivant l'époque où l'on procédait à leur examen, après les avoir retirés de l'eau, etc. Pense-t-on, par hazard, que l'état d'un cadavre qui n'est resté dans l'eau qu'une heure, et que l'on étudie immédiatement après, ne diffèrera pas considérablement de celui d'un autre cadavre qui aura été en contact avec le liquide pendant dix, trente ou quatre-vingts jours, et que l'on n'examinera que plusieurs heures ou plusieurs jours après qu'il aura été exposé à l'air? Deux cadavres qui auront été retirés de l'eau vingt-quatre heures après la mort des individus, et dont l'un aura été ouvert de suite, tandis que l'autre n'aura été examiné que douze et quinze heures après, offriront-ils les mêmes caractères? Les différences que présentèront ces corps dans leur volume, dans leur coloration, leur consistance etc., sont trop sensibles et trop multipliées pour qu'on puisse les confondre dans une description générale.

Du reste, les faits suivans, auxquels nous pourrions en ajouter beaucoup d'autres, mettront ces assertions hors de doute.

1° Quatre cadavres de noyés qui n'étaient restés dans l'eau qu'une, deux ou trois heures, n'offraient aucune altération à l'extérieur, même dix heures après la mort; la couleur de la peau était naturelle; l'épiderme n'était ni détaché ni soulevé; les paupières étaient fermées, la bouche béante; la langue n'avançait pas jusqu'au bord des lèvres; les doigts des mains étaient assez fortement contractés; on ne voyait qu'une petite quantité de vase entre les ongles des mains et des pieds et la peau qu'ils recouvrent; il n'y avait aucun indice de putréfaction ni de tuméfaction. (La température était à 17° th. centigr.)

2° Trois cadavres de noyés qui étaient restés cinq à six jours dans l'eau, furent examinés deux heures après avoir été retirés de la rivière; ils étaient à peine tuméfiés; la peau était de couleur *naturelle* partout, excepté près des genoux où l'on voyait deux ecchymoses livides; les paupières, la bouche, la langue, les doigts étaient comme dans les observations précédentes; toutefois les ongles des pieds contenaient une beaucoup plus grande quantité de vase; l'odeur était peu désagréable et différente de celle qu'exhalent les cadavres qui se décomposent à l'air. Le lendemain à midi, la face était déjà tuméfiée d'une manière sensible, les paupières surtout étaient gonflées et d'un rouge-brun; les lèvres offraient une couleur verdâtre; les joues étaient brunâtres; la poitrine et l'abdomen étaient d'un vert sale; les membres n'étaient pas colorés. Le jour suivant, la tête était énormément tuméfiée et verte; le gonflement de la face surtout était remarquable; les yeux sortaient presque entièrement des orbites ; le corps, extrêmement ballonné, était marbré de jaune et de vert, et le système veineux superficiel se dessinait à travers ces marbrures ; les genoux étaient d'un brun noirâtre, la paume des mains et la plante des pieds conservaient leur couleur blanche, tandis que la face dorsale de ces parties était verdâtre ; la couleur du dos, sur lequel le cadavre avait été couché, était à peine altérée : l'épiderme se détachait facilement dans plusieurs endroits, et il était séparé dans beaucoup d'autres ; l'odeur était infecte. (La température avait varié de 16° à 18°, th. centigr., depuis que le cadavre était exposé à l'air.)

Parmi les *signes* indiqués par les auteurs, comme propres à faire connaître *si un individu a été submergé vivant,* il en est un certain nombre qui n'offrent aucune valeur. Il importe cependant de les exposer sommairement, afin de les combattre, et de faire mieux ressortir ceux qui peuvent être utiles.

1° *État de la face.* La face est bouffie, rouge ou livide, dit-on ; les paupières sont entr'ouvertes, la pupille est très-dilatée, la bouche close, la langue avance vers les bords internes des lèvres, qui sont recouvertes d'une bave écumeuse ainsi que les narines. Ces caractères manquent souvent chez les noyés, et lors même qu'ils existeraient constamment, ils ne prouveraient point que la submersion a eu lieu du vivant de l'individu, les cadavres des personnes qui ont succombé à une foule d'autres affections, pouvant les présenter également.

2° *Coloration de la peau.* Comment admettre parmi les signes dont il s'agit, la pâleur extrême du cadavre, lorsqu'on sait combien la couleur de la peau varie, suivant que le corps est resté plus ou moins dans l'eau, et suivant le temps qui s'est écoulé depuis qu'il a été retiré du liquide? D'ailleurs, ne sait-on pas que la peau des noyés est quelquefois d'un rouge livide, et que plusieurs autres causes de mort que la submersion, peuvent déterminer sa décoloration?

3° *Etat des extrémités.* Les doigts sont écorchés, dit-on; on trouve entre les ongles et la peau, de la vase, du sable, de la boue, etc. « Si un homme a été noyé vif, il aura l'extrémité des doigts et le front écorché, en raison qu'en mourant il gratte le sable au fond de l'eau, pensant prendre quelque chose pour se sauver, et qu'il meurt comme en furie et rage. (*Ambroise Paré*, Chirurgie, liv. 28). — Ce caractère, quoique meilleur que ceux dont nous avons fait mention jusqu'à présent, n'est pas aussi important qu'on pourrait le croire au premier abord; en effet, il manque chez plusieurs noyés, chez la plupart de ceux, par exemple, qui périssent avant d'arriver au fond; il peut exister chez un individu qui, ayant roulé d'un lieu élevé dans une rivière, aurait cherché à s'accrocher pour se soustraire au péril, et aurait succombé avant de tomber dans l'eau; on peut observer encore des écorchures aux doigts sans que la submersion ait eu lieu avant la mort, lorsque les cadavres heurtent contre des corps solides tels que des pierres, des moulins, des pilotis etc, qui excorient plus ou moins la peau; à la vérité, il est des cas où il serait permis de distinguer que les blessures dont nous parlons, ont été faites après la mort.

4° *Intérieur du crâne.* Les vaisseaux veineux des parties supérieures du cerveau sont ordinairement très-développés, engorgés ; quelquefois les plexus choroïdes, les veines de Galien, sont injectés; dans des cas encore plus rares, les ventricules latéraux renferment une petite quantité de sérosité; la substance du cerveau est dans l'état naturel. Ces caractères offrent à peine de la valeur, parce qu'ils se rencontreraient également sur les cadavres des individus qui auraient succombé à une apoplexie, à une compression du cerveau, etc., et que l'on aurait placés dans l'eau après la mort.

5° *Canal aérien.* L'épiglotte est dressée et dans son état naturel, malgré l'opinion contraire de Detharding. La trachée-artère, les bronches et les poumons *contiennent une plus ou moins grande quantité de matière écumeuse*, blanche ou sanguinolente; la trachée-artère est quelquefois tapissée par un mucus rougeâtre, facile à détacher; il est rare que l'on trouve de l'eau en nature dans aucune partie de l'appareil respiratoire. Les poumons sont crépitans. L'existence d'une écume aqueuse et sanguinolente dans la trachée-artère, dit le docteur Marc, doit être regardée comme une marque des plus certaines de la submersion, les liquides ne pouvant pas s'introduire dans ce canal après la mort; toutefois, ajoute-t-il, on rencontre quelquefois une écume analogue après l'asphyxie par inspiration des gaz délétères, après des accès mortels d'épilepsie, après certains cas d'empoisonnement, etc. : nous savons en outre qu'à mesure que les cadavres se pourissent, l'estomac se distend, le diaphragme est refoulé en haut, et qu'une pareille écume peut se former dans la trachée-artère. D'où il faut conclure qu'il peut être extrêmement difficile de décider, d'après ce seul caractère, si la submersion a eu lieu avant ou après la mort; le signe dont il s'agit acquerra beaucoup plus de valeur si le cadavre est inspecté avant d'être pouri., si la trachée-artère, les bronches et le *tissu du poumon* contiennent, outre l'*écume*, de la vase, de la boue et d'autres corps étrangers semblables à ceux qui se trouvent dans l'eau : nous disons expressément, le tissu du poumon, parce que nous avons acquis la certitude que l'eau s'introduit également dans la trachée-artère, et même jusqu'au commencement des bronches, lorsque les animaux sont plongés dans l'eau après la mort (1).

6° *Etat des organes de la circulation*. Les cavités droites du cœur, les veines caves, la veine et l'artère pulmonaires, sont distendues par une grande quantité de sang noir ; il y en a beaucoup moins dans les cavités et dans les vaisseaux aortiques, qui pourtant ne sont jamais

(1) Lorsqu'on plonge des chiens vivans dans de l'eau colorée par de l'encre ou par du noir de fumée, on trouve de l'écume colorée en noir jusque dans les dernières divisions bronchiques : si, au contraire, les animaux ne sont submergés que dix, quinze ou vingt minutes après la mort, on ne découvre plus d'écume, mais on voit que la matière noire a pénétré jusqu'à l'origine des bronches, et même un peu plus loin. Ces résultats, contredits par quelques auteurs recommandables, ne nous paraissent pas pouvoir être révoqués en doute.

vides, comme le prétendait Curry. Le ventricule droit est d'un brun noirâtre, tandis que l'autre est d'un rose clair. Les ventricules et l'oreillette pulmonaires se contractent presque toujours d'une manière spontanée : ces contractions sont beaucoup plus rares dans le ventricule gauche, et beaucoup plus encore dans l'oreillette du même côté ; on observe quelquefois des mouvemens analogues dans la portion des veines caves voisines du cœur. Les contractions des cavités aortiques cessent long-temps avant celles des cavités pulmonaires ; mais on peut exciter de nouveau les unes et les autres, en irritant l'organe ou en insufflant de l'air dans les poumons peu après qu'elles ont cessé. Ces caractères sont constans ; mais ils se manifestent dans presque tous les cas où la circulation a été arrêtée brusquement, en sorte qu'il est impossible de les regarder comme pouvant résoudre la question.

7° *Fluidité du sang*. Le sang reste fluide pendant plusieurs heures, même dans les vaisseaux qui pénètrent la substance des os. Ce signe, l'un de ceux auxquels les médecins ont attaché le plus d'importance, manque rarement ; cependant Lafosse dit avoir trouvé le sang polypeux et concret chez quelques noyés ; d'ailleurs, comme l'observent plusieurs auteurs, la liquidité du sang a lieu dans le scorbut, dans certaines fièvres de mauvais caractère, etc.

8° *Etat du diaphragme*. La mort des noyés arrivant au milieu de l'inspiration, le diaphragme doit être refoulé vers l'abdomen, et la poitrine élevée. Assurément les choses se passent ainsi dans la plupart des cas ; mais le refoulement de ce muscle peut être tellement peu sensible dans beaucoup de circonstances, que l'on ait beaucoup de peine à le distinguer; d'ailleurs il faudrait prouver que certains gaz délétères ne le produisent point.

9° *État de l'estomac et des intestins*. L'estomac contient quelquefois de l'eau; mais pour être certain que ce liquide n'a pas été avalé avant la submersion, il faut prouver par l'analyse, qu'il est entièrement semblable à celui qui entoure le corps. Les intestins, surtout le duodénum, le jéjunum et l'iléum, conservent presque toujours leur mouvement péristaltique, qui s'éteint tantôt avant, tantôt après les contractions du cœur. On ne peut tirer aucun parti de ce caractère.

10° *Coloration des viscères de l'abdomen*. La couleur des divers organes de l'abdomen est en général plus foncée, que lorsque l'individu ne succombe pas à l'asphyxie. Ce fait est incontestable; mais il tend à établir tout au plus qu'il y a eu asphyxie, sans jeter le moindre jour sur la cause qui l'a déterminée.

Les moyens dont nous venons de faire l'exposition ne permettent point d'affirmer que la submersion ait eu lieu du vivant de l'individu; quelques-uns d'entre eux sont propres à établir des *probabilités*, lorsqu'ils se trouvent réunis. Mais le médecin ne doit point borner là ses recherches; il examinera avec le plus grand soin si l'individu n'aurait pas été assassiné avant de tomber dans l'eau, et si les meurtriers n'auraient pas eu recours à la submersion pour mieux faire prendre le change; il déterminera en conséquence s'il ne découvre point des traces d'empoisonnement, d'étranglement, d'asphyxie par les gaz délétères, de blessures, etc. : souvent il trouvera sur le front, aux tempes et sur quelques autres parties du corps, des contusions, des plaies contuses, des ecchymoses; il s'attachera alors à décider si elles ont été faites avant ou après la mort. Si tout porte à croire que l'individu ait été blessé avant la mort, on recherchera d'après la forme des blessures, celle de l'instrument qui les a produites, en se rappelant toutefois que des lésions de ce genre peuvent être le résultat de la violence avec laquelle l'individu qui s'est jeté à l'eau a heurté contre des corps durs qui se trouvaient au fond du liquide, ou de la chute d'un lieu élevé, pendant laquelle le corps aurait frappé contre des pierres, des rochers; en un mot, il aura égard à toutes les circonstances dont nous parlerons à l'occasion *des blessures*.

SECONDE QUESTION. — Lorsqu'un individu vivant a été submergé, est-il tombé dans l'eau par accident? s'y est-il précipité? ou bien a-t-il été noyé par une main *homicide*?

Admettrons-nous avec les auteurs modernes que dans la submersion *par accident*, la mort est la suite de l'asphyxie spasmodique, et que rarement les poumons sont le siége d'un engouement, tandis qu'il y a asphyxie par engouement dans le cas de *suicide*, parce que le noyé fait de vains efforts pour respirer, et qu'enfin dans la submersion *par homicide*, l'asphyxie est spasmodique sans engouement, comme dans le premier cas, parce que l'individu est surpris par une violence imprévue? Des assertions de ce genre, basées sur des espèces d'asphyxie que nous avons dit ne pas exister avec les caractères qu'on leur a assignés (*voyez* page 548), ne peuvent satisfaire aucun esprit juste, et ne doivent jamais figurer dans un rapport médico-légal, sous peine de vouloir passer pour n'avoir jamais ouvert un seul cadavre de noyé.

Avouons franchement que, dans beaucoup de circonstances, l'art ne possède aucun moyen de résoudre le problème : comment reconnaître, par exemple, si le cadavre submergé appartient à un individu qui s'est jeté volontairement à l'eau ou qui s'est noyé en nageant, ou bien à un autre individu qui aurait été poussé dans la rivière ou dans la mer, étant sur le bord de l'eau? Confions aux magistrats le soin de déterminer jusqu'à quel point la nature du lieu, qui peut être désert ou habité, l'élévation des bords du précipice, l'existence d'un poids attaché au corps, d'un lien qui unit les mains, le désordre des vêtemens, etc., peuvent éclairer la question, et bornons-nous à rechercher si l'individu dont il s'agit ne devait pas être naturellement porté à se suicider (*Voyez* SUICIDE); s'il n'éprouvait point des vertiges, s'il n'était point sujet à des accès d'épilepsie, d'hystérie, etc.; s'il n'offrait point des blessures ou d'autres lésions qui annonceraient qu'il a été assassiné, qu'il s'est précipité, qu'on l'a précipité, ou qu'il a voulu se détruire. (*Voyez* BLESSURES.)

TRENTE-CINQUIÈME LEÇON.

De l'Asphyxie par strangulation.

Nous rangeons sous ce titre tout ce qui se rapporte à la *suspension* et à l'*étranglement*. Dans ce genre de mort, il arrive presque toujours que les individus succombent à l'asphyxie déterminée par le resserrement de la trachée-artère, compliquée de la stagnation du sang dans les vaisseaux de la tête, stagnation qui reconnaît pour cause la compression des veines jugulaires ; quelquefois la mort doit être attribuée à la syncope ; dans certaines circonstances enfin, elle est le résultat de la luxation de la colonne vertébrale et de la lésion de la moelle épinière : la vie cesse alors dans l'instant même, tandis qu'on observe le contraire dans les autres cas. Voici les questions dont la solution doit faire l'objet de cet article : 1° un individu que l'on a trouvé pendu, l'a-t-il été avant ou après la mort ; 2° si la suspension a eu lieu pendant la vie, est-elle l'effet du suicide ou de l'homicide.

PREMIÈRE QUESTION. Un individu que l'on trouve pendu l'a-t-il été avant ou après la mort?

Examen des pendus chez lesquels il n'y a pas eu luxation de la colonne vertébrale. Si l'individu a été pendu vivant, on remarquera, d'après Michel Alberti de Halle, et d'après tous les auteurs de médecine légale, les caractères suivans : lividité et gonflement de la face, et surtout des lèvres, qui sont comme tordues ; paupières tuméfiées, à demi fermées et bleuâtres ; rougeur, proéminence et même quelquefois déplacement des yeux ; langue gonflée, livide, repliée ou passant entre les dents qui la serrent, et sortant souvent de la bouche ; écume sanguinolente dans le gosier, les narines et autour de la bouche ; *impression de la corde, livide* ou *noire* et *ecchymosée ;* peau enfoncée, et même quelquefois excoriée dans un des points de la circonférence du cou ; déchirement des muscles et des ligamens qui s'attachent à l'os hyoïde; déchirure, rupture ou contusion du larynx, et des premiers segmens de la trachée-artère; ecchymoses des bras et des cuisses; lividité des doigts qui sont contractés comme pour serrer fortement un corps que l'on tiendrait dans la main; contusion et ecchymose des poignets et de toutes les parties du corps sur lesquelles on aurait appliqué des liens; raideur et lividité du tronc; engorgement considérable de sang dans les poumons, dans le cœur et dans le cerveau. Ces signes n'existant point chez les individus qui ont été pendus après la mort, d'après les auteurs dont nous parlons, ils ont conclu que la solution de la question qui nous occupe était quelquefois facile : Quand même, disent-ils, on trouverait des taches noirâtres autour du col d'une personne après la mort, ces taches, qui sont le résultat de la pression prolongée de la corde, ne doivent être considérées autrement que comme un phénomène cadavérique, que l'on ne saurait confondre avec les meurtrissures faites sur le vivant.

On conçoit avec peine qu'un objet d'une aussi haute importance ait été traité avec autant de légèreté par des écrivains dont les ouvrages ont dû servir de guide aux médecins; il suffit, en effet, d'examiner avec soin quelques cadavres de personnes pendues vivantes, pour se convaincre que plusieurs des caractères énoncés manquent souvent, qu'il en est que l'on n'observe qu'à certaines époques et sous des conditions données, et que d'autres, tels que l'impression de la corde, l'ecchymose du cou, etc., ont été décrits d'une manière inexacte. Déjà plusieurs auteurs avaient fait remarquer l'absence de l'écume à la bouche dans plusieurs cas de suspension pendant la vie, et Belloc avait cru devoir mieux préciser l'état de la langue chez les pendus ; si la compression de la corde, dit-il avec raison, s'exerce au-dessus du cartilage thyroïde, la langue ne sort pas, parce qu'elle est poussée en arrière par la compression de l'os hyoïde; si la corde est placée au-dessous du cartilage cricoïde, alors la langue paraît plus ou moins au dehors; elle est enflée, plus ou moins rouge ou violette. Mais c'est surtout aux observations récentes du docteur Esquirol, que la science est redevable d'un certain nombre de faits importants, qu'il nous semble d'autant plus utile d'exposer qu'ils s'accordent sur plusieurs points avec ceux que nous avions déjà recueillis et que nous avons été à même de vérifier encore depuis la publication de son mémoire. (Archives générales de médecine, janvier 1823.)

1° Une femme aliénée se suicida en plaçant horizontalement derrière le cou une corde dont les deux bouts, ramenés en avant, furent croisés sous le menton, et reportés derrière les oreilles et la tête, pour les attacher à un pieu fixé à un talus sur lequel elle se glissa. On détacha la corde, et le cadavre fut examiné immédiatement après la mort : la face n'était pas altérée, la peau n'était ni décolorée ni ecchymosée; la corde avait produit deux impressions l'une *horizontale*, l'autre *oblique*; la peau déprimée par la corde n'était pas changée de couleur, et il n'y avait *aucune ecchymose ni au-dessus ni au-dessous* du sillon formé par l'impression. Quelques heures après, le cadavre conservait encore tous les traits de la vie. La coloration, la bouffissure de la face, la couleur violacée des pieds, la raideur des membres, ne commencèrent à se manifester que *sept ou huit heures après la mort*. Vingt heures après la suspension, la face était un peu bouffie, violacée, les membres étaient raides, les pieds et la moitié des jambes étaient violacés, le ventre ballonné. Ce cadavre fut ouvert vingt-cinq heures après la mort : alors les traits de la face étaient peu altérés, les yeux ouverts et brillans; la double impression de la corde était peu profonde; la peau subjacente était *brune, comme brûlée, sans ecchymose*; le tissu cellulaire sous-cutané qui y correspondait était resserré et dense, et présentait une bandelette d'une ligne et demie de largeur, d'un blanc brillant. Le cuir chevelu était injecté de sang noir. Les méninges l'étaient à peine; le *cerveau n'offrait aucune trace d'injection;* les *poumons* et *le cœur* étaient *vides de sang*.

2° Le cadavre d'une autre femme fût trouvé cinq à six heures après la suspension; la *corde n'avait pas encore été détachée :* la face était violette, les yeux entr'ouverts et brillans; il y avait une écume sanguinolente autour des lèvres, qui étaient livides; les membres, la moitié des jambes, les pieds, dans l'extension, étaient violets; tout le cadavre était refroidi; le sillon occasioné par la corde était très-profond; la peau qui le recouvrait était *très-brune*, comme brûlée, mais *sans ecchymose*. L'ouverture du cadavre ne fut faite que vingt-neuf heures après la mort : alors la face était bouffie, violacée, les yeux ouverts, les extrémités des membres très-violacées, le ventre très-ballonné, le tissu cellulaire sous-cutané correspondant au sillon était comme dans l'observation précédente; il n'y avait aucune trace d'ecchymose au-dessus et au-dessous de la dépression produite par la corde. Le cuir chevelu était gorgé de sang; les méninges étaient un peu injectées, le cerveau sain; le cœur était rempli de sang noir et fluide; la portion inférieure et postérieure du poumon droit était infiltrée par du sang noir, ce qui tenait évidemment à la mort et à la position verticale du cadavre. (*Voy.* page 515.)

3° Un homme se pendit en attachant les bouts d'un mouchoir à l'espagnolette d'une des croisées de son appartement. On le décrocha peu de temps après, et on *enleva le lien;* tous les secours pour le rappeler à la vie furent inutiles. Les traits de la face n'étaient point altérés; il n'y avait ni écume à la bouche ni *ecchymose* au cou.

4° Chez un autre individu qui s'était pendu depuis plusieurs heures, la bouffissure et la lividité de la face disparurent aussitôt que l'on eut *rompu le lien;* il en fut de même de la lividité du scrotum et du pénis, qui était dans un état de demi-érection.

Ces faits ont porté le docteur Esquirol à conclure, 1° que les signes propres à faire reconnaître si le cadavre d'un homme trouvé pendu l'a été avant ou après la mort, ne sont pas aussi positifs que les médecins l'ont avancé; 2° que l'ecchymose autour du cou n'est pas un signe constant, et qu'il faut la regarder, avec Dehaen, comme un signe équivoque de la suspension avant la mort; 3° que la bouffissure et la couleur violacée de la face, la présence d'une écume sanguinolente à la bouche, la rigidité des membres, la couleur violette de leurs extrémités, etc., sont des phénomènes qui dépendent de la conservation du lien autour du cou jusqu'à ce que le cadavre soit refroidi, puisqu'il suffit d'enlever ce lien immédiatement ou même plusieurs heures après la mort, pour ne trouver aucun de ces phénomènes; 4° que les signes indiqués par les mêmes auteurs doivent se rencontrer moins souvent depuis que les préjugés et les lois ne s'opposent plus à ce qu'on donne des secours à une personne qui se détruit par la submersion ou par la strangulation; 5° que lorsqu'on est appelé pour visiter un cadavre que l'on a trouvé pendu, il faut tenir compte de l'heure à laquelle la mort a eu lieu, et du temps pendant lequel le lien a été maintenu autour du cou : deux circonstances qui modifient les phénomènes cadavériques, lesquels servent de base au jugement que l'on doit porter.

Rapprochons maintenant des observations faites par le docteur Esquirol, celles qui nous sont propres. 1° Un homme âgé de cinquante-cinq ans, enfermé dans un cachot depuis trois ou quatre jours, après avoir coupé sa chemise en plusieurs lanières, avec lesquelles il fabriqua une sorte de corde, se pendit à un des barreaux de la fenêtre de la prison : il resta suspendu pendant six heures, et le lien ne fut détaché que lorsqu'on fit l'ouverture du cadavre, c'est-à-dire *trente-six heures après la suspension*. Les membres abdominaux présentaient un très-grand nombre de petits points noirâtres qui correspondaient à l'implantation des poils; les doigts des mains étaient contractés. La face n'offrait rien de remarquable; sa couleur était naturelle; les paupières se touchaient par leurs bords, et la conjonctive n'était pas injectée; les lèvres étaient dans l'état naturel; la langue portait l'empreinte des dents, mais elle était dans la bouche; on voyait au cou un sillon large de cinq à six lignes, et d'une ligne et demie de profondeur; il était situé en avant sur le larynx, et remontait obliquement et en arrière au côté droit et au-dessous de l'apophyse mastoïde, où le nœud de la corde avait été appliqué; la peau qui le revêtait ressemblait, par sa couleur, à du cuir tanné, et cette nuance était plus foncée aux parties qui avaient été comprimées; elle était sèche comme du parchemin, et considérablement amincie; les muscles sous-jacens n'offraient pas la moindre trace d'*ecchymose;* le tissu cellulaire intermédiaire était sec, blanchâtre, filamenteux, et *nullement ecchymosé.* Les veines jugulaires interne et externe, ainsi que les thyroïdiennes du côté gauche, étaient gorgées et fortement distendues par du sang noir et fluide; la jugulaire interne de l'autre côté contenait quelques caillots mêlés à du sang fluide.

Les poumons étaient grisâtres, légèrement marbrés de rose; leur volume était très-considérable, et ne diminuait pas sensiblement lorsqu'on les pressait, ce qui tenait probablement à de l'air infiltré dans le tissu cellulaire interlobulaire. Le poumon droit, incisé près des gros troncs veineux, donnait à peine une petite quantité de sang; cependant son tissu était brun à sa partie postérieure, et fournissait, par la pression, un fluide sanguinolent; le gauche était gorgé de sang, et il s'en écoulait une quantité considérable lorsqu'on l'incisait près des gros troncs veineux; du reste ils étaient l'un et l'autre crépitans. La surface interne des cerceaux cartilagineux de la trachée-artère présentait une multitude d'herborisations noirâtres qui semblaient appartenir aux capillaires veineux.

Les vaisseaux qui rampent à la surface du cerveau étaient tellement gorgés de sang noir, que, lorsqu'on détachait la dure-mère, il s'écoulait une grande quantité de ce liquide : il y avait un épanchement séreux entre la dure-mère et le cerveau, surtout au niveau des anfractuosités du cerveau. La substance cérébrale était piquetée de taches rouges plus considérables que dans l'état naturel ; les ventricules latéraux contenaient environ une cuillerée de sérosité chacun ; on en voyait à peine dans le quatrième ventricule ; les veines du plexus choroïdien étaient injectées, ainsi que celles qui s'y rendent du corps strié et des parties voisines : ces plexus étaient dilatés par des vésicules séreuses. Il y avait une quantité assez considérable de sérosité sur la tente du cervelet ; les veines qui rampent à la surface de cet organe étaient peu injectées, ainsi que celles qui traversent sa portion médullaire. — L'épiploon, l'estomac et tout le canal intestinal étaient injectés ; le foie et la rate étaient de couleur naturelle ; les reins étaient fortement injectés ; la membrane interne de la vessie était légèrement rougeâtre.

2° On observa à peu près les mêmes altérations chez une femme âgée de quarante ans, qui s'était pendue avec une corde d'environ quatre lignes de diamètre, que l'on n'avait détachée et enlevée que sept heures après la suspension. Le cadavre fut ouvert vingt-sept heures après la mort : le tissu cellulaire et les muscles qui correspondent au sillon n'étaient pas plus ecchymosés que dans l'observation précédente.

3° Un commissionnaire âgé de quarante-huit ans se pendit le 3 mai, à neuf heures du soir; il resta dans cette position jusqu'au lendemain six heures du matin; la corde, dont le diamètre était d'environ quatre lignes, fut détachée alors, mais il nous fut impossible d'ouvrir le cadavre avant le 6 mai à dix heures du matin. La face était gonflée et livide, les yeux injectés, la langue ne dépassait point les lèvres; celles-ci étaient livides et tuméfiées. On voyait au cou un sillon circulaire, relevé et anguleux sur le côté gauche de la mâchoire inférieure, au-dessous du masseter; il était à peine manifeste au niveau de l'os hyoïde, tandis qu'il était beaucoup plus marqué sur le côté droit du larynx et du cou; la peau de ce sillon était brune à son extérieur; on aurait cru qu'il y avait du sang épanché dans le tissu cellulaire; cependant on vit bientôt qu'elle n'avait été que fortement froissée et desséchée; les muscles correspondans n'étaient pas non plus le siége d'aucune ecchymose; les méninges étaient injectées; la partie inférieure des poumons était gorgée de sang; le cœur ne contenait qu'une petite quantité de ce fluide; du reste le cadavre exhalait déjà une odeur fétide très-marquée.

4° Chez deux individus qui s'étaient pendus, et dont il nous fut impossible d'ouvrir les corps, nous observâmes, en disséquant les sillons, qu'ils étaient comme dans les observations précédentes; la face n'était ni colorée, ni tuméfiée; la langue ne sortait pas de la bouche; l'un d'eux était resté suspendu pendant deux heures, tandis que chez l'autre la corde n'avait été détachée qu'au bout de cinq heures et demie: nous les examinâmes vingt-quatre heures après la mort.

5° Douze cadavres d'individus de différens âges, ayant succombé à des maladies aiguës ou chroniques, ont été pendus avec des cordes de trois à cinq lignes de diamètre; on les a laissés dans cette position pendant vingt-quatre heures; alors le lien a été détaché. La face était *pâle* et de volume ordinaire, les yeux nullement *injectés;* la langue était restée dans la bouche; le sillon fait par la corde, la peau de ce sillon et le tissu cellulaire sous-cutané qui y correspond, *étaient absolument tels* qu'ils viennent d'être décrits en parlant de la suspension pendant la vie. Trois de ces cadavres avaient été pendus immédiatement après la mort, trois autres ne l'avaient été qu'au bout de vingt-quatre heures, lorsque déjà ils étaient froids et raides; la suspension des six autres avait eu lieu deux, six, huit, dix, quatorze, et dix-huit heures après la mort.

6° Quatre chiens vivans ont été pendus avec des liens qui avaient tout au plus une ligne et un quart de diamètre; deux d'entre eux ont été détachés dix minutes après la mort, tandis que les deux autres sont restés suspendus pendant vingt-quatre heures: on n'a observé ni injection de la conjonctive, ni de la langue; le sillon était peu marqué et sans la moindre altération de la peau; les muscles du cou n'étaient point ecchymosés; l'état des poumons, du cœur et des viscères abdominaux annonçait que les animaux étaient morts asphyxiés; les vaisseaux superficiels du cerveau étaient injectés.

7° Désirant savoir si le défaut d'altération à la peau du cou ne tiendrait pas à la présence du poil et à la petitesse du lien, on a pendu deux chiens, dont on avait préalablement rasé le cou, avec une corde de six lignes de diamètre. L'un d'eux a été examiné immédiatement après la mort : la peau du sillon ne présentait aucun changement ; l'autre a été laissé suspendu pendant vingt-quatre heures, et on a pu s'assurer que la peau du sillon était raccornie et desséchée, comme cela a lieu chez l'homme ; le tissu cellulaire sous-cutané était sec, serré, dense ; du reste, la conjonctive et la langue n'étaient point injectées ; il n'y avait aucune trace d'ecchymose dans les muscles du cou ; l'état des organes contenus dans le thorax et dans l'abdomen prouvait évidemment que les animaux étaient morts asphyxiés.

Nous croyons pouvoir conclure de ce qui précède, et de plusieurs autres faits que nous passerons sous silence : 1° que dans la plupart des cas, la corde détermine sur la peau et sur le tissu cellulaire, qu'elle presse immédiatement, des effets semblables, que l'individu soit vivant ou mort, que le cadavre soit chaud ou froid.

2° Que ces effets ne constituent point, comme on le répète tous les jours, de véritables ecchymoses, puisqu'on ne trouve aucune trace de sang épanché dans le tissu cellulaire sous-cutané, ni dans les muscles du cou.

3° Que l'on a probablement été induit en erreur par la couleur brune de la peau du sillon, qui lui donne en effet l'apparence d'une ecchymose.

4° Que s'il ne nous est pas permis d'affirmer qu'on ne trouve *jamais* d'*ecchymose* au cou des individus qui ont été pendus vivans, il nous semble du moins pouvoir assurer que c'est un phénomène excessivement rare, lorsque la personne s'est pendue elle-même.

5° Qu'il est par conséquent impossible d'établir la plus légère *présomption* que la suspension ait eu lieu avant ou après la mort, d'après l'état dans lequel on trouve *le plus ordinairement* le sillon et les parties sous-jacentes, et qu'il faut nécessairement avoir recours à des preuves d'un autre genre pour décider le fait.

6° Que dans les cas *excessivement rares* où l'on observe des ecchymoses dans le tissu cellulaire sous-cutané, dans les muscles sous-jacens, ou dans le voisinage du larynx, elles sont une preuve certaine que la suspension a eu lieu pendant la vie.

7° Que si la bouffissure et la couleur violacée de la face, la présence d'une écume sanguinolente à la bouche, la couleur violette des extrémités, dépendent, comme l'a annoncé le docteur Esquirol, de la conservation du lien autour du cou, elles peuvent reconnaître quelquefois une autre cause, puisqu'on les a observées dans le premier fait rapporté par ce médecin (*voyez* pag. 561), quoique la corde eût été détachée peu de temps après la mort.

8° Qu'en attribuant ces phénomènes à la conservation du lien autour du cou, il faut admettre qu'ils peuvent manquer chez des personnes pendues avant la mort et qui sont restées suspendues pendant sept ou huit heures (*Voy.* page 564.)

9° Que l'on ne détermine jamais de pareils phénomènes sur les cadavres, lors même que la suspension a été prolongée pendant vingt-quatre heures et que le lien a été appliqué immédiatement après la mort : ce fait semblerait au premier abord infirmer les conclusions du docteur Esquirol, qui regarde la bouffissure et la coloration comme un phénomène cadavérique produit par la conservation du lien ; mais il est insuffisant, les observations de ce médecin ayant été faites sur des cadavres d'individus morts à la suite d'une affection dans laquelle le sang est accumulé dans les parties supérieures du corps (asphyxie par suspension), tandis que nous avons agi sur des cadavres qui n'étaient pas dans les mêmes conditions.

10° Que si des faits nouveaux confirment que la bouffissure et la coloration de la face se manifestent constamment chez les personnes pendues avant la mort, soit qu'elles dépendent de la conservation du lien ou de toute autre cause, on pourra conclure, lorsque ces caractères seront appréciables, que l'individu a été pendu vivant, puisqu'on ne les observe jamais quand les corps ont été pendus après la mort.

11° Qu'en supposant même qu'il en soit ainsi, comme ces phénomènes peuvent très-bien n'être sensibles, dans le cas de suspension, avant la mort, que huit ou dix heures après qu'elle a eu lieu, il est impossible de les faire servir à tirer une pareille conclusion dans les premières heures qui suivent la mort, et que le médecin doit attendre qu'ils se soient manifestés pour porter son jugement.

12° Que s'il est vrai que dans la plupart des cas de suspension pendant la vie, on découvre l'engorgement des poumons, des vaisseaux cérébraux et toutes les altérations qui annoncent que l'individu a péri asphyxié, il n'en est pas toujours ainsi (*Voy*. l'observation première, page 562.), et qu'il n'est par conséquent pas rigoureux d'indiquer les lésions que détermine l'asphyxie comme caractéristiques de la suspension avant la mort, quoiqu'elles constituent un des signes les plus importans. D'ailleurs n'observerait-on pas les mêmes phénomènes sur le cadavre d'une personne qui aurait succombé à toute autre espèce d'asphyxie, et que l'on aurait pendue après la mort pour faire prendre le change ?

13° Que dans l'état actuel de nos connaissances, il est *impossible d'affirmer* qu'un individu chez lequel il n'y a ni luxation des vertèbres cervicales ni aucune autre trace de blessure faite pendant la vie, ait été pendu vivant; qu'il est permis d'établir des *probabilités* dans certains cas, surtout en ayant égard aux lésions qui peuvent annoncer que la personne a succombé à l'asphyxie.

14° Qu'il est également *impossible d'affirmer* que la suspension ait eu lieu pendant la vie, lorsqu'on découvre la luxation des vertèbres cervicales ou d'autres blessures faites du vivant de l'individu, parce que celui-ci aura bien pu n'avoir été pendu qu'après avoir été meurtri et tué; mais qu'il est souvent facile, dans ces cas, de prouver que la mort est le résultat de ces blessures.

Examen des pendus chez lesquels il y a eu luxation de la colonne vertébrale. Quelque difficile que soit la luxation des vertèbres, il est impossible de ne pas admettre qu'elle puisse avoir lieu chez un individu faible, lymphatique, chez une personne ivre ou plongée dans le sommeil, surtout lorsqu'on exerce de violentes tractions. On sait que le célèbre Louis, frappé de la rapidité avec laquelle le bourreau de Paris faisait périr les individus qu'il pendait, apprit de lui qu'il déterminait la luxation des vertèbres cervicales, en faisant exécuter au tronc des mouvemens de rotation, tandis que la tête était fixe. Le docteur Richond du Puy, et beaucoup d'autres observateurs, ont opéré de semblables luxations sur les chiens, les chats, etc., soit en tirant en sens opposé la tête et la queue, soit en tordant le cou, soit, enfin, en faisant exécuter au corps des mouvemens de rotation, la tête étant fixe. Dans toutes les expériences de ce genre, dit M. Richond, la moelle rachidienne a été lésée entre la première et la deuxième vertèbres cervicales; si la mort est arrivée instantanément, les viscères ont présenté le même engorgement que dans l'asphyxie par suffocation; quelquefois le cerveau a été injecté, et, comme la force du cœur est toujours diminuée, il y a eu constamment décoloration de la peau, affaissement des yeux, sans aucune trace d'engorgement du cerveau. (Dissert. inaugurale, 1822, n° 52.)

On distinguera facilement que la luxation a été faite avant la mort, aux ecchymoses profondes que l'on remarquera dans le tissu cellulaire, dans les muscles voisins des vertèbres déplacées, et même dans leurs ligamens, et à l'épanchement de sang qui a souvent lieu dans le canal vertébral. Les auteurs indiquent encore d'autres caractères qui n'offrent pas autant de valeur que les précédens: tels sont, la décoloration de la face, l'engorgement des poumons, qui annonce la mort par asphyxie, etc.; si le corps est extrêmement roide, peu de temps après la mort, pendant qu'il est encore chaud, la luxation n'a pas été faite du vivant de l'individu, parce que la rigidité ne paraît que fort tard, lorsque le système nerveux a été profondément atteint; ne sait-on pas, d'ailleurs, ajoutent-ils, qu'au moment de la compression de la moelle, tous les muscles sont paralysés, et que l'individu tombe brusquement?

SECONDE QUESTION. — Si la suspension a eu lieu pendant la vie, est-elle l'effet du suicide ou de l'homicide?

Les auteurs qui se sont occupés de cette question conseillent de rechercher d'abord si la personne a été pendue avant ou après la mort, car il est évident que si la suspension n'a eu lieu qu'après, on doit éloigner toute idée de suicide; mais nous venons de voir dans l'article précédent que c'est à tort qu'ils ont considéré comme facile la solution de cette première partie du problème. Ils ont encore attaché une grande importance au nombre des sillons que l'on remarque au cou, à leur direction, à la disposition de la corde, etc. « Si l'impression de la corde est à peu près circulaire, dit M. Fodéré, et qu'elle soit placée à la partie inférieure du cou, au-dessus des épaules, *il paraît clair que, dans ce cas, elle* est une preuve d'assassinat *non équivoque*, puisque cette circonstance ne peut avoir lieu que dans la torsion faite immédiatement sur la partie en forme de tourniquet. » Cette assertion est loin d'être d'accord avec l'observation; on sait en effet que des individus ont pu s'étrangler et périr en attachant une corde ou une cravate à un arbre devant lequel ils étaient assis, ou en se servant de l'anse d'un pot de terre qu'ils avaient cassé pour servir de billot; or, dans l'un et l'autre de ces cas, l'impression de la corde sera à peu près circulaire et placée à la partie inférieure du cou. « On observera presque toujours, dans le suicide, ajoute M. Fodéré, la portion de la corde qui entoure le cou, relativement plus longue que dans l'assassinat où la constriction a été violente : dans le premier cas, la tuméfaction des parties au-dessus de la corde sera simple, unie, au lieu que dans l'assassinat il y a plusieurs plis à la peau, surtout auprès de l'impression circulaire faite par la corde ; le cou est quelquefois rétréci dans cette impression au point que le diamètre du cercle décrit par la corde est à peine de deux pouces et demi ou trois pouces tout au plus. » Cette différence dans la constriction et dans la longueur de la corde ne peut tout au plus être considérée que comme un caractère secondaire ; l'expérience ayant démontré que souvent la constriction était plus forte et la corde moins longue dans le cas de suicide, que lorsqu'il y avait eu homicide. « Lors même que l'homme qui se serait pendu aurait placé en premier lieu la corde vers la partie inférieure du cou, elle aurait glissé nécessairement vers la partie supérieure, plus étroite que l'inférieure, au premier instant de l'élancement. » (Fodéré, tome III, page 159.) Mais quelle peut être l'utilité d'un pareil caractère, lorsqu'on sait que la corde détermine sur les cadavres des impressions semblables à celles qui ont lieu pendant la vie? Ne pourrait-il donc pas arriver qu'un individu que l'on aurait tué eût été pendu après la mort pour mieux faire prendre le change, et que la corde eût été placée de manière à imiter ce que l'on remarque dans le suicide? Ajouterons-nous encore que les assassins, pour mieux assurer leur coup et pour éprouver moins de résistance, commencent par étrangler l'individu dont ils veulent se rendre maîtres, et qu'ils le pendent ensuite? » Nous ne regarderons l'existence de ce double sillon tout au plus que comme une simple présomption d'assassinat, parce que s'il est vrai qu'il n'est pas commun d'observer deux sillons, l'un oblique et l'autre circulaire, dans le suicide, il est certain qu'on peut les remarquer; (*Voyez* la première observation rapportée par M. Esquirol, page 561.) d'ailleurs le second sillon aurait pu être fait par la malveillance après la mort d'un individu qui se serait pendu. Il résulte de ce qui précède, que l'on ne doit guère compter, pour résoudre la question dont il s'agit, sur le nombre, la direction et la profondeur des sillons : toutefois, il importe de remettre la corde dans ces sillons, et de rechercher le point où le nœud était appliqué, afin de s'assurer qu'ils ont été faits par elle; le magistrat tirera quelquefois parti de cette connaissance.

Le désordre des vêtemens et de la coiffure, l'état des portes et des fenêtres, qui étaient ouvertes ou fermées en dedans ou en dehors; les déclarations écrites de l'individu qui annonçait l'intention de se suicider; un état de démence antérieur, etc., sont autant de considérations propres à éclairer la justice, mais qui ne sont pas de la compétence du médecin.

Nous devons nous attacher à découvrir si la personne que l'on a trouvée pendue n'aurait pas été empoisonnée ou blessée. On lit, en effet, dans Devaux, que dans un cas de ce genre la face n'étant point décolorée et le cadavre ne présentant aucun des caractères qui indiquent la suspension avant la mort, on avait aperçu une fort petite plaie à la partie latérale droite et antérieure du thorax, cachée sous l'affaissement du corps de la mamelle, dans laquelle une petite sonde avait eu peine à s'insinuer; que cependant l'ayant dilatée, on reconnut qu'elle pénétrait dans la capacité entre la cinquième et la sixième des vraies côtes, ce qui porta à faire l'ouverture de la poitrine, pour en reconnaître les progrès; on vit alors que cette petite plaie était faite par un instrument rond, poignant et très-étroit; qu'elle traversait le cœur de part en part, et qu'elle avait occasioné un épanchement de sang dans la poitrine; d'où il fut permis de conclure que c'était la plaie qui était la cause de la mort, et que l'individu n'avait été pendu qu'après. (Rapports en chirurgie, page 519.) En supposant que l'on parvienne à décider que la mort est le résultat d'une blessure ou de l'empoisonnement, et que la suspension n'a été que postérieure, il faudrait, avant de conclure qu'il y a eu homicide, s'assurer si la blessure n'aurait pas été faite par l'individu, si elle était de nature à lui laisser assez de force pour se pendre, si l'empoisonnement n'aurait pas été volontaire, etc. (*Voyez* BLESSURES et EMPOISONNEMENT.) Les meurtrissures, les contusions sur différens points de la surface du corps, annoncent bien en général que l'individu s'est défendu, et forment une présomption en faveur de l'homicide; mais elles sont insuffisantes dès qu'il est avéré que des personnes mélancoliques ont commencé par se maltraiter avant de se pendre. De Haen parle en effet d'un suicide qui s'était meurtri la face avant de s'étrangler. L'homme de l'art peut encore éclairer le magistrat dans certains cas, en prouvant que l'individu qui fait l'objet du rapport était atteint d'une de ces maladies qui portent avec elles l'ennui de la vie. (*Voy.* SUICIDE.)

Nous ne terminerons pas cet article sans examiner si la luxation de la colonne vertébrale, et notamment celle de la première vertèbre cervicale sur la deuxième, ainsi que les désordres qui l'accompagnent, peuvent être l'effet du suicide, et, en cas d'affirmative, quels sont les moyens de reconnaître qu'il n'y a pas eu homicide. La plupart des auteurs de médecine légale admettent la possibilité du fait, en se fondant sur l'observation du sabotier de Liége, dont il ne sera pas inutile de donner un extrait. Cet homme fut trouvé pendu à une poutre d'environ quatre pouces et demi de large, de manière que la corde formait une anse qui, par une de ses extrémités, embrassait cette poutre, tandis que l'autre extrémité, placée au-dessous du menton, passait derrière les oreilles pour aller se terminer vers le haut de l'occiput. Le docteur Pfeffer, qui examina le cadavre *peu de temps* après la mort, trouva le visage pâle et sans bouffissure, la langue dans la bouche, les yeux dans l'état naturel; la tête était prodigieusement renversée en arrière, et il sortait beaucoup de fumée de la bouche; l'autorité n'ayant point permis que l'ouverture du cadavre fût faite, le docteur Pfeffer regarda les données qui précèdent comme suffisantes pour établir que la mort avait eu lieu depuis quelques instans, que les vertèbres n'étaient pas dans leur emplacement naturel, et que la moelle épinière avait subi quelque compression. Antoine Petit, chargé de rédiger une consultation sur ce point, conclut que la luxation de la colonne vertébrale avait entraîné la mort, et qu'à raison de la pesanteur du cadavre, elle avait été le résultat du *suicide*. « Ce genre de mort, dit-il, rend raison pourquoi le sabotier mourut très-promptement et ne présenta pas à Pfeffer les signes propres à la suspension avant la mort. » Quelque incomplète que soit cette observation, on n'a pas moins admis la possibilité de la luxation des vertèbres dans le simple suicide, et l'on a dit qu'elle aurait principalement lieu chez un individu qui, après les préparatifs de la suspension, se laisserait tomber avec force, surtout s'il avait beaucoup d'embonpoint, s'il était d'une haute stature et d'une faible constitution.

Le docteur Esquirol, n'ayant pas cru devoir attribuer la mort de ce pendu à la luxation de la colonne vertébrale, s'exprime ainsi dans le mémoire déjà cité : « Lorsque le célèbre Pfeffer entreprit la défense de la femme et du gendre du sabotier, il n'avait pas vu un grand nombre de pendus et de suicidés; il vit le cadavre du sabotier immédiatement après la mort, et après qu'on eut enlevé du cou le lien avec lequel il s'était pendu; il n'aperçut aucun des signes indiqués par les auteurs comme propres à caractériser la suspension avant la mort; cependant il était convaincu que cet homme était mort suicide. Il chercha à expliquer, *par une supposition*, l'absence des signes; il *prétendit* que cette absence des signes et la promptitude de la mort prouvaient qu'elle avait eu lieu par la luxation des vertèbres cervicales; comme si l'asphyxie par l'occlusion des voies aériennes n'était pas un genre de mort subite. Pfeffer n'eût pas eu recours à cette explication, *démentie par l'observation*, s'il eût tenu compte du prompt enlèvement du lien, et de l'heure à laquelle il avait visité le cadavre ; s'il eut pû le visiter immédiatement après la mort, quelques heures après, et le lendemain, comme nous avons visité le cadavre du sujet de la première observation. » (*Voy.* page 561.)

Ces réflexions suffiront sans doute pour prouver que l'observation du sabotier de Liége ne peut servir à établir qu'il y ait eu luxation de la première vertèbre cervicale sur la deuxième, et par conséquent que cette lésion puisse être l'effet du suicide. On cherche en vain dans les auteurs des faits analogues; toutefois nous avons entendu dire à M. le professeur Chaussier qu'il avait été témoin d'un exemple semblable à celui dont Pfeffer nous a transmis l'observation, et que le pendu s'était réellement suicidé. (Leçons orales.) Il est à regretter que les détails d'un cas aussi intéressant n'aient pas été décrits.

Quoi qu'il en soit, les auteurs qui regardent le suicide, dans le cas de suspension, comme pouvant être le résultat de la luxation de la première vertèbre cervicale sur la deuxième, indiquent les moyens de distinguer si une lésion de ce genre est l'effet de l'homicide ou du suicide. Si le cadavre qu'on examine a été trouvé pendu, dit le docteur Richond, et qu'on ait démontré l'existence d'une luxation, on doit commencer par s'assurer si elle a été faite avant ou après la mort. (*Voyez* page 572.) En supposant qu'elle ait eu lieu pendant la vie, si le cadavre est pesant, fort; si ses ligamens sont relâchés; si la figure est décolorée, les yeux ternes et les membres ballottans; si on ne trouve pas de fractures des autres vertèbres, et si les organes intérieurs sont engorgés, il est évident que la luxation a occasioné la mort, et on a de grandes probabilités de suicide. Si, au contraire, on trouve une altération étendue de la colonne vertébrale; si la trachée-artère est dilacérée, et si en même temps on trouve lividité de la face, injection de la langue, des yeux, il doit rester à peu près sûr que la luxation n'aura été que consécutive à l'asphyxie, et qu'elle a été le résultat des violences employées pour accélérer la mort. L'homicide, dans ce cas, serait très-probable; toutefois le médecin devrait se borner à décider si la luxation a été faite avant ou après la mort, et laisser à la sagacité des juges la détermination de la cause de la luxation. (Dissertation inaugurale déjà citée.)

Nous n'imiterons point les auteurs qui dissertent longuement pour savoir si une personne peut s'étrangler, le fait nous paraissant incontestable; nous ne rechercherons pas non plus si l'étranglement a précédé la suspension, cet objet ayant déjà été traité à la page 575.

De l'asphyxie par suffocation.

On peut périr suffoqué par une multitude de causes que nous nous contenterons d'indiquer : la tuméfaction des tonsilles, de la langue, de la membrane muqueuse du larynx; la présence d'une couche couenneuse dans le larynx ou dans les bronches, ou d'un corps étranger venu du dehors dans ces mêmes parties, dans le pharynx ou dans l'œsophage; l'afflux subit de sang ou de pus; la compression de la trachée-artère par des tumeurs de diverse nature, ou de la poitrine par des liquides épanchés dans sa cavité, par l'air, par les viscères abdominaux, lorsque le diaphragme a été blessé ou rompu, etc.

Il est inutile de faire connaître les divers symptômes qui seront le résultat de ces causes, parce qu'ils sont décrits dans tous les ouvrages de pathologie : qu'il nous suffise de savoir qu'en pareil cas la mort peut être le résultat de l'asphyxie qu'elles déterminent, et que l'ouverture du cadavre ne tarde pas à les rendre manifestes.

TRENTE-SIXIÈME LEÇON.

Des Blessures.

En médecine légale on désigne sous le nom de *blessure* toute altération locale d'une partie du corps produite par un acte de violence ou par l'application d'un caustique, soit que la cause ait été dirigée contre le corps, soit que le corps ait été poussé contre la cause vulnérante. Il suit de là que l'on doit rapporter aux *blessures* la *contusion*, la *commotion*, la *fracture*, la *luxation*, l'*entorse*, la *brûlure* et les *plaies*. On voit tous les jours des médecins confondre, dans des rapports juridiques, des objets aussi différens, et désigner indistinctement sous le nom de blessures, de plaies ou de contusions, des lésions qui ne se ressemblent pas; il en est d'autres qui attachent bien à chacun de ces mots le sens qui lui convient, et qui néanmoins commettent des erreurs graves lorsqu'ils décrivent les lésions dont nous parlons, parce qu'ils oublient de noter des particularités essentielles, ou parce qu'ils ignorent la valeur de certaines expressions qu'il est indispensable de connaître : c'est ce qui nous engage à rappeler la définition de chacune de ces lésions, et à décrire les nuances qu'elles peuvent présenter, avant de nous occuper de leur histoire médico-légale, que nous rapporterons aux six articles suivans :

1° Législation sur les blessures ;

2° Classification des blessures ;

3° Dangers des blessures, leur marche, leur terminaison ; moyen d'apprécier jusqu'à quel point leurs effets doivent être rapportés à la violence extérieure qui les a produites ;

4° Signes propres à déterminer si les blessures ont été faites pendant la vie ;

5° Signes qui peuvent faire distinguer si les blessures sont le résultat d'un accident, d'un meurtre ou d'un suicide ;

6° Règles de l'examen des blessures.

De la contusion.

La contusion est une blessure sans entamure à la peau, faite par un corps obtus, dur, pesant ; on l'appelle *meurtrissure* quand elle est le résultat d'une rixe entre deux ou plusieurs personnes. L'examen le moins attentif des parties contuses démontre qu'il peut y avoir au moins trois degrés de contusion : le premier, connu sous le nom de *froissement*, n'entraîne que la rupture de quelques vaisseaux capillaires ; dans la *dilacération*, qui constitue le second degré, les tissus sont déchirés, et l'on aperçoit une foule de petites plaies plus ou moins rapprochées; enfin l'*attrition*, qui n'est autre chose que la désorganisation complète des parties molles, réduites en une sorte de bouillie, forme le troisième degré. La contusion, supposant toujours la rupture de quelques vaisseaux sanguins, ne saurait exister sans *ecchymose*, c'est-à-dire sans épanchement ou infiltration de sang dans le tissu cellulaire, comme nous l'établirons incessamment, tandis que nous verrons que l'ecchymose ne suppose pas toujours la contusion. Belloc et plusieurs auteurs de médecine légale se sont évidemment trompés en émettant une proposition contraire.

On évitera de confondre la contusion avec la rupture d'un muscle, d'un tendon, etc., ou avec la crevasse d'un viscère creux, altérations qui peuvent reconnaître pour cause une contraction violente incomplète, ou la distension que produit une grande quantité de fluide accumulé dans la cavité d'un organe creux.

Toutes les parties du corps, même les plus dures, peuvent être affectées de contusion; mais le danger n'est pas toujours le même; elles sont en général redoutables par la commotion qu'elles déterminent dans les organes les plus importans, par la rupture des tissus, ou par l'inflammation, la suppuration et le sphacèle, qui en sont souvent la suite.

De l'ecchymose.

Le mot ecchymose, dérivé de ἐχ, *extra*, dehors, et de χυμος, suc, liqueur, est employé pour désigner l'infiltration ou l'épanchement de sang dans les aréoles des divers tissus. Lorsque ce liquide est infiltré dans le tissu cellulaire sous-cutané, de manière à ne former qu'une tumeur large, diffuse, peu élevée, on dit que l'ecchymose est par *infiltration;* si, au contraire, le sang, répandu en assez grande quantité, s'accumule en un foyer, et produit une tumeur molle ou rénitente, comme on l'observe plus particulièrement après les coups et les chutes sur la tête, l'ecchymose est dite par *congestion;* on lui donne aussi vulgairement les noms de *bosse* et de *thrombus.* La plupart des auteurs de médecine légale ont cru devoir appeler *sugillations* les ecchymoses produites par une cause interne, les taches scorbutiques, par exemple, comme si les lésions dont il s'agit n'étaient pas entièrement semblables à celles qui sont le résultat d'une violence extérieure; il est évident qu'il est inutile d'admettre une pareille dénomination, dès que la différence que l'on assigne ne porte que sur la cause; il importe même de la faire disparaître du vocabulaire médical, parce qu'elle dérive du verbe *sugere,* sucer, et qu'on a voulu s'en servir pour exprimer toute autre chose que la *succion.*

Les *causes* les plus ordinaires de l'ecchymose sont les chutes et les percussions; les plaies peuvent y donner lieu, lorsqu'elles sont étroites et que leur direction est oblique, circonstances qui s'opposent au libre écoulement du sang; certaines maladies caractérisées par l'atonie des solides et par la grande fluidité du sang, comme le scorbut, le *morbus hæmorrhagicus,* etc., sont des causes évidentes d'ecchymose; il en est de même de la pression du corps continuée pendant quelque temps, d'un mouvement brusque, d'un effort; on en voit même paraître à la suite du plus léger froissement de nos tissus; il peut même arriver qu'elles se développent sans l'action d'aucune de ces causes; il n'est pas rare, dit Mr Chaussier, de voir des personnes se coucher avec l'apparence de la meilleure santé, et se lever le lendemain matin avec une tache rouge sous la conjonctive.

Le *siége et l'étendue* de l'ecchymose ne sont pas toujours les mêmes; les unes sont superficielles et n'intéressent que le tissu cellulaire sous-cutané, d'autres sont profondes et alors le sang se trouve infiltré ou épanché dans la substance des muscles, sous le périoste, entre le tissu propre des viscères et la membrane qui les recouvre; dans le tissu de ces organes, entre les nerfs, les vaisseaux sanguins et le tissu cellulaire qui leur sert de gaîne. Il en est qui occupent un très-grand espace; d'autres sont excessivement bornées.

La *marche* de l'ecchymose superficielle doit être parfaitement connue du médecin chargé d'un rapport juridique sur les blessures, puisqu'elle peut servir à indiquer l'époque où la lésion a été faite. Dans le plus grand nombre des cas la partie ecchymosée offre d'abord une tache rouge ou bleuâtre, qui ne tarde pas à devenir livide, plombée ou noirâtre, et qui est produite par le sang répandu dans le tissu cellulaire sous-cutané : au bout d'un certain temps cette tache s'éclaircit graduellement, acquiert une couleur violette, verdâtre, jaunâtre, citrine et disparaît; à mesure qu'elle change ainsi de nuance, elle s'étend, et l'on observe que la partie centrale est toujours d'une couleur plus foncée que la circonférence : ainsi dans une ecchymose qui marche manifestement vers la guérison, on remarque à une certaine période de la maladie, un point central violet, entouré d'une auréole d'un jaune foncé, bordée elle-même d'un cercle de couleur citrine. « On trouvera la cause de cette série de phénomènes, dit M. Chaussier, dans la nature du sang, la disposition et les propriétés du tissu lamineux ; en effet, dès que le sang cesse d'être soumis à l'action circulatoire, il perd par le repos sa couleur vive, devient brunâtre et tend à se coaguler ; mais comme il se fait continuellement dans les aréoles du tissu lamineux une secrétion vaporeuse, ses molécules sont successivement délayées, dispersées peu à peu par l'action tonique du tissu, dans les aréoles circonvoisines, ce qui produit en même temps la diffusion de la tache ecchymosée, et le changement de couleur que l'on y remarque et qui diminue chaque jour par l'absorption qui se fait successivement. » L'âge, la constitution du sujet, l'état des propriétés vitales, l'étendue, la situation de l'ecchymose et la cause qui l'a produite, influent singulièrement sur le temps nécessaire pour que la résolution soit complète ; mais toujours est-il constant qu'elle ne saurait avoir lieu sans présenter la dégradation successive des couleurs dont nous avons fait mention.

Quand l'*ecchymose est profonde*, par exemple, lorsqu'elle a son siége dans les muscles qui sont maintenus par de fortes aponévroses et qui recouvrent immédiatement les os de la cuisse, de l'avant-bras, de la paume des mains, de la plante des pieds ou de la face spinale du rachis, le plus souvent on n'en aperçoit d'abord aucune trace à l'extérieur; la peau qui a reçu le coup et qui correspond à la partie lésée ne présente aucune lividité; quelquefois cependant on voit paraître au bout de cinq, six ou huit jours des taches sous-cutanées plus ou moins étendues, d'une couleur violette ou jaunâtre; enfin, dans certaines circonstances, les taches dont nous parlons se montrent sur un point assez éloigné de celui qui était le siége de l'ecchymose, ce qui prouve que le sang infiltré a été délayé par le fluide sécrété par le tissu lamineux, et qu'il s'est répandu successivement dans les mailles du tissu cellulaire. La peau peut également ne présenter aucune altération dans sa couleur, lorsque l'ecchymose a son siége dans les différens viscères, quand même ceux-ci auraient été déchirés en plusieurs lambeaux, et qu'un épanchement plus ou moins considérable de sang aurait été la suite de leur rupture. De là, la nécessité de pratiquer de longues et de profondes incisions sur les cadavres, avant d'affirmer que des percussions qui n'ont fait subir aucune altération à la peau, n'ont rien changé à l'état des tissus sous-jacens.

Le *diagnostic* des ecchymoses est facile à établir. On distinguera celles qui sont superficielles des *lividités cadavériques*, en ayant égard à leur siége (*Voyez* MORT), et en coupant une lame mince de la peau; en effet, dans la *lividité* il y a simplement congestion de sang dans les réseaux capillaires, de manière que la couleur foncée ne s'étend point aux parties sous-jacentes. Les taches rouges ou violacées qui sont *congénitales*, celles que l'on remarque dans le *scorbut*, dans les *exanthèmes* aigus ou chroniques, celles qui reconnaissent pour cause des *excoriations* superficielles, ou l'action d'un *vésicatoire*, les *pétéchies*, les *varices sous-cutanées*, etc., offrent un caractère particulier, et ne présentent jamais les nuances de couleur que l'on observe dans l'ecchymose; d'ailleurs plusieurs d'entre elles ne sont que des symptômes de maladies qu'il n'est point difficile de reconnaître. L'ecchymose produite par la *sangsue*, laisse apercevoir à son centre la morsure triangulaire de l'animal. Les taches livides ou noirâtres, faites avec la *mine de plomb*, le *sulfure* d'*antimoine*, etc., disparaîtront lorsqu'on les lavera avec de l'eau. L'*eschare* qui a lieu chez le vivant, ne pourra pas être confondue avec l'ecchymose superficielle, si l'on fait attention aux symptômes qui ont dû précéder la mortification, à la sensibilité de la partie, etc. : s'il s'agissait de la distinguer des ecchymoses du canal digestif et du diaphragme, qui sont fréquemment le résultat de vomissemens opiniâtres, de convulsions, de l'action des poisons, etc., on aurait égard à la mollesse des eschares, au peu de résistance qu'elles offrent, et à la facilité avec laquelle on les détache par le plus léger frottement; tandis que que les ecchymoses ne disparaissent qu'après les avoir incisées, et avoir enlevé au moyen de l'eau, le sang extravasé dans les tissus. Il est quelquefois plus difficile de juger si les ecchymoses que l'on observe sur un cadavre sont le résultat de violences exercées du vivant de l'individu, ou de la putréfaction du corps : toutefois on parvient souvent à établir cette distinction en ayant égard aux circonstances suivantes : l'ecchymose qui est la suite de la putréfaction ne se manifeste ordinairement que dans certaines régions du corps, et lorsque la décomposition putride est déjà bien caractérisée; on n'y voit jamais ces nuances de jaune et de citrin qu'il n'est pas rare de remarquer dans celle qui est l'effet d'une percussion opérée du vivant de l'individu.

Les applications que l'on peut faire à la médecine légale, de l'histoire de l'*ecchymose*, sont assez nombreuses, pour que nous n'ayons pas besoin de nous justifier d'avoir détaillé tout ce qui s'y rapporte; en effet, la contusion produite par une violence extérieure, par une chute, etc., est toujours accompagnée d'ecchymose; or celle-ci peut être superficielle, ou profonde, se manifester peu de temps ou plusieurs jours après le coup, se montrer à l'endroit frappé ou beaucoup plus loin, présenter une ou plusieurs nuances, suivant l'époque où on l'examine; phénomènes qu'il importe d'étudier attentivement lorsqu'on cherche à apprécier l'intensité de la cause vulnérante, le moment de son action, etc. Dans certains cas l'étude de l'ecchymose peut apprendre que l'individu dont on examine le cadavre, n'a été ni blessé, ni empoisonné, et que les taches livides que l'on observe sont l'effet de la putréfaction, ou de vomissemens violens, de convulsions, etc. Ici elle fait connaître si l'enfant qui vient de naître a présenté les pieds, les fesses, ou le sommet de la tête, dans telle ou dans telle autre position. (*Voyez* page 286.) Là, elle fournit des éclaircissemens importans pour résoudre la question de la suspension, suivant la forme qu'elle affecte, suivant sa situation, la couleur des parties qui l'avoisinent, les désordres des tissus, etc. (*Voyez* ASPHYXIE par suspension, page 558.)

De la commotion.

On désigne sous le nom de *commotion*, l'état de stupeur dans lequel un organe est plongé, par suite d'une percussion, d'une chute, d'une secousse ou d'un ébranlement. Tous les organes peuvent être le siége de la commotion; toutefois celles du cerveau sont les plus fréquentes. S'il arrive souvent que la commotion a lieu dans l'organe voisin de la partie frappée, il n'est pas rare aussi de l'observer dans un des organes éloignés de l'endroit qui a reçu le coup; c'est ainsi par exemple, que la commotion du cerveau reconnaît pour cause une chute sur les fesses, sur les genoux, sur les talons ou sur les pieds. Parmi les effets de la commotion, il en est de constans et de variables; les prémiers sont la suspension et l'interruption de la sensibilité et de toute action nerveuse; ils peuvent être momentanés ou persister pendant un temps plus ou moins long: les autres sont relatifs à l'altération que les tissus ont pu éprouver; tantôt les organes ont conservé leur intégrité; dans certains cas, leur volume est diminué et leur densité augmentée, sans autre changement apparent: dans un assez grand nombre de circonstances, on remarque des ruptures, des hémorrhagies, l'inflammation, des épanchemens, le sphacèle; il est des cas enfin, où les parties qui ont été le siége de la commotion conservent une grande faiblesse et ne remplissent plus leurs fonctions d'une manière convenable: c'est ce qui arrive par exemple aux muscles, aux nerfs et aux vaisseaux. Le danger des commotions n'est donc pas le même; il en est qui sont immédiatement mortelles; d'autres ne déterminent la mort qu'au bout de plusieurs jours, ou sont suivies de la guérison complète ou incomplète; les plus dangereuses d'entre elles sont celles du cerveau et de la moelle épinière. Il est donc permis, dans certaines circonstances, de rapprocher les lésions dont nous parlons, des lipothymies, des syncopes ou morts subites, qui dans certains cas sont produites par une surprise, une frayeur excessive.

De la fracture.

La *fracture* doit être définie, la rupture d'un os ou d'un cartilage par une violence extérieure, un effort ou une chute : elle est caractérisée par le changement de forme, par la mobilité contre nature et la crépitation de la partie fracturée; phénomènes qui tardent plus ou moins à se manifester, selon la cause et le siége de la fracture, et qui peuvent éprouver des modifications suivant que l'os a été cassé en deux ou en plusieurs fragmens, qu'il y a ou qu'il n'y a point d'esquilles, suivant la disposition des fragmens, etc. Le danger des fractures est relatif à leur siége, à leur simplicité ou à leur complication, aux accidens qui les suivent, à l'âge de l'individu, etc.

De la luxation.

On peut définir la *luxation*, le déplacement des surfaces articulaires, qui est le résultat immédiat d'un coup, d'une chute, d'une violence extérieure, ou de l'action musculaire, et qui est toujours accompagné de douleur, d'une altération plus ou moins grande de la forme, de la longueur de la partie, et de l'impossibilité ou de la difficulté de ses mouvemens. Ainsi, par sa cause, ce genre de lésion diffère essentiellement de cette maladie chronique que l'on nomme improprement luxation spontanée.

De l'entorse.

On désigne sous le nom d'*entorse*, une affection des articulations, caractérisée par un gonflement douloureux, et par la difficulté de ses mouvemens, et qui reconnaît pour cause la torsion, le renversement ou toute autre violence subite.

De la brûlure.

La *brûlure* est une lésion produite par le feu ou par un caustique, et qui consiste tantôt dans la rubéfaction ou l'inflammation des tissus, tantôt dans leur carbonisation ou leur destruction totale. Lorsqu'elle est superficielle, elle présente peu de danger si elle est bornée, à moins que l'individu ne soit doué d'une grande susceptibilité nerveuse; si elle est superficielle et très-étendue, elle fait périr dans un court espace de temps, tandis qu'elle peut ne déterminer la mort que plusieurs jours après la chute des eschares, si elle est profonde et moyennement étendue.

Des plaies.

La *plaie* est une solution de continuité accidentelle, plus ou moins récente, ordinairement sanglante, produite par une cause mécanique. On la désigne sous des noms différens suivant la cause qui l'a déterminée : ainsi on l'appelle *égratignure*, *excoriation*, *piqûre*, *coupure*, *plaie-contuse*, *plaie d'arme à feu*, *morsure*, *plaie par arrachement*, *plaie envenimée*, etc. Ces dénominations dont le sens est parfaitement connu de toutes les personnes qui se livrent à l'étude de la chirurgie, ne doivent pas être confondues dans un rapport juridique.

Toutes les plaies ne sont pas également dangereuses. Le danger des *piqûres* est en général plus grand que celui des plaies faites par des instrumens *tranchans*, non-seulement parce qu'elles pénétrent plus avant, mais encore parce qu'elles offrent une moindre issue au pus, et qu'elles déchirent imparfaitement les filets nerveux et les parties aponévrotiques. Les plaies *contuses* et surtout celles qui sont faites par des *armes à feu*, pouvant donner lieu à la commotion, au sphacèle, et à la destruction des parties blessées et de celles qui les avoisinent, sont beaucoup plus redoutables que les précédentes ; les hémorrhagies consécutives que l'on observe quelquefois à la chute des eschares, et la présence des corps étrangers qui entretiennent pendant long-temps la suppuration, viennent souvent augmenter leur gravité. Le danger des *morsures* faites par des animaux vénimeux, et des *plaies envenimées*, est relatif à la nature du venin ou du poison qui a été appliqué sur nos tissus. (*Voyez* EMPOISONNEMENT.)

Le médecin peut être appelé pour déterminer non-seulement la nature et le danger d'une plaie, mais aussi pour éclairer les magistrats sur son ancienneté et le temps nécessaire à sa guérison ; il doit donc connaître exactement les phénomènes qui accompagnent ces sortes de blessures aux diverses époques, et les circonstances qui peuvent modifier, accélérer ou retarder leur guérison.

Les plaies présentent des phénomènes différens, suivant leur nature et les diverses époques auxquelles on les examine. Quand une plaie a été faite par un instrument tranchant, et que ses bords non contus, ont été réunis exactement peu de temps après la division du tissu, elle peut guérir sans suppurer par première intention ou par adhésion primitive; l'hémorrhagie s'arrête, par la pression que les lèvres affrontées exercent l'une contre l'autre, à raison des moyens mécaniques qui les maintiennent en contact; ces lèvres ne tardent pas à éprouver un léger gonflement inflammatoire, accompagné de rougeur, de chaleur, et qui est suivi de l'exsudation d'une lymphe plastique, susceptible de s'organiser pour former la cicatrice : d'abord terne et transparente, la lymphe qui suinte des bords de la plaie, devient plus épaisse, plus tenace et blanchâtre le second et le troisième jour; plus tard elle se pénètre de vaisseaux et constitue la cicatrice, véritable membrane intermédiaire aux bords de la division qu'elle réunit et avec lesquels elle finit par se confondre entièrement. La cicatrice paraît linéaire à l'extérieur, quelle que soit son étendue vers les parties profondes, intéressées; elle est d'un rouge assez vif les premiers jours qui suivent sa formation, ensuite elle pâlit peu à peu, et après un temps variable prend la couleur de la peau, et reste un peu plus blanche.

Quand la plaie ne doit se réunir que par *seconde intention* ou *adhésion secondaire*, c'est-à-dire, après avoir suppuré, les phénomènes de sa guérison sont différens des précédens : ce mode de réunion s'observe lorsque la plaie est avec perte de substance, que ses bords sont contus, ou que, long-temps exposés au contact de l'air, ils se sont fortement enflammés avant d'être réunis, que le malade présente quelque vice général et local qui entrave la guérison, etc. Après la cessation de l'hémorrhagie, le sang se colle à la surface de ces plaies, et forme une croute ou coagulum qui les défend du contact de l'air et des pièces d'appareil dont on les couvre. Vers le second jour, un suintement séro-sanguinolent plus ou moins abondant pénètre les pièces d'appareil et se supprime vers le troisième jour; la plaie rougit et s'enflamme; il se fait un nouveau suintement séro-purulent. A cette époque, la surface de la plaie paraît gonflée, livide, blafarde, quelquefois comme marbrée de taches violacées, brunes ou verdâtres : cet aspect n'a rien de fâcheux pour les personnes qui ont l'habitude de voir souvent de larges plaies; en effet, au bout de quelques jours, il se développe sur différens points, et surtout vers la circonférence de la solution de continuité, de petits tubercules coniques pleins d'une matière épaisse, blanchâtre, comme lardacée ; ces tubercules grossissent, deviennent rougeâtres, arrondis, et forment ce qu'on nomme les bourgeons charnus; ceux-ci, en s'étendant de plus en plus, s'unissent par leurs bases, et forment une membrane molle, plus ou moins rouge, qui finit par recouvrir toute la surface de la plaie; ils fournissent un pus d'abord séreux, puis plus épais, homogène, tel que celui qui s'écoule d'un phlegmon. Une fois que ces bourgeons charnus sont développés et la suppuration établie, la plaie se dégorge, ses bords s'affaissent, les bourgeons charnus s'affaissent aussi vers la circonférence de la plaie, fournissent moins de pus, et enfin forment, par leur affaissement, une pellicule d'abord rouge et assez épaisse; cette pellicule, qui n'est que la cicatrice, s'étend de plus en plus vers le centre de la solution de continuité, qui se rétrécit à mesure qu'elle se forme; aussi la peau voisine, fortement tiraillée, détermine-t-elle des plis radiés autour de la plaie. Quand celle-ci offre une grande étendue, la cicatrice devient de plus en plus mince, elle pâlit, et enfin finit par prendre une couleur plus pâle que celle de la peau. Quand la plaie est fort large, la cicatrisation commence bien ordinairement par les bords, mais on voit aussi qu'elle a lieu ensuite par différens points de la surface malade.

La cicatrice est donc un organe de nouvelle formation, c'est une sorte de tégument qu'on pourrait nommer accidentel; elle se forme plus ou moins rapidement suivant une foule de circonstances, comme la nature des parties intéressées, l'étendue de la plaie, l'âge, l'état sain ou maladif du blessé, etc. Toutes choses égales d'ailleurs, la cicatrisation a lieu plus promptement quand la plaie existe à la tête, aux bras ou au front, qu'aux extrémités inférieures; les plaies très-étendues avec perte de substance, dans lesquelles les tendons, les aponévroses, les os sont mis à nu, ne guérissent souvent qu'aprés l'exfoliation de ces organes, et sont en général longues à cicatriser. Chez les jeunes sujets, la cicatrisation est plus prompte que chez les adultes et les vieillards; quand le malade est d'une bonne constitution, les plaies se guérissent avec plus de promptitude que lorsqu'il est débilité, cachectique ou affecté de vérole, de scrofules, de dartres ou de scorbut : souvent, chez ces derniers individus, les plaies prennent en fort peu de temps un caractère ulcéreux qui pourrait les faire regarder comme beaucoup plus anciennes qu'elles ne le sont réellement; c'est une circonstance à laquelle il faut faire la plus grande attention dans les rapports en médecine légale, lorsqu'il s'agit de déterminer depuis quel temps une blessure a été faite ou combien devra durer son traitement. Il en est de même des plaies qui peuvent intéresser d'anciennes cicatrices; elles dégénèrent souvent en véritables ulcères au bout d'un temps très-court : nous avons vu des malades chez lesquels on aurait jugé que ces lésions existaient depuis fort long-temps, tandis qu'elles n'avaient lieu que depuis quelques jours. Quand les cicatrices sont récemment formées, en général elles sont roses, vasculaires et comme injectées, plus ou moins tendres et sensibles au toucher : plus tard, elles deviennent blanches, lisses, moins sensibles au toucher et restent ordinairement plus colorées que la peau; cependant il est impossible de déterminer jusqu'à présent le temps qui est nécessaire pour que ces changemens s'opèrent dans l'état des cicatrices; chez les uns, il a lieu assez promptement; chez d'autres, ce n'est qu'après un temps fort long qu'on les observe; chez quelques malades même, surtout chez les scorbutiques et les vénériens, les cicatrices restent long-temps rouges, ou violettes et croûteuses, de sorte que l'on pourrait prendre pour récentes des cicatrices déjà anciennes. Il est bon de savoir aussi que chez un assez grand nombre d'individus, les cicatrices deviennent rouges ou violacées, pendant l'hiver, par l'action du froid, bien qu'elles existent depuis fort long-temps et qu'elles soient blanches dans l'état ordinaire.

Les cicatrices présentent aussi des caractères différens, suivant la nature de la solution de continuité qui leur a donné lieu. Celles des plaies simples, celles qui succèdent à l'ouverture d'abcès, à diverses opérations, sont ordinairement linéaires, solides, et insensibles; celles qui suivent les plaies étendues avec perte de substance, sont souvent enfoncées, adhérentes aux os, et se déchirent avec facilité. Les cicatrices des brûlures restent fort long-temps rouges, elles sont irrégulières et coupées dans diverses directions, par des brides blanchâtres, plus ou moins multipliées : les cicatrices des bubons, des glandes lymphatiques suppurées, sont ordinairement plissées, et présentent des stries radiées qui leur donnent parfois une apparence étoilée; les cicatrices des vieux ulcères, sont ordinairement lisses, ou couvertes de croûtes, qui peuvent acquérir beaucoup d'épaisseur.

Lorsqu'un malade à succombé pendant le traitement d'une plaie, celle-ci éprouve des changemens remarquables après la mort; ses bords s'affaissent ainsi que les bourgeons charnus dont elle est couverte, elle pâlit sensiblement, et souvent la cicatrice commençante, ne paraît plus aussi distincte de la portion suppurante de la plaie que pendant la vie; il est donc plus difficile en général, de distinguer après la mort, le degré de la cicatrisation et l'ancienneté de la blessure, que pendant la vie.

Les plaies contuses, dans lesquelles l'épiderme ou les couches les plus superficielles du derme ont été détachées, se couvrent d'une croûte de sang coagulé, qui reste adhérente, pendant les trois ou quatre premiers jours, et se sépare lorsque la suppuration commence à s'établir dans la partie sous-jacente.

TRENTE-SEPTIÈME LEÇON.

Histoire medico-légale des blessures.

ARTICLE PREMIER.

Législation sur les blessures.

« Il n'y a ni crime ni délit, lorsque l'homicide, les blessures et les coups étaient commandés par la nécessité actuelle de la légitime défense de soi-même ou d'autrui. » (Code pénal, art. 328.)

« Sont compris dans les cas de nécessité actuelle de défense les deux cas suivans :

« 1° Si l'homicide a été commis, si les blessures ont été faites, ou si les coups ont été portés en repoussant pendant la nuit l'escalade, ou l'effraction des clôtures, murs ou entrées d'une maison ou d'un appartement habité, ou leurs dépendances ; 2° si le fait a eu lieu en se défendant contre les auteurs de vols ou de pillages exécutés avec violence. » (Code pénal, art. 329.)

« Quiconque, par imprudence, inattention, négligence ou inobservation des règlemens, aura commis involontairement un homicide, ou en aura involontairement été la cause, sera puni d'un emprisonnement de trois mois à deux ans, et d'une amende de cinquante francs à six cents francs. » (Code pénal, art. 319.)

« S'il n'est résulté du défaut d'adresse ou de précaution, que des blessures ou coups, l'emprisonnement sera de six jours à deux mois, et l'amende sera de seize francs à cent francs. » (Code pénal, art. 320.)

« L'homicide commis volontairement est qualifié meurtre. » (Code pénal, art. 295.)

« Tout meurtre commis avec préméditation ou de guet-apens est qualifié assassinat. » (Code pénal, art. 296.)

« Tout coupable d'assassinat, de parricide, d'infanticide ou d'empoisonnement, sera puni de mort, sans préjudice de la disposition particulière contenue en l'art. 13, relativement au parricide. » (Code pénal, art. 302.)

« Le meurtre emportera la peine de mort, lorsqu'il aura précédé, accompagné ou suivi un autre crime ou délit. En tout autre cas, le coupable de meurtre sera puni de la peine des travaux forcés à perpétuité. » (Code pénal, art. 304.)

« Toute personne coupable du crime de castration subira la peine des travaux forcés à perpétuité. Si la mort en est résultée avant l'expiration des quarante jours qui auront suivi le crime, le coupable subira la peine de mort. » (Code pénal, art. 316.)

« Le crime de castration, s'il a été immédiatement provoqué par un outrage violent à la pudeur, sera considéré comme meurtre ou blessures excusables. » (Code pénal, art. 325.)

« Sera puni de la peine de la réclusion, tout individu qui aura fait des blessures ou porté des coups, s'il est résulté de ces actes de violence une maladie ou incapacité de travail personnel pendant plus de vingt jours. » (Code pénal, art. 309.)

« Si le crime mentionné au précédent article a été commis avec préméditation ou guet-apens, la peine sera celle des travaux forcés à temps. » (Code pénal, art. 310.)

« Lorsque les blessures ou les coups n'auront occasioné

aucune maladie ni incapacité de travail personnel de l'espèce mentionnée en l'art. 309, le coupable sera puni d'un emprisonnement d'un mois à deux ans, et d'une amende de seize francs à deux cents francs. — S'il y a eu préméditation ou guet-apens, l'emprisonnement sera de deux ans à cinq ans, et l'amende de cinquante francs à cinq cents francs. » (Code pénal, art. 311.)

« Le meurtre, ainsi que les blessures et les coups, sont excusables, s'ils ont été provoqués par des coups ou violences graves envers les personnes. » (Code pénal, art. 321.)

« Les crimes et délits mentionnés au précédent article sont également excusables, s'ils ont été commis en repoussant, pendant le jour, l'escalade ou l'effraction des clôtures, murs ou entrée d'une maison ou d'un appartement habité, ou de leurs dépendances. » (Code pénal, art. 322.)

« Le parricide n'est jamais excusable. » (Code pénal, art. 323.)

« Le meurtre commis par l'époux sur l'épouse, ou par celle-ci sur son époux, n'est pas excusable, si la vie de l'époux ou de l'épouse qui a commis le meurtre n'a pas été mise en péril dans le moment même où le meurtre a eu lieu. Néanmoins, dans le cas d'adultère, prévu par l'art. 336, le meurtre commis par l'époux sur son épouse, ainsi que sur le complice, à l'instant qu'il les surprend en flagrant délit dans la maison conjugale, est excusable. » (Code pénal, art. 324.)

« Lorsque le fait d'excuse sera prouvé, s'il s'agit d'un crime emportant la peine de mort ou celle des travaux forcés à perpétuité, ou celle de la déportation, la peine sera réduite à un emprisonnement d'un an à cinq ans.

« S'il s'agit de tout autre crime, elle sera réduite à un emprisonnement de six mois à deux ans.

Dans ces deux premiers cas, les coupables pourront de plus être mis, par l'arrêt ou le jugement, sous la surveillance de la haute police pendant cinq ans au moins, et dix ans au plus. S'il s'agit d'un délit, la peine sera réduite à un emprisonnement de six jours à six mois. » (Code pénal, art. 326.)

« Tout individu qui, même sans armes et sans qu'il en soit résulté des blessures, aura frappé un magistrat dans l'exercice de ses fonctions, ou à l'occasion de cet exercice, sera puni d'un emprisonnement de deux à cinq ans. Si cette voie de fait a eu lieu à l'audience d'une cour ou d'un tribunal, le coupable sera puni du carcan. » (Code pénal, art. 228.)

« Les violences de l'espèce exprimée en l'article 228, dirigées contre un officier ministériel, un agent de la force publique, ou un citoyen chargé d'un ministère de service public, si elles ont eu lieu pendant qu'ils exerçaient leur ministère, ou à cette occasion, seront punies d'un emprisonnement d'un mois à six mois. » (Code pénal, art. 230.)

« Si les violences exercées contre les fonctionnaires et agens désignés aux articles 228 et 230, ont été la cause d'effusion de sang, blessures ou maladie, la peine sera la réclusion; si la mort s'en est suivie dans les quarante jours, le coupable sera puni de mort. » (Code pénal, art. 231.)

« Dans le cas même où ces violences n'auraient pas causé d'effusion de sang, blessures ou maladie, les coups seront punis de la réclusion, s'ils ont été portés avec préméditation ou guet-apens. » (Code pénal, art. 232.)

« Tout fait quelconque de l'homme qui cause à autrui un dommage, oblige celui par les fautes duquel il est arrivé à le réparer. » (Code civil, art. 1382.)

« Chacun est responsable du dommage qu'il a causé, non-seulement par son fait, mais encore par sa négligence ou par son imprudence. » (Code civil, art. 1383.)

Les dispositions dont il vient d'être fait mention prouvent, jusqu'à l'évidence, que le législateur a pris pour base des peines portées contre l'auteur des blessures, l'*intention* qui l'a dirigé dans son action, et les *effets* qui en sont résultés: car, d'une part, il distingue l'acte commis avec préméditation, de l'acte volontaire non prémédité, et de celui qui, étant également involontaire, doit être attribué à un accident; d'une autre part, il admet des blessures qui sont suivies de la mort, d'autres qui entraînent une incapacité de travail personnel pendant plus de vingt jours, et d'autres, enfin, beaucoup moins graves, qui n'occasionent aucune maladie, ni incapacité de travail personnel pendant vingt jours. Il résulte également de ces dispositions, que la rigueur des peines augmente suivant les circonstances qui accompagnent le crime et la qualité des personnes sur lesquelles il a été commis. On voit enfin que l'on a fixé la réparation du dommage dont la blessure a été la cause.

Remarques sur cette législation. Il existe des blessures qu'il est impossible de guérir en moins de vingt jours, telles que les fractures, les fortes contusions, etc., et qui peuvent dépendre du même acte de violence qui aura déterminé une blessure guérissable en moins de vingt jours : la faute morale est la même dans les deux cas; la peine est pourtant bien différente. (*Voy.* les articles 309 et 311, page 601.) Le législateur n'aurait-il pas dû établir ici plus de gradation dans les peines, en ayant égard à la fois à la gravité du désordre produit et à la moralité de l'action? Et déjà ne voyons-nous pas que, d'après quelques-uns des articles cités plus haut (*voy.* pag. 600), la loi n'inflige que des peines légères aux auteurs des blessures faites involontairement et par accident, lors même que la mort s'en serait suivie?

L'expérience démontre journellement la trop grande sévérité de l'article 309 du code pénal; aussi voit-on très-fréquemment les jurys n'ajouter aucune foi aux diverses dépositions, pour éviter de condamner les accusés au *maximum* de la peine. D'une autre part, le courage du blessé peut être tel, qu'après avoir reçu un coup qui doit le faire périr avant le vingtième jour, il n'interrompe son travail qu'après dix, douze ou quinze jours. Comment appliquer alors l'article 311, dans lequel l'incapacité de travail personnel est regardée comme une condition pénale absolue?

Les considérations qui précèdent ont déjà fait sentir la nécessité de modifier la législation relative aux blessures; des faits authentiques, dont nous allons indiquer le sommaire, prouvent qu'il serait injuste de la conserver. Nous établirons avec soin, lorsque nous parlerons des *circonstances* qui *influent sur la guérison plus ou moins prompte des blessures*, que celles-ci peuvent être de nature à guérir dans l'espace de six à dix jours, et que pourtant, dans certains cas, leur durée peut se prolonger au-delà du trentième jour, soit à cause d'une disposition morbide du blessé, ou des circonstances atmosphériques dans lesquelles il aura été placé; soit parce qu'il aura été privé des secours de l'art, ou que ces secours auront été mal dirigés ou repoussés par lui; soit, enfin, parce que, dans la vue d'obtenir des dommages et intérêts plus considérables, ou par motif de vengeance, il aura employé des moyens capables d'aggraver ses blessures ou d'en prolonger la durée. Certes, dans aucun de ces cas, l'agresseur ne peut être passible du retard qu'éprouve la guérison.

L'article 231 du code pénal qui prononce la peine capitale lorsque des violences exercées contre des fonctionnaires publics ont amené la mort dans les quarante jours (*voy.* pag 603.), devrait également être modifié ; car il peut se faire que le cause de la mort ne soit aucunement liée à la blessure, tandis que, d'une autre part, il arrive souvent que le blessé périt, par l'effet de la blessure, plusieurs mois après qu'il a été l'objet de la violence : ainsi, dans un cas, on rendrait injustement l'agresseur responsable d'un crime qu'il n'a point commis, tandis que dans l'autre cas, la peine, serait loin d'être en proportion avec le délit. Les observations à l'appui de cette assertion importante se présentent en foule.

Article premier.

Classification des blessures.

Tous les auteurs de médecine légale se sont efforcés d'établir des divisions méthodiques des blessures basées sur la gravité plus ou moins grande de leurs effets, comme pour rapporter les différens cas individuels aux classes, aux ordres et aux genres qu'ils avaient adoptés : cette marche leur a paru une conséquence nécessaire des dispositions des lois que nous avons fait connaître, de l'institution du jury et des défenseurs ; ainsi on a distingué des blessures *simples*, *graves* et *mortelles ;* ces dernières sont mortelles par elles-mêmes ou *nécessairement* mortelles, et mortelles par *accident :* les blessures *nécessairement* mortelles sont subdivisées en blessures de nécessité mortelles chez *tous les individus*, et en blessures de nécessité *individuellement* mortelles. — Les blessures *graves* ont été divisées en blessures *pouvant* devenir *mortelles*, et en blessures *pouvant gêner* l'exercice de quelques fonctions. — On devine aisément ce que l'on a entendu par blessures *simples*. Il existe encore plusieurs autres distributions des blessures, que nous nous dispenserons de faire connaître, parce qu'elles sont loin d'avoir, en médecine légale, l'importance qu'on a voulu leur donner.

« Les classifications systématiques admises dans quelques tribunaux étrangers, a dit avec raison M. Chaussier, et répétées encore par plusieurs médecins, sont-elles fondées sur des bases invariables? Peuvent-elles comprendre, exprimer les différences que présentent les blessures? Et ces distinctions minutieuses, ces dénominations diverses, tour à tour imaginées, et auxquelles on attache un sens plus ou moins restreint, ne tendent-elles pas plutôt à obscurcir qu'à éclairer l'objet? Ne donnent-elles pas lieu le plus souvent à des discussions verbeuses plus ou moins subtiles, souvent inintelligibles, qui, en dénaturant l'objet essentiel, conduisent à l'erreur ou à l'injustice; enfin, quoique l'intention ne change pas la nature du fait, ces classifications peuvent-elles être admises dans les tribunaux, où l'on considère *toujours l'intention?* » (Table synoptique des blessures.)

ARTICLE II.

Du danger des blessures, de leur marche, de leur terminaison : des moyens d'apprécier jusqu'à quel point leurs effets doivent être rapportés à la violence extérieure qui les a produites.

Nous comprenons sous ce titre la partie la plus importante de l'histoire médico-légale des blessures; celle que plusieurs auteurs ont cru devoir désigner sous le nom de *pronostic* des blessures. Le mot pronostic, dérivé de πρὸ d'avance, et de γινώσκω, je connais, est évidemment impropre dans le cas dont il s'agit, puisque l'homme de l'art est non-seulement appelé pour donner son avis sur l'issue probable d'une blessure, mais encore, et plus souvent, pour décider après la guérison ou la mort du blessé, jusqu'à quel point la blessure a été la cause des accidens qui se sont manifestés.

Plusieurs médecins admettent avec Stoll, que le danger des blessures ne peut être déterminé qu'*individuellement;* et ils veulent qu'avant de porter le jugement, on ait égard à la nature de la partie lésée, à la cause vulnérante, à l'intensité de la lésion, à l'état organique du blessé, et aux diverses circonstances qui peuvent aggraver la blessure, en prolonger la durée et en rendre les suites plus ou moins fâcheuses. En procédant ainsi, il est impossible d'assigner constamment *à priori* l'époque de la guérison, si la blessure est curable; et en supposant que l'on soit appelé, lorsque la maladie est terminée, il n'est pas toujours aisé de décider jusqu'à quel point certaines circonstances ont influé sur le retard qu'a éprouvé la guérison : il est encore fort difficile de déterminer quelquefois si la mort du blessé est un résultat nécessaire de la lésion, ou si elle n'est pas due à l'action d'une cause indépendante de la volonté de l'aggresseur. Le jugement à porter, comme on voit, est basé sur un assez grand nombre d'élémens, pour que la résolution du problème soit effectivement fort compliquée.

D'autres praticiens pensent au contraire que les blessures doivent être estimées d'une manière *générale*, prise dans leur terminaison particulière, mais constante et inhérente à leur nature chez l'individu sain et exempt de sur-causes. Cette opinion vient d'être soutenue avec force par le docteur Biessy, qui propose d'avoir recours à un tableau dans lequel il fixe le nombre de jours nécessaires pour la guérison des excoriations, des inflammations, des escarres, des contusions, des ecchymoses, des différentes espèces de plaies, etc., suivant qu'elles intéressent la peau, les membranes muqueuses, les muscles, les os, et suivant que la maladie se termine par résolution, par suppuration, par la formation du cal, etc., ou que les solutions de continuité ont été réunies par première intention. (Manuel de méd. légale, p. 133.) Ce n'est pas, dit le docteur Biessy, que le tableau dont il s'agit présente une exactitude mathématique; mais il lui semble que c'est ainsi que les diverses lésions doivent être considérées, pour la médecine légale, puisque c'est en observant la terminaison simple et naturelle de chaque blessure, qu'on peut fonder légalement un pronostic, et obvier aux dangers toujours graves de laisser ce pronostic à l'arbitraire des hommes de l'art et aux contestations des gens d'affaires.

Après avoir fait connaître les deux opinions fondamentales sur les moyens d'apprécier les effets des blessures, nous allons parcourir rapidement les divers problèmes que l'homme de l'art peut être appelé à résoudre; cette connaissance nous mettra à même de juger laquelle des deux méthodes doit être préférée. Nous espérons que les détails dans lesquels nous allons entrer, en indiquant à l'autorité les innombrables lacunes que présentent les dispositions pénales actuellement en vigueur, engageront les jurisconsultes à donner une plus grande extension à la partie du code pénal relative aux blessures, et à réformer les articles 309 et 311 du code pénal, en prenant pour base les propositions suivantes (1) :

1° Une blessure est immédiatement suivie de la mort, ou fait périr le blessé dans l'espace de quelques heures. Ici la mort est tellement l'effet de la blessure, qu'il serait impossible qu'elle n'arrivât pas. Le médecin peut la prédire : nous citérons pour exemple les lésions étendues et profondes du cœur avec un épanchement considérable.

2° La mort ne tarde pas à suivre une blessure en apparence fort grave ; mais le diagnostic est assez difficile à établir pour que l'on soit obligé d'attendre que l'ouverture du cadavre ait fourni la preuve que le blessé a péri par suite de la lésion.

3° Un individu succombe peu de temps après avoir été l'objet d'une violence extérieure ; mais la blessure est tellement légère, qu'il est permis d'annoncer avant la mort qu'elle est étrangère à cet effet, et l'ouverture du cadavre confirme cette prédiction : c'est évidemment le cas d'une personne qui devait périr quand même elle n'aurait pas été blessée.

---

(1) Il ne sera pas inutile de rappeler au lecteur que les articles 309, 311 et 319 du Code pénal, que nous avons transcrits aux pages 600 et 601, sont les seuls dont on puisse faire actuellement l'application aux cas dont il s'agit.

4° La mort arrive subitement ou dans l'espace de quelques heures, à la suite d'une violence extérieure qui ne paraissait pas assez intense pour devoir produire un effet aussi fâcheux : ainsi un coup léger porté sur la tête d'un homme dont le *crâne est fort mince*, ou sur le thorax d'un autre qui est atteint d'une *maladie grave* du cœur ou du poumon, les fait périr, tandis que le même coup n'aurait donné lieu qu'à des accidens fort ordinaires chez tout autre individu bien portant. Dans certains cas, l'homme de l'art a pu présumer avant la mort du blessé, que la blessure était la cause de la mort, mais il a fallu pour en acquérir la conviction attendre que le cadavre eut été ouvert.

5° La mort ne tarde pas à suivre une blessure grave; cependant il était possible de la prévenir dans beaucoup de cas, en prodiguant avec promptitude les secours convenables : tel serait le cas d'un individu dont l'artère carotide externe ou l'artère fémorale aurait été ouverte. On ne craindra pas de se tromper en annonçant d'avance que la mort est le résultat de la blessure.

6° Un individu placé dans les mêmes circonstances que le précédent périt, tandis qu'il aurait pu survivre, si l'homme de l'art qui l'a secouru à temps avait tenté une opération qu'il n'a pas osé entreprendre, ou si l'ayant entreprise, il l'eût pratiquée avec le talent nécessaire.

7° La mort arrive plusieurs mois après l'action d'un instrument vulnérant : le blessé n'éprouve d'abord que de très-légers accidens qui ne l'empêchent même pas de continuer ses travaux pendant les vingt jours qui suivent le moment de la blessure : cependant il est prouvé par l'ouverture du cadavre, par les signes commémoratifs et par d'autres circonstances, que la mort est l'effet de la blessure, et que les secours de l'art les mieux combinés n'auraient pu la prévenir.

8° Une blessure aurait été guérie avant le vingtième jour, si le blessé, par quelque motif d'intérêt ou de vengeance, n'avait pas cherché à l'aggraver en faisant usage de caustiques, etc.

9° La guérison d'une blessure aurait eu lieu avant le vingtième jour, si le lieu qu'habite le blessé, le climat et la saison ne s'y étaient opposés, si les secours de l'art eussent été rationnels et prodigués à temps, si le plaignant ou ceux qui l'assistent n'eussent pas enfreint les règles de l'hygiène : l'homme de l'art affirme que l'incapacité de travail pendant plus de vingt jours, tient évidemment à l'une ou à l'autre des circonstances que nous venons d'indiquer, ou bien il déclare, que sans pouvoir l'affirmer, il présume que le retard de la guérison dépend d'une de ces causes.

10° Une blessure est assez légère pour devoir guérir dans l'espace de dix, douze ou quinze jours; néanmoins elle entraîne une incapacité de travail pendant trente ou quarante jours, sans que l'on puisse accuser le malade, les assistans ou le médecin d'imprudence ou d'impéritie : la cause du retard consiste dans un vice de la constitution du blessé. Ici il peut se présenter deux cas forts différens : *a*, les vices de constitution sont facilement appréciables, l'homme de l'art prononce qu'ils existent, et n'hésite pas à leur attribuer la trop grande durée de la maladie ; *b*, l'altération des solides ou des humeurs qui détériore la constitution n'est pas évidente; le médecin ne peut pas affirmer qu'il y ait un vice, et par conséquent il ne peut rien apprendre sur le rôle qu'il joue pendant la maladie.

11° Une violence extérieure détermine des fractures chez un vieillard, l'avortement chez une femme enceinte, tandis que le même coup aurait à peine entraîné l'incapacité de travail pendant deux ou trois jours, chez des individus placés dans des conditions opposées. L'agresseur prétexte l'ignorance de la grossesse, parce que la femme n'était enceinte que de deux à trois mois.

12° Une blessure qui a menacé plus ou moins les jours du malade guérit; mais le blessé reste infirme ou estropié : dans certains cas l'infirmité est absolue, c'est-à-dire qu'elle est simplement l'effet de la blessure, et doit exister chez tous les blessés; dans d'autres circonstances, elle est relative et pourrait ne pas avoir été la suite de la blessure, si le blessé n'eût pas été atteint d'un vice de conformation, d'une maladie, etc.; l'infirmité peut être curable ou incurable.

Il résulte évidemment des propositions qui précèdent, que l'opinion de Stoll, savoir : *que le danger des blessures ne peut être jugé qu'individuellement*, est la seule admissible. Le médecin, dit M. Chaussier, doit se borner à considérer, à exprimer l'état particulier de chacun des cas pour lesquels il est requis; car, quelque semblables que paraissent des affections, elles diffèrent toujours par quelques points.

Nous adopterons volontiers avec le docteur Biessy, qu'il serait possible de se servir souvent avec avantage du tableau qu'il a proposé, en lui faisant subir de légères modifications, parce qu'il est vrai que *dans la plupart des cas*, on doit déclarer comme lésions simples, devant guérir dans un espace de temps déterminé, et *avant le vingtième jour*, les excoriations, les contusions bornées à la peau et au tissu cellulaire, et se terminant par résolution, les plaies non compliquées susceptibles de guérir par réunion immédiate, et celles qui offrant peu d'étendue, se cicatrisent sans donner lieu à une suppuration abondante, les brûlures superficielles peu intenses, et celles qui, étant plus graves, sont bornées à un très-petit espace. Mais il est des circonstances où l'usage d'un pareil tableau pourrait induire le médecin en erreur : parmi les exemples qui se présentent, nous citerons le suivant. Un individu est piqué à la face palmaire du doigt index, la peau seule est intéressée, on déclare que la lésion est simple parce qu'en effet la plupart des piqûres des autres parties de la peau guérissent facilement, et que même on a vu de semblables piqûres au doigt ne donner lieu à aucun accident grave; cependant un panaris se développe, et si le malade ne reçoit pas les secours convenables, il est exposé à perdre le membre; il peut même succomber à une affection cérébrale.

Ajoutons à ces considérations, que le docteur Biessy suppose avec Mahon « que le blessé est toujours doué de cette constitution naturelle que tout homme est censé avoir apportée en naissant, c'est-à-dire de cette conformation des parties solides, de ces qualités des fluides, de leurs propriétés, de leurs fonctions ordinaires, telles que la physiologie nous les présente. » (*Mahon*, Méd. légale). Or, cette proposition, énoncée d'une manière aussi générale, est inadmissible, puisqu'on n'observe pas une pareille constitution chez plusieurs individus. On dira, sans doute, qu'il est souvent aisé de juger, en examinant le blessé pour la première fois, que les solides ou les liquides sont viciés de telle sorte que la guérison devra être retardée : mais il n'en est pas toujours ainsi, car on est souvent dans l'impossibilité de découvrir les vices de constitution qui pourront entraver la marche de la nature. Du moins, répondra-t-on, sera-t-il permis d'attribuer à la mauvaise constitution du blessé la trop longue durée du traitement, lorsqu'on ne sera appelé à porter son jugement qu'à la fin de la maladie, si l'on apprend que celle-ci n'a été compliquée d'aucun accident dépendant du médecin, des assistans, ou des imprudences que le malade aurait pu commettre. Soit ; il n'en est pas moins vrai que l'on aurait été induit en erreur si l'on avait prononcé *à priori* d'après le tableau, que la maladie ne devait durer qu'un très-petit nombre de jours. Une autre observation que ne manqueront pas de faire les partisans de la doctrine que nous combattons, consiste en ce qu'il importe peu à l'agresseur que le blessé fût doué de telle ou de telle autre constitution, que la blessure dont il a été la cause, étant de nature à devoir être guérie en peu de jours, *chez la plupart des individus,* il ne doit être passible en aucune manière des obstacles qu'a éprouvés la guérison, et qui tiennent à des vices de constitution qu'il ne pouvait point prévoir. C'est aux magistrats à apprécier la valeur de cette observation et à faire une juste application des articles 309, 311, et 319 du Code pénal, qui se rapportent à cet objet. Le médecin a rempli son devoir, lorsqu'il a établi que la guérison de la blessure n'a été retardée que par suite de la mauvaise constitution du blessé.

Il nous paraît démontré, d'après ce qui précède, que le danger des blessures ne peut être jugé *qu'en ayant égard à la nature de la partie lésée et à la cause vulnérante, ainsi qu'aux diverses circonstances qui influent sur leur durée et sur leurs suites*, matières qui vont faire l'objet des deux paragraphes suivans. (*Voyez* page 722, pour les *règles de l'examen médico-légal des blessures.*)

TRENTE-HUITIÈME LEÇON.

§ Ier.

Des blessures considérées sous le rapport de la cause vulnérante et des parties atteintes.

Évitons le double écueil dans lequel sont tombés les médecins qui ont voulu tour à tour juger les dangers des blessures seulement d'après la nature de la partie lésée ou d'après la manière dont elles avaient été faites et les diverses circonstances qui les avaient accompagnées. Les détails dans lesquels nous allons entrer prouveront jusqu'à l'évidence la nécessité de considérer à la fois ces deux objets dans toute recherche relative à la léthalité des blessures.

Blessures de la tête.

Les blessures de la tête méritent de fixer l'attention des gens de l'art, non-seulement parce qu'elles ont souvent les suites les plus fâcheuses, mais encore par la difficulté que l'on peut éprouver à en établir le diagnostic et le pronostic. L'inflammation du cerveau, du cervelet ou de leurs membranes; la commotion de l'encéphale; des épanchemens mortels de pus ou de sang dans la propre substance de ces viscères, entre leurs membranes ou entre la dure-mère et les os du crâne, tels sont les accidens graves auxquels elles peuvent donner lieu. Tantôt la lésion extérieure est nulle ou tellement peu sensible qu'elle semblerait ne pas devoir être redoutée, et pourtant le désordre est extrême dans la cavité du crâne; le blessé périt en peu de jours si on ne se hâte point de lui prodiguer les secours les plus énergiques et les mieux combinés; dans d'autres circonstances, les effets de la blessure ont été bornés aux tégumens; mais les symptômes qui se manifestent sont de nature à faire craindre la lésion des organes plus profondément situés; il est des cas où la violence exercée sur la tête n'est suivie d'aucun phénomène propre à inspirer la moindre crainte, tandis que plusieurs jours et même plusieurs semaines après, il se développe tout à coup une maladie dont on arrête avec peine les progrès; ici la mort survient immédiatement après l'action de l'instrument vulnérant, et l'ouverture du cadavre ne montre aucune altération dans les tissus qui puisse expliquer un effet aussi redoutable; c'est ce que l'on observe dans les commotions cérébrales les plus violentes; là on démontre, par un examen attentif des organes contenus dans la cavité du crâne, quelle a été la cause de la mort, mais il est extrêmement difficile de décider si l'on aurait dû, d'après l'existence d'un certain nombre de symptômes, pratiquer des ouvertures pour donner issue aux liquides épanchés, ou, en d'autres termes, si l'on aurait pu empêcher la mort.

Les blessures de la tête ont été divisées en *internes* et en *externes;* celles-ci sont moins graves que les autres, quoique cependant elles ne soient pas toujours exemptes de dangers. Nous adopterons cette division comme la plus simple; toutefois nous ferons observer que souvent les blessures de la tête sont plutôt mixtes qu'internes ou externes, c'est-à-dire qu'elles intéressent à la fois les tégumens et les organes plus profondément situés.

Piqûres des parties molles externes. La piqûre des tégumens du crâne offre, en général, peu de danger: on voit paraître une tumeur inflammatoire peu douloureuse, plus ou moins étendue et qui occupe quelquefois toute la tête; souvent le blessé éprouve des nausées et un peu de fièvre. Ce n'est guère que lorsqu'un ou plusieurs filets nerveux ont été imparfaitement coupés par l'instrument, que l'on voit se joindre à ces symptômes des accidens plus fâcheux : en effet, il paraît alors du troisième au quatrième jour, un engorgement inflammatoire qui prend le caractère de l'érysipèle, et qui est souvent accompagné de fièvre et de tous les symptômes de l'embarras gastrique. Dans certaines circonstances, le malade éprouve du délire, de l'assoupissement, etc., phénomènes que l'on serait tenté de rapporter à l'inflammation du cerveau ou des méninges, à des épanchemens, etc.

Plaies des parties molles externes, par instrument

tranchant. Elles sont presque toujours exemptes de danger, à moins qu'il n'y ait eu commotion du cerveau, ou que des vaisseaux considérables ayant été ouverts, le blessé n'ait pas été promptement secouru. L'inflammation qui complique si souvent les piqûres, est ici beaucoup moins à craindre. Toutefois il importe, avant de prononcer sur les effets de ces blessures, d'avoir égard à la partie de la tête qui en est le siége : ainsi les plaies des muscles temporaux (temporo-maxillaires) peuvent être plus dangereuses que celles des autres régions, non-seulement parce que l'artère temporale aura été ouverte, mais encore parce qu'elles sont ordinairement suivies d'une inflammation assez considérable, et par la gêne des mouvemens de l'os maxillaire inférieur.

Contusions des tégumens du crâne. Le résultat le plus ordinaire d'une pareille contusion, est une infiltration ou un épanchement de sang sous la peau ou sous l'aponévrose et le péricrâne; on lui donne ordinairement le nom de *bosse,* et l'on sait qu'elle n'offre aucun danger, s'il n'y a pas eu lésion du cerveau ou de ses membranes, la résolution ne tardant pas à avoir lieu. Assez souvent, cependant, la partie lésée s'enflamme, l'inflammation se termine par suppuration, et le blessé éprouve de la fièvre. Dans des cas assez rares, l'inflammation de la pie-mère ou de l'arachnoïde a été le résultat d'un coup léger porté à la tête : la maladie s'est terminée par suppuration, et le pus s'est épanché à la surface ou entre les lames de ces membranes. Le pronostic des bosses dont nous parlons a souvent donné lieu à des méprises funestes de la part de chirurgiens peu attentifs qui ont cru reconnaître un enfoncement du crâne, lorsqu'il n'y avait qu'une simple bosse molle et enfoncée dans son milieu, mais dont les bords étaient durs et élevés, comme on le voit particulièrement dans les cas où l'instrument contondant a agi obliquement, et que le tissu cellulaire sous-cutané a été dilacéré. On a encore commis une erreur grossière, en prenant pour les mouvemens pulsatifs du cerveau, les battemens que présentent quelquefois ces tumeurs, et qui résultent de l'ouverture d'une artère un peu considérable.

Les plaies contuses des tégumens du crâne, et surtout les *plaies d'armes à feu* se compliquent souvent d'inflammation; leur danger n'est pourtant pas très-grand, s'il n'y a pas eu commotion du cerveau, ou si, comme il arrive quelquefois, l'inflammation ne s'est pas propagée aux membranes du cerveau ni à cet organe.

Piqûres des os du crâne. Si la piqûre est bornée à la table externe de l'os, elle n'entraîne aucun accident et doit être assimilée à celle qui n'aurait atteint que les parties molles. Il n'en est pas ainsi lorsque l'instrument vulnérant a intéressé le cerveau ou ses membranes; car l'inflammation de ces organes peut être la suite de la lésion, ou de l'irritation produite par des esquilles détachées d'un os fracturé; il peut y avoir des épanchemens mortels : les exemples de pareilles blessures qui avaient paru d'abord superficielles, qui s'étaient bien guéries en apparence, et qui au bout de quelques jours ont donné lieu aux accidens les plus graves, ne sont point rares. Ajoutons à cela, que la difficulté du pronostic est souvent augmentée par l'impossibilité où l'on est de reconnaître au juste l'étendue de la lésion, surtout dans les premiers temps.

Plaies des os du crâne, par instrument tranchant. La guérison ne se fait pas attendre, lorsque l'os a été simplement divisé, et qu'il n'y a eu ni fracture ni lésion du cerveau ni de ses membranes; mais malheureusement cela ne s'observe guère; l'action des instrumens tranchans, surtout lorsqu'ils sont mus avec assez de force pour couper les os, suppose qu'il y a eu contusion, de manière que l'on remarque souvent la commotion du cerveau, la fracture de la table interne des os, et si l'instrument a pénétré assez avant, la section des méninges et même du cerveau, ce qui détermine l'inflammation, des épanchemens, etc.; d'où il suit que les blessures de ce genre sont ordinairement fort dangereuses. Leur gravité ne saurait être appréciée autrement qu'en comparant les symptômes qui ont paru au moment du coup et après qu'il a été porté, à l'instrument vulnérant, à la force avec laquelle il a agi, à sa direction, etc.

Contusion des os du crâne. L'action des corps contondans sur les os du crâne détermine la simple contusion, la dénudation, la fracture de ces os, ou l'écartement de leurs sutures; souvent les blessures de ce genre sont excessivement graves, parce qu'il y a eu en même temps commotion du cerveau, ou qu'elles ont été suivies d'épanchement plus ou moins considérable, etc.; mais comme ces accidens fâcheux ne sont pas tellement liés aux lésions dont nous parlons, qu'ils doivent constamment les accompagner, il importe d'examiner celles-ci séparément. La *contusion* sans dénudation des os du crâne donne quelquefois lieu à la carie, à la nécrose et même à l'exostose, dont les dangers seront facilement appréciés par tous les praticiens. La *dénudation* sans contusion est une maladie légère, toutes les fois que l'os dépouillé n'est point altéré, et que les parties ont été rapprochées assez à temps pour empêcher l'action de l'air et des autres irritans qui pourraient nécroser les lames les plus superficielles. Si l'os *dénudé* a été en même temps *contus*, il y a nécessairement exfoliation; ses lames superficielles sont affaissées et sensiblement déprimées. Les *fractures* ne présentent pas toutes les mêmes dangers: tout étant égal d'ailleurs, les plus graves sont celles de la base du crâne, qui sont presque toujours mortelles; celles des parties latérales le sont moins; celles de la voûte sont les moins dangereuses. Plus il y a de vaisseaux artériels et veineux ouverts dans l'intérieur du crâne, plus ces vaisseaux sont considérables, et plus la fracture doit être redoutée. Il n'est pas rare de voir de simples fêlures du crâne déterminer des accidens beaucoup plus graves que les fractures, et même que les grands fracas de cette boîte osseuse, parce que la commotion du cerveau est beaucoup plus forte, le diagnostic plus difficile à établir, et que le sang qui peut avoir été épanché n'a point d'issue au dehors, comme lorsque la fracture a été considérable. Les fractures avec enfoncement sont plus à craindre que les autres, tout étant égal d'ailleurs. L'*écartement des sutures* ne saurait avoir lieu sans épanchement de sang entre les os et la dure-mère: en effet, il suppose nécessairement que cette membrane a été séparée aux endroits correspondans aux sutures, et que les vaisseaux et les prolongemens du péricrâne qui s'y rendent ont été rompus; mais le danger ne se borne pas là; il est rare qu'un effort assez grand pour écarter les sutures ne détermine pas dans l'intérieur du crâne des désordres excessivement graves. Heureusement cet accident n'est pas commun; on sait qu'il est presqu'impossible de l'observer chez les vieillards.

La contusion du crâne par les *armes à feu*, en supposant même qu'elle ne soit suivie ni de commotion du cerveau, ni d'épanchement, occasione presque toujours, si la balle est dans toute la force de son mouvement, la séparation du péricrâne, des fêlures, la fracture et le détachement de la table interne des os, la meurtrissure des muscles et de leurs aponévroses, etc. Quelquefois la balle reste enclavée dans l'épaisseur de l'os, ou s'arrête sur la dure-mère, puis elle perce cette membrane pour s'enfoncer plus tard dans le cerveau. (*Voy. Plaies contuses du cerveau par des armes à feu*, p. 624.) Les accidens qui aggravent ces blessures sont d'autant plus redoutables, qu'ils se manifestent souvent au moment où l'on s'y attend le moins.

Piqûres de l'encéphale et de ses membranes. Les piqûres du cervelet et de la moelle allongée sont mortelles; la mort arrive, tantôt au bout de plusieurs heures, tantôt au bout de plusieurs jours. Celles de la base du cerveau, quoique moins graves que les précédentes, sont encore fort dangereuses; presque toujours elles font périr les blessés, soit à l'instant même, soit au bout d'un temps plus ou moins long. La piqûre des parties lattérales ou supérieures du cerveau est beaucoup moins dangereuse : toutefois si dans certaines circonstances elle a été suivie de la guérison, on l'a vue quelquefois déterminer la mort vers le neuvième ou le dixième jour. Du reste, la profondeur de ces blessures, qu'il est souvent impossible d'apprécier, influe singulièrement sur le pronostic. L'homme de l'art chargé de prononcer sur le sort d'un individu dont l'encéphale aura été piqué, ne perdra jamais de vue que le danger est relatif à l'inflammation et à la suppuration qui peuvent se manifester, à la présence de l'instrument ou d'une de ses parties, d'une esquille osseuse, à la facilité ou à la difficulté que l'on éprouvera à faire l'extraction de ce corps étranger.

Plaies du cerveau et de ses membranes, par instrument tranchant. Les plaies des parties supérieures du cerveau, lors même qu'elles sont avec perte de substance, peuvent guérir aussi facilement que celles des autres organes, s'il n'y a pas eu commotion, et si les liquides épanchés s'écoulent facilement ; ce qui tient au peu de sensibilité dont jouit la surface cérébrale. Mais elles sont presque toujours mortelles si elles ont pénétré profondément dans ces mêmes parties ou dans les parties latérales, car alors on a à redouter des épanchemens, l'inflammation et la suppuration de ce viscère et de ses membranes.

Plaies contuses du cerveau et de ses membranes, par des armes à feu. Il semblerait au premier abord que ces blessures devraient être plus dangereuses que celles où le corps lancé par la poudre serait resté sur la dure-mère, ou aurait été enclavé dans l'épaisseur de l'os; mais il n'en est pas ainsi, en général, si les ouvertures faites par le projectile ont été convenablement agrandies par le trépan pour permettre sa sortie ainsi que celle des liquides épanchés: en effet, la commotion du cerveau dans ces cas, est à peine sensible, aussi a-t-on vu guérir des blessés dont le cerveau avait été traversé plus ou moins haut. Toutefois les plaies dont nous parlons amèneront la mort au bout d'un certain temps, si la balle est perdue dans le cerveau; quelques exemples d'individus qui ont véçu pendant assez long-temps, malgré la présence de pareils corps étrangers dans cet organe, ne peuvent point infirmer cette proposition. Le pronostic de ces blessures devra être basé sur la partie du cerveau qui a été lésée, sur le trajet parcouru par le projectile, ainsi que sur l'inflammation et la suppuration qui peuvent se manifester.

Commotions du cerveau. La commotion du cerveau est un accident des plus redoutables des blessures de la tête, comme nous l'avons déjà fait pressentir. Elle est souvent encore la suite de coups portés sur le menton, d'une chute de fort haut, sur les pieds, sur les genoux ou sur les fesses, des secousses que l'on fait éprouver à la tête lorsqu'on prend quelqu'un par les cheveux, par les oreilles, etc. Elle peut être assez forte pour déterminer la mort dans l'instant même; dans ce cas, on voit à l'ouverture du cadavre que la substance du cerveau est plus serrée et plus compacte que dans l'état naturel, et par conséquent que la capacité intérieure du crâne n'est pas entièrement remplie (1). Si

(1) Il est des praticiens qui, après avoir ouvert un très-

la lésion dont nous parlons n'est pas aussi intense, le blessé perd connaissance *sur-le-champ*, et éprouve une série d'accidens qui annoncent à la fois la paralysie et l'irritation, et dont la description est du ressort de la pathologie externe; la maladie peut alors se terminer heureusement; mais assez souvent l'effort qui a déterminé la commotion, a produit en même temps la contusion et la déchirure de quelques vaisseaux sanguins, dont le résultat est un épanchement de sang caractérisé par les signes de la *compression;* en sorte que lors même que les symptômes de la commotion diminueraient d'intensité, on devrait redouter les effets de l'épanchement. On sait que la commotion du cerveau est d'autant plus à craindre, que les os du crâne résistent d'avantage; aussi l'ébranlement de ce viscère peut-il être fort léger, s'il y a eu de grandes fractures.

Épanchemens de sang dans le crâne, à la suite des percussions de la tête. Ces épanchemens peuvent se faire entre les os du crâne et la dure-mère, ou au-dessous de cette membrane, c'est-à-dire à la surface du cerveau, ou dans la propre substance de ce dernier viscère. Les premiers, que l'on peut appeler *superficiels*, sont quelquefois le résultat d'une chute sur la tête, *sans qu'il y ait eu ni fracture, ni plaie, ni contusion sensible;* ils ont leur siége dans l'une ou l'autre des régions temporales. Voici le mécanisme de leur formation: l'artère méningée moyenne est déchirée par contre-

---

grand nombre de cadavres dans des cas de commotion, se croient autorisés à ne point admettre cet affaissement de la substance cérébrale, et le vide qui en serait la conséquence.

coup, et verse une assez grande quantité de sang; celui-ci s'interpose entre la dure-mère et l'os; à mesure que cette membrane se trouve décollée, les vaisseaux qui l'unissaient au crâne sont mis à nu et donnent du sang, en sorte qu'il suffit de deux ou trois heures pour qu'il y ait plus d'une livre de ce liquide épanché; il est évident que l'on doit observer tous les symptômes de la compression cérébrale, et même que le blessé ne doit pas tarder à périr, si l'on ne pratique pas à temps les ouvertures nécessaires pour permettre au sang de s'écouler. Nous avons vu depuis six mois, avec le professeur Béclard, deux individus en proie à l'épanchement dont il s'agit; l'un d'eux périt, l'autre fut trépané à temps, et recouvra la santé; chez tous les deux il y avait environ une livre de sang épanché. Des observations analogues avaient déjà été publiées par Abernethy; d'où il résulte que, malgré l'opinion contraire de certains chirurgiens, l'artère méningée moyenne peut se rompre sans qu'il y ait fracture du crâne, et que l'épanchement qui en résulte, peut déterminer la mort en très-peu d'heures. Les épanchemens *superficiels* avec fracture sont beaucoup moins dangereux, parce que le diagnostic est plus facile, et que par conséquent on peut y remédier avec plus de sûreté; d'ailleurs, les liquides épanchés peuvent ordinairement s'écouler avec plus de facilité.

Les épanchemens de sang un peu considérables, dans la substance, entre les circonvolutions, dans les ventricules ou à la base du cerveau, ne tardent pas à être suivis de la mort, tandis qu'ils sont beaucoup moins dangereux, si le liquide épanché est en assez petite quantité pour pouvoir être résorbé. Tout étant égal d'ailleurs, ils sont plus graves à la suite des commotions du cerveau, que lorsqu'il y a eu simplement fracture, parce que, dans ce dernier cas, il est souvent permis d'en préciser le siége et de donner issue au liquide.

Il n'entre pas dans le plan de cet ouvrage de décrire les signes de pareils épanchemens, ou de la compression du cerveau par du sang; on les trouvera parfaitement exposés dans les traités de pathologie externe; nous nous bornerons à dire que les deux symptômes caractéristiques sont la *perte de connaissance et l'assoupissement léthargique*, et que, s'il en est de même pour la commotion du cerveau sans épanchement, on pourra distinguer ces deux états, en se rappelant que, dans la commotion du cerveau, la perte de connaissance a lieu dans l'instant même, tandis qu'elle ne se manifeste, dans le cas d'épanchement, que quelque temps après l'action de la cause qui l'a déterminée : nous disons quelque temps après; en effet, tantôt il suffit de quelques minutes; dans d'autres circonstances, les symptômes de la compression ne se développent que plusieurs jours et même plusieurs semaines après que la violence a été exercée. On ne saurait trop se pénétrer de cette vérité, lorqu'on est appelé à faire un rapport sur les blessures de tête : combien de fois n'a-t-on pas vu des individus qui avaient été blessés, n'éprouver aucun accident pendant un mois, et même plus, succomber assez rapidement à un épanchement de sang qui était évidemment la suite de la lésion extérieure; dans beaucoup de circonstances, la lenteur avec laquelle le sang s'était épanché pouvait tenir à ce que l'ouverture des vaisseaux divisés avait été bouchée par un caillot qui finissant par se pourrir, se liquéfiait, et permettait au sang de s'écouler de nouveau; et plus souvent encore, d'après M. Boyer, à ce que l'épanchement s'était fait d'abord dans la substance celluleuse des os, et qu'il ne parvenait à la surface de la dure-mère, que lorsque la table interne de ces os avait été détruite.

Si l'homme de l'art qui doit prononcer sur le danger d'un épanchement sanguin, n'est appelé qu'après la mort du blessé, il aura égard à la quantité de sang épanchée, à la place qu'il occupe, à la situation, au mode et à la forme de la blessure, ainsi qu'au traitement que le blessé aura subi.

Inflammation et suppuration du cerveau et de ses membranes. Il n'est pas rare de voir les lésions par cause externe de la tête, être suivies d'inflammation du cerveau ou de ses membranes, pour peu qu'elles soient graves : cette inflammation peut se terminer par suppuration, en sorte que le blessé éprouve alors tous les symptômes de la compression purulente. Nous renvoyons aux ouvrages de pathologie externe, pour les détails relatifs à l'invasion, à la marche, à la durée et au diagnostic de ces maladies; il ne doit être question ici que de leur pronostic. L'inflammation du cerveau et des membranes est une affection redoutable; elle n'est jamais plus dangereuse à la suite des blessures, que lorsqu'elle a été précédée de commotion; elle est en général moins grave dans le cas de contusion; elle l'est encore moins s'il y a eu plaie de ces parties, ou si elle est occasionée par un corps étranger que l'on puisse extraire facilement. On ne peut guère espérer de la combattre avec succès que dans le début, et le malade est certain de périr, si la suppuration est déjà établie et qu'il soit impossible de donner issue au pus. L'amendement dans les symptômes n'annonce une terminaison heureuse que dans les cas fort rares où il ne survient pas brusquément, et où il est précédé d'évacuations abondantes; dans toute autre circonstance, il est loin d'être rassurant, parce que d'un instant à l'autre les accidens peuvent s'aggraver et faire périr le malade.

Les blessures de la tête ne bornent pas souvent leurs effets à ceux que nous venons de décrire : des vertiges, l'affaiblissement ou la perte des facultés intellectuelles, la paralysie, une douleur *fixe* dans un point déterminé, l'épilepsie, des abcès au foie; telles sont les affections qu'elles peuvent occasioner, soit que la lésion externe ait été guérie ou non. Ces accidens, quelquefois au-dessus des ressources de l'art, peuvent persister pendant plusieurs années, et doivent être toujours présens à l'esprit des médecins chargés de prononcer sur la gravité des blessures.

TRENTE-NEUVIÈME LEÇON.

Blessures à la face.

Blessures des sourcils. Il semblerait au premier abord que les piqûres, les plaies et les contusions des sourcils devraient être regardées comme des blessures simples, susceptibles de guérir en peu de jours et sans laisser d'infirmité après elles; mais il n'en est pas toujours ainsi, car elles occasionent quelquefois l'obscurcissement et même la perte de la vue, des mouvemens convulsifs des yeux et des lèvres, la paralysie des paupières, du délire, de l'assoupissement, etc. : phénomènes qui dépendent presque toujours d'un épanchement sanguin ou purulent sur la dure-mère, le cerveau ou le trajet des nerfs optiques, et qui tiennent quelquefois à la lésion du rameau du nerf frontal de la cinquième paire.

Blessures des paupières. S'il est vrai que le plus souvent les *piqûres* des paupières constituent une maladie simple et promptement curable, le contraire s'observe quelquefois, car elles peuvent être suivies de la mort. Ainsi on a vu l'instrument vulnérant pénétrer jusqu'au cerveau après avoir traversé la voûte orbitaire, la plaie extérieure guérir en peu de jours, et le malade périr au moment où on s'y attendait le moins : l'ouverture du cadavre n'a laissé aucun doute sur la profondeur de la lésion, ni sur l'existence d'une matière purulente dans le cerveau ou dans ses membranes. Dans d'autres circonstances, il se manifeste des accidens assez graves pour déterminer la mort, sans qu'il y ait eu piqûre de la voûte orbitaire, ni du cerveau, ni de ses membranes. Petit de Namur parle de deux individus qui étaient dans ce cas, et dont l'un périt au bout de trois mois : à l'ouverture du cadavre, on reconnut que la partie antérieure inférieure droite du cerveau était le siége d'un abcès contenant une grande quantité de pus; l'inflammation de cet organe avait eu lieu sans lésion directe. Combien ne faudra-t-il donc pas être réservé sur le prognostic! — Les *plaies* des paupières par instrument tranchant qui n'intéressent pas le cartilage tarse, sont excessivement simples et n'exigent que la réunion immédiate; si le cartilage a été lésé, on est quelquefois obligé de recourir à la suture. Les *contusions* dont l'effet est borné aux paupières, ne présentent aucun danger.

Blessures du globe de l'œil. Piqûres. De toutes les blessures du globe de l'œil, les piqûres sont sans contredit les moins dangereuses. On sait qu'à moins d'occuper le centre de la cornée transparente et d'intéresser l'iris, la piqûre n'entraine aucun dérangement dans la vue; elle n'expose guère non plus à l'écoulement des humeurs, excepté dans certains cas où la blessure a son siége dans la sclérotique.

Plaies par instrument tranchant. Leur danger consiste dans l'écoulement des humeurs; il est par conséquent relatif à leur étendue : la destruction de l'œil est inévitable, si la plaie est assez grande pour permettre l'issue de tous les liquides; si elle est bornée au contraire à une petite portion de la sclérotique ou à la cornée transparente, on peut espérer de voir cesser l'écoulement des humeurs lorsque ses bords se tuméfieront pour se réunir.

Contusions. Il n'en est pas des contusions comme des autres blessures de l'œil; rarement celles-ci exposent les jours du blessé; la perte de l'organe de la vue est le plus grand accident que l'on puisse redouter, tandis que la contusion du globe de l'œil peut quelquefois occasioner la mort du malade. Lorsque cette contusion est légère, ses effets se bornent à une infiltration de sang sous la conjonctive qui devient d'un rouge plus ou moins foncé; la lésion est-elle plus grave, le sang épanché se mêle aux humeurs de l'œil et quelquefois le malade perd la faculté de voir pendant un certain temps; mais si les membranes et le corps vitré n'ont pas été déchirés et qu'il n'y ait point eu commotion et paralysie de la rétine, la résorption peut se faire complétement, surtout si l'on a administré les secours convenables, et si l'épanchement de sang était peu considérable; il est même permis d'espérer dans certains cas d'évacuer le liquide en pratiquant une incision à la partie inférieure de la cornée : l'une ou l'autre de ces terminaisons heureuses, rend nécessairement la vue au blessé. Si la contusion a été assez forte pour déchirer la choroïde, la rétine et le corps vitré et déplacer le cristallin, le malade court les plus grands dangers, si on ne prévient pas les effets de l'inflammation par les antiphlogistiques les plus énergiques; dans tous les cas la perte de la vue est inévitable. En supposant que la violence ait été assez grande pour déchirer la cornée et la sclérotique, l'œil se vide sur-le-champ, mais l'inflammation n'est guère à craindre.

Contusion et plaies contuses de l'œil par des grains de plomb. L'observation démontre que les blessures de cette espèce entraînent presque toujours la perte de la vue, lors même que le plomb n'a agi que sur la surface du globe de l'œil, et qu'il y a eu résorption du sang épanché et mêlé avec les humeurs de cet organe : c'est qu'alors la pupille reste dilatée, et l'iris immobile par suite de la commotion et de la paralysie de la rétine. Combien de fois n'a-t-on pas vu des médecins assurer que le blessé conserverait la vue, parce qu'ils voyaient disparaître la confusion des humeurs et l'œil reprendre sa transparence : on ne saurait trop se prémunir contre cette erreur.

Blessures de l'oreille. On croyait autrefois à tort que la *piqûre* du cartilage de l'oreille se terminait souvent par gangrène : cette terminaison peut être le résultat de l'inflammation de la peau de cet organe, produite par une compression très-forte et long-temps continuée. Lorsque la membrane du *tympan* est le siége d'une légère piqûre, l'ouïe est plus ou moins dure; cependant elle finit par se rétablir dans certains cas. Si la lésion a été assez grande pour détruire le tympan dans presque toute son étendue, l'ouïe est entièrement perdue ou grandement altérée.

Blessures du sinus maxillaire. La *piqûre* de ce sinus doit être regardée comme simple, s'il n'y a pas enfoncement de ses parois. Les effets des corps *contondans* sont plus graves : on a à craindre l'inflammation et des fistules ; celles-ci guérissent souvent lorsqu'on a extrait les esquilles d'os ou les autres corps étrangers qui les entretenaient; quelquefois cependant elles dépendent de la carie, de la nécrose des os ou du séjour du pus dans le sinus, et alors on est obligé de pratiquer une contre-ouverture.

Blessures des sinus frontaux. Lorsque l'instrument vulnérant a borné son action à la paroi antérieure de ce sinus, les blessures n'offrent point de danger : c'est à tort qu'on les a regardées comme étant difficiles à guérir parce qu'elles dégénéraient presque toujours en fistules. Est-il nécessaire de faire ressortir l'impéritie des gens de l'art qui ont osé prononcer devant les tribunaux, que ces lésions étaient mortelles, parce qu'ils avaient pris pour du pus venant du cerveau, le mucus épais qui s'écoulait par l'ouverture faite au sinus, et qu'ils avaient confondu avec le mouvement de la dure-mère, celui que la respiration fait exécuter à la membrane muqueuse qui tapisse cette cavité? Si l'instrument vulnérant a traversé la paroi postérieure du sinus, et qu'il ait pénétré jusqu'au cerveau, les dangers sont les mêmes que ceux des blessures de cet organe ou de ses enveloppes. (*Voyez* page 623.)

Les *blessures des lèvres* sont assez simples pour ne pas devoir fixer notre attention d'une manière spéciale; l'hémorrhagie n'est à craindre que lorsque l'artère labiale a été ouverte, et que les moyens compressifs n'ont pas été mis en usage.

Blessures de la glande parotide et de son conduit excréteur. Tous les faits s'accordent pour prouver le peu de danger des *piqûres* de ces organes : on ne connaît qu'un exemple rapporté par Ambroise Paré, où la piqûre faite par un coup d'épée, ait été suivie d'une fistule salivaire. Les plaies par instrument *tranchant*, au contraire, donnent souvent lieu à cet accident, à moins que la partie divisée n'ait été soumise de bonne heure à une compression convenable. Mais c'est surtout dans les cas de *contusions* et de *plaies contuses*, que la fistule salivaire est à craindre; le diagnostic pourra être d'autant plus difficile à établir, que dans les premiers temps, la salive sort mêlée au sang et au pus. L'homme de l'art devra donc demander à faire un second rapport au bout de quelques jours, lorsqu'il lui sera permis de reconnaître la salive sortant par la plaie.

Blessures de la face, par armes à feu. La face est composée d'un grand nombre d'os, pour la plupart spongieux, creux, ou concourant à former des cavités; nul doute que ce ne soit à cette disposition qu'il faille attribuer la rareté des commotions du cerveau à la suite de ces blessures; aussi sont-elles moins dangereuses que celles du crâne ; toutefois il est des circonstances où non-seulement elles déterminent un ébranlement considérable de l'encephale, mais encore l'irritation du péricrâne, l'inflammation de toute la face, de la fièvre, du délire, un assoupissement léthargique, etc.

Lorsqu'on décharge à bout portant une arme à feu dans la bouche, la mort a lieu en général sur-le-champ, si la balle arrive jusqu'à la partie antérieure de la base du cerveau, après avoir traversé les fosses nasales. La blessure est moins dangereuse, si comme cela se voit plus souvent, la balle se perd dans l'épaisseur de la face : on remarque alors la fracture d'un ou de plusieurs os, surtout du maxillaire inférieur; la langue est brûlée et souvent déchirée en lambeaux; le voile du palais, les amygdales et le pharynx sont enflammés et tuméfiés, au point que la déglutition peut devenir impossible; plusieurs des parties qui composent la bouche sont quelquefois déchirées. Sans doute que le blessé peut succomber à ces accidens; mais il est au pouvoir de l'art de prévenir quelquefois une terminaison aussi funeste. On a vu des blessures de ce genre aggravées par une hémorrhagie primitive ou consécutive ; celle-ci arrive au bout de quelques jours, lors de la chute des escarres, au moment où l'homme de l'art inattentif y songeait le moins.

Blessures au cou.

Piqûres. Les piqûres du cou ne présentent de danger qu'autant qu'elles se compliquent d'hémorrhagie, de la présence de l'instrument vulnérant, de la lésion des nerfs et de la moelle épinière. Parcourons chacune de ces complications. *Hémorrhagie.* Les piqûres de la partie postérieure du cou, donnent rarement lieu à l'hémorrhagie, parce qu'il n'y a dans cette région que l'artère cervicale postérieure, (Trachelo-cervicale de Chaussier) qui est profondément située, et par conséquent difficile à atteindre; d'ailleurs cette artère située entre les muscles transversaire épineux et grands complexus, se trouve recouverte par un assez grand nombre de muscles épais qui opposeraient nécessairement beaucoup de résistance à la sortie du sang. Il n'en est pas de même des piqûres faites à la partie antérieure du cou, que parcourent des artères nombreuses, d'un calibre considérable, et qu'il n'est pas toujours facile de lier à temps ou de comprimer assez énergiquement. Les piqûres des *carotides primitives*, considérées comme nécessairement mortelles par la plupart des auteurs, ne le sont pourtant pas; déjà sur dix-huit ligatures pratiquées à la partie inférieure du cou, pour des anévrysmes, des *blessures* et des tumeurs érectiles de ce gros tronc artériel, l'opération a été neuf fois suivie de succès : néanmoins il arrivera souvent que des piqûres de ce genre occasioneront une mort prompte, parce que les blessés ne seront pas secourus aussi promptement qu'ils devraient l'être, et que d'une autre part l'opération n'est pas aisée à faire, à cause du voisinage des nerfs pneumogastrique et grand sympatnique, de l'artère thyroïdienne inférieure et de la veine jugulaire interne, qu'il faut éviter. Nul doute que la piqûre de la *carotide externe* ne doive être assimilée à la précédente, pour ses dangers et pour les avantages de sa ligature faite en temps opportun : déjà l'on sait que, dans deux circonstances où elle était anévrysmatique, la ligature pratiquée à la partie inférieure du cou a été suivie de succès. La *carotide interne* ne peut être blessée sans que la mort s'ensuive promptement. La piqûre des *tuniques* des carotides, lorsqu'elle ne détermine pas l'hémorrhagie dont nous parlons, peut donner lieu à des anévrysmes, que l'on guérit quelquefois à la vérité, au moyen de la ligature. L'hémorrhagie occasionée par la piqûre des *artères vertébrales*, est nécessairement mortelle, parce que la position de ces vaisseaux, dont le calibre est assez considérable, s'oppose à ce qu'on puisse les lier ou les comprimer. On sentira facilement, d'après ce qui précède, que la piqûre des artères *thyroïdienne*, *sublinguale*, *maxillaire*, *palatine*, etc., branches de la carotide externe, beaucoup moins volumineuses qu'elle, ne peuvent être regardées comme mortelles qu'autant que l'on néglige de les lier à temps, ou qu'à raison de leur position, la compression et surtout la ligature sont impraticables. La piqûre des *veines jugulaires externes* n'est pas mortelle, puisque la compression seule suffit pour arrêter l'hémorrhagie. La piqûre de la *veine jugulaire interne*, située profondément en dehors de la carotide primitive et du nerf pneumogastrique, derrière les muscles omoplat-hyoïdien et sterno-cléido-mastoïdien, le long de la partie antérieure et latérale du cou, donne lieu à une hémorrhagie promptement mortelle, si on ne procède aussitôt à sa ligature, d'autant plus qu'il est difficile de la supposer blessée, sans qu'il y ait eu en même temps lésion d'autres parties importantes.

La présence de l'instrument piquant dans la plaie vient quelquefois compliquer les effets de la piqûre : pour juger le danger de cette complication, on aura égard à la partie qui aura été lésée et aux secours que l'on a prodigués : ne sait-on pas, par exemple, qu'il suffit d'extraire un instrument aigu enfoncé dans la moelle épinière, pour déterminer la mort presque sur-le-champ ?

La lésion des nerfs et de la moelle épinière peut rendre les piqûres du cou fort dangereuses ; ainsi on remarque souvent lorsque les nerfs diaphragmatique, pneumogastrique, etc., ont été piqués, que le blessé éprouve des douleurs aiguës, des mouvemens convulsifs, le tétanos, une inflammation plus ou moins intense, qui occupe quelquefois toutes les parties auxquelles se distribue le nerf lésé.

La piqûre des nerfs de la voix, en supposant qu'elle ne détermine aucun de ces accidens, expose souvent le malade à une aphonie qui est loin de pouvoir être toujours guérie.

Lorsque la *moelle épinière* a été profondément piquée dans sa partie supérieure, la mort ne tarde pas à avoir lieu; la lésion n'est pas immédiatement mortelle, si elle est superficielle et dans un point moins élevé; mais alors toutes les parties qui reçoivent les nerfs de la portion de la moelle qui est au-dessous de celle qui a été blessée, sont privées de sentiment et de mouvement (1).

Les piqûres de la trachée-artère et du larynx ne sont dangereuses qu'autant qu'il y a eu blessure d'un des vaisseaux artériels qui sont placés sur eux, et que le sang a été versé dans le conduit aérien ; car il est évident qu'alors l'individu peut périr suffoqué en très-peu de temps. L'emphysème qui accompagne souvent ces plaies n'est point dangereux par lui-même.

Plaies du cou, par instrument tranchant. La mort est le résultat immédiat de la section complète des nerfs phrénique et pneumogastrique : quant aux autres nerfs du cou, s'ils ont été entièrement divisés, ils déterminent la perte du mouvement et du sentiment dans les parties auxquelles ils se distribuent. Si l'on examine les plaies du cou, abstraction faite des nerfs qui parcourent cette région, on ne tarde pas à reconnaître que celles qui ont été faites transversalement à la partie antérieure, sont beaucoup plus dangereuses que celles qui ont leur siége dans les parties postérieure et latérale, parce que c'est en avant que se trouvent les voies aériennes et alimentaires, ainsi que les gros vaisseaux. Nous allons examiner ces plaies suivant qu'elles se

---

(1) Yelloly a constaté un fait annoncé par Galien ; savoir, que les lésions faites au-dessus de l'entrecroisement des filets médullaires des éminences pyramidales déterminent la paralysie du côté opposé à celui qu'elles affectent, tandis que lorsque les lésions sont au-dessous de cet entrecroisement, et d'un seul côté, c'est celui-là même qui est paralysé.

trouvent au-dessus ou au-dessous de l'os hyoïde, entre cet os et le cartilage thyroïde.

Plaies au-dessus de l'os hyoïde. Elles sont simples et facilement curables, si elles n'intéressent que la peau et les muscles; il n'en est pas de même lorsqu'elles pénètrent jusque dans la bouche; car alors elles sont accompagnées d'hémorrhagie considérable; en outre elles donnent issue aux boissons et à la salive, si la tête est droite, tandis que si la tête est trop fléchie, les liquides éprouvent de la difficulté à tomber dans le pharynx, et déterminent une toux convulsive, la difficulté de respirer, une congestion sanguine dans les poumons, qui peut être suivie de la mort; presque toujours la voix est faible, et le malade articule difficilement des sons. Lorsque les plaies dont il s'agit ne font point périr le blessé, la consolidation en est difficile et incomplète; car elle n'a lieu qu'à l'extérieur, et la base de la langue reste unie à la peau du cou. Des blessures aussi profondes que celles dont nous parlons sont rarement la suite du suicide; presque toujours l'instrument tranchant avant de pénétrer jusque dans la bouche, a divisé quelques-uns des gros vaisseaux, et à déterminé une hémorrhagie mortelle.

Plaies entre l'os hyoïde et le cartilage thyroïde. La plupart des praticiens s'accordent à regarder les plaies profondes de cette espèce comme fort dangereuses, non-seulement parce que les liquides tombent dans le larynx et déterminent la suffocation, que l'air, les mucosités et les boissons sortent par la plaie, mais encore parce que la déglutition et la parole sont singulièrement gênées, et que le malade éprouve une sécheresse extrême à la gorge, et une soif ardente, préludes de l'affection gangréneuse qui se manifeste souvent au fond de la plaie ; mais il est peu de médecins qui redoutent le danger d'une hémorrhagie, parce qu'en effet ces blessures sont rarement accompagnées de cet accident : toutefois l'observation démontre que la mort, dans certains cas, ne reconnaît d'autre cause que la *lésion des vaisseaux artériels* qui parcourent la membrane hyo-thyroïdienne. Il y a environ un an, nous fîmes l'ouverture du cadavre d'un homme qui s'était donné plusieurs coups de canif entre l'os hyoïde et le cartilage thyroïde; la plaie était assez large pour que l'on pût y introduire le petit doigt : le *rameau laryngé* de l'artère thyroïdienne supérieure qui se distribue, comme on sait, à la membrane thyro-hyoïdienne, était le seul vaisseau qui eût été coupé; néanmoins il y avait une hémorrhagie considérable; on voyait aussi une quantité notable de sang dans la trachée-artère : nous crûmes devoir attribuer la mort du blessé, qui eut lieu un quart d'heure après la lésion, à l'hémorrhagie, et surtout à la suffocation provoquée par l'entrée du sang dans les voies aériennes.

Plaies au-dessous de la membrane hyo-thyroïdienne. — *Plaies du larynx.* Il est rare qu'un instrument tranchant divise le larynx dans une étendue un peu considérable, sans que la blessure soit fort grave, non pas à cause de la lésion du larynx, mais à raison de l'hémorrhagie qui l'accompagne, et qui est ordinairement suivie de l'entrée du sang dans les bronches; le blessé peut périr suffoqué dans très-peu de temps. Si la plaie est transversale et occupe la partie latérale du larynx, elle est presque toujours immédiatement mortelle par l'ouverture de l'artère carotide. En supposant la blessure moins intense et susceptible de guérir, on voit qu'elle détermine souvent la perte de la voix et la sortie de l'air par la plaie. Si le pharynx avait été divisé en même temps que le larynx, les boissons sortiraient par la plaie ; cette complication, beaucoup plus rare qu'on ne le croit généralement, ne rend pas toujours la plaie incurable, comme on le voit par l'exemple du blessé guéri par Fine. (Journal de Médecine, t. 83, page 64.)—Les *plaies de la trachée-artère, par un instrument tranchant*, abstraction faite de toute autre lésion, ne présentent aucun danger lorsque ce canal a été divisé dans une petite partie de son étendue ; elles sont au contraire très-graves quand ce conduit a été complétement coupé; car alors les deux bouts s'écartent, l'air ne pénètre plus dans les poumons, parce que le bout inférieur est rétracté et caché sous les parties voisines; le blessé périt suffoqué. A plus forte raison une mort prompte sera-t-elle la suite nécessaire de la blessure, si outre la division complète de la trachée-artère, l'œsophage est entièrement divisé, parce qu'alors, indépendamment de ces lésions graves, quelques-uns des gros troncs artériels et veineux auront été ouverts. Il est inutile de faire remarquer que si la section incomplète de la trachée-artère n'est pas mortelle par elle-même, elle peut le devenir, et le devient souvent, par la lésion d'un ou de plusieurs vaisseaux sanguins, ou par l'hémorrhagie, et par l'entrée du sang dans les bronches.

Contusions et plaies contuses du cou. Bornées à la

peau et aux muscles, ces blessures sont loin d'être dangereuses; il n'en est pas de même lorsque le larynx ou la trachée-artère ont été intéressés; elles sont même plus graves alors, tout étant égal d'ailleurs, que les plaies faites par instrument tranchant, à cause du gonflement inflammatoire qui peut se développer, et par les angoisses violentes auxquelles elles exposent les blessés qui n'ont pas été immédiatement suffoqués. Celles dont la direction est d'avant en arrière, présentent plus de danger que celles qui occupent les parties latérales.

Les plaies du larynx et de la trachée, par armes à feu, pour le moins aussi redoutables que les précédentes, se compliquent quelquefois d'un engorgement inflammatoire qui empêche le blessé de respirer. On connaît l'observation rapportée par Habicot; d'une jeune fille dont le larynx avait été fracturé par une balle, et chez laquelle il survint une tumeur inflammatoire tellement considérable qu'elle aurait péri sans l'usage d'une canule de plomb qui permettait à l'air de traverser les parties molles gonflées, et d'arriver jusqu'à la trachée-artère. Lorsqu'elles sont moins graves, et qu'il y a eu perte de substance, dénudation d'un ou de plusieurs cerceaux cartilagineux, ou endurcissement du tissu cellulaire, ces blessures restent quelquefois long-temps fistuleuses, comme on le voit par l'exemple suivant, tiré de Van Swietten. Une portion de la trachée-artère avait été emportée par un coup de feu; plusieurs années après on voyait encore une large ouverture à cette partie; le blessé, qui demandait l'aumône, ne pouvait parler que lorsqu'il bouchait cette ouverture avec un morceau d'éponge.

La *contusion* suivie de fracture des vertèbres cervicales est presque toujours promptement mortelle ou au moins très-grave, si le corps, les lames ou les apophyses articulaires sont brisés, parce que la moelle épinière est lésée par le projectile, par des esquilles d'os, ou comprimée par les liquides épanchés dans le canal vertébral : toutefois il n'est pas sans exemple que les blessés aient vécu plusieurs jours après une pareille lésion : Un individu chez lequel il y avait fracture des six dernières vertèbres cervicales, rupture des ligamens et luxation incomplète de la première vertèbre sur la seconde, ne mourut qu'au dix-neuvième jour; tous les organes situés au-dessous des points fracturés étaient pourtant paralysés. (Mémoires de l'Académie de chirurgie.) Si la fracture est bornée aux apophyses transverses et surtout aux apophyses épineuses, qu'on agrandisse la plaie pour en extraire les esquilles, et que l'on prévienne le développement de l'inflammation, la blessure n'est pas aussi grave.

La contusion des *nerfs* qui prennent leur origine dans la portion cervicale de la moelle épinière, abstraction faite de toute autre lésion, n'est pas nécessairement mortelle; mais elle peut être fort dangereuse à cause de la paralysie des parties importantes auxquelles ces nerfs se distribuent.

Si les *artères vertébrales* et *carotides* ont été contuses au point d'être déchirées, et que la ligature n'ait pas été pratiquée immédiatement après, la mort arrive sur-le-champ; il est fort rare que le blessé survive à cette lésion, lors même qu'il a été secouru à temps. S'il y a eu simplement contusion et désorganisation des parois de ces vaisseaux, la mort n'a lieu qu'au bout de neuf ou dix jours, lors de la chute des escarres, en supposant qu'aucun des moyens propres à l'empêcher n'ait été employé.

Les blessures du *pharynx et de l'œsophage* ne présentent beaucoup de danger que parce qu'il y a en même temps lésion grave de quelques autres organes. On peut établir d'une manière générale, que les lésions de l'œsophage sont d'autant plus fâcheuses qu'elles ont eu lieu plus bas, que cet organe a été plus complétement divisé, et que le désordre des parties environnantes a été plus considérable. Si ce conduit musculo-membraneux n'a été blessé que dans une partie de son étendue, et qu'il n'y ait point eu perte de substance, la cicatrisation de la plaie peut être complète; celle-ci reste, au contraire, fistuleuse, si une portion de l'œsophage a été détruite. On lit dans Trioen (Obs. méd. chirurg., p. 40), qu'un individu dont la trachée-artère et l'œsophage avaient été en partie détruits par un coup de balle, offrait une fistule à ce dernier organe qui livrait passage aux alimens introduits par la bouche; aussi pour les faire parvenir jusqu'à l'estomac était-on obligé de se servir d'un entonnoir dont le bec pénétrait dans l'œsophage au moyen de l'ouverture fistuleuse.

QUARANTIÈME LEÇON.

Blessures à la poitrine.

Nous distinguerons, comme la plupart des auteurs, les blessures non pénétrantes de la poitrine, de celles qui sont pénétrantes, non pas que nous admettions que ces dernières soient constamment plus graves que les autres, car l'expérience démontre tous les jours qu'il est plus facile de guérir certaines plaies pénétrantes que d'autres qui ne pénètrent pas : le danger des blessures pénétrantes dépend, en effet, uniquement de la lésion des organes contenus dans le thorax. Il devient inutile à notre objet de rappeler les caractères dont l'ensemble doit faire croire qu'il y a eu pénétration, lorsque la vue est insuffisante pour établir le diagnostic, puisque nous venons d'établir que ce n'est pas la pénétration qui fait le danger de ces blessures : nous dirons toutefois que la sortie de l'air par la plaie n'annonce qu'elle a pénétré qu'autant qu'elle a lieu à chaque inspiration, car on voit sortir quelquefois une petite quantité d'air d'une plaie non pénétrante. L'emphysème ne peut pas non plus être regardé comme un signe pathognomonique de la pénétration, puisqu'il existe dans certaines plaies non pénétrantes, surtout dans celles qui occupent les environs de l'aisselle, comme l'a observé M. Lallemand.

Blessures non pénétrantes de la poitrine.— Piqûres. Si la piqûre des parois de la poitrine n'est compliquée ni d'hémorrhagie, ni d'inflammation intense, ni de la présence de l'instrument vulnérant, elle constitue une maladie simple, facile à guérir. L'*hémorrhagie*, si elle est le résultat de l'ouverture des vaisseaux sous-claviers des grosses branches fournies par l'artère axillaire, peut déterminer une mort prompte, si l'art ne vient pas au secours de l'individu, à moins que l'écoulement ne s'arrête de lui-même, soit parce que le blessé tombe en syncope, soit parce qu'il y a formation d'un thrombus, ou changement de direction dans la plaie, c'est-à-dire que la piqûre extérieure ne correspond plus à la piqûre du vaisseau : dans ce dernier cas le sang peut s'épancher en grande quantité dans le tissu cellulaire, et on ne saurait trop se hâter de lui donner issue par des incisions convenables, afin de prévenir la formation de vastes abcès. L'*inflammation* qui complique quelquefois les piqûres de la poitrine en augmente le danger, surtout lorsqu'elle se termine par suppuration : en effet, on sait que les abcès dans les parois de la poitrine tendent continuellement à s'agrandir, si on ne les ouvre pas dès qu'ils sont formés. La *présence du corps étranger* dans la blessure n'augmente souvent pas sa gravité, parce qu'il est facile d'en faire l'extraction, et qu'alors la piqûre ne tarde pas à guérir ; il est cependant des cas où cette extraction ne doit pas être tentée, parce qu'on augmenterait les accidens, comme lorsque l'instrument pénètre dans la moelle épinière. L'*emphysème* qui accompagne quelquefois les piqûres dont nous parlons, ne peut pas être regardé comme une complication.

Plaies par instrument tranchant. On peut appliquer à ces plaies tout ce qui vient d'être dit à l'occasion du danger des piqûres simples ou compliquées.

Contusion et plaies contuses. Le danger des *contusions* des parois de la poitrine est relatif à la force avec laquelle l'instrument a agi, et aux désordres qu'il a produits. Un corps contondant ordinaire, dont l'action est bornée aux parois du thorax, détermine rarement des effets fâcheux, excepté chez les femmes, où il produit quelquefois l'inflammation des seins, leur suppuration, leur induration, et par la suite leur dégénérescence cancéreuse. Mais si la percusssion a été assez forte pour agir sur les viscères thoraciques, les poumons, le cœur, les gros vaisseaux, peuvent être déchirés, enflammés, etc.; lésions à la suite desquelles on observe souvent des épanchemens sanguins mortels, la suppuration, et par conséquent des collections de pus ou de sérosité purulente.

Les plaies contuses ne sont dangereuses qu'autant qu'elles se compliquent d'hémorrhagie, d'inflammation, de la commotion des viscères thoraciques, ou de la présence d'un corps étranger. Les contusions produites par un *projectile* sont suivies d'accidens plus fâcheux lorsqu'elles ont eu lieu sur le sternum ou sur une côte, parce que les parties molles sous-jacentes sont écrasées, que les os peuvent être dénudés et même fracturés, et qu'il y a épanchement de sang : or, on sait qu'à moins de donner promptement issue à ce liquide, on a à craindre des abcès, la gangrène, etc.

Les plaies d'*armes à feu* peuvent être pénétrantes et non pénétrantes : si la balle ne pénètre pas dans la poitrine, elle peut déterminer une forte contusion des viscères thoraciques, la fracture d'une ou de plusieurs côtes, ou du sternum, lésions qui ne font pas toujours périr le blessé; si, comme il arrive plus souvent, elles pénètrent dans cette cavité, et que le cœur ou les gros vaisseaux de cet organe ou des poumons soient percés, le malade ne tarde pas à périr. Toutefois les exemples de plaies produites par des balles qui avaient pénétré dans la poitrine, ou qui l'avaient percée de part en part, et qui ont été guéries sans accidens, ne sont point rares : quelquefois la guérison n'a pas été complète, la plaie ayant dégénéré en fistule.

Les dangers des *fractures* des côtes méritent de fixer un instant notre attention : les côtes supérieures et inférieures exigeant, pour être cassées, un effort beaucoup plus considérable que les moyennes, la commotion des viscères thoraciques doit être plus grande dans le premier cas, et la fracture plus dangereuse; on conçoit même difficilement la fracture des dernières côtes asternales (fausses) sans qu'il y ait commotion du foie ou de la rate. En général, la fracture dite en dedans est plus grave que celle dans laquelle les fragmens se dirigent en dehors : en effet, elle expose le blessé à la déchirure et à l'inflammation de la plèvre et du poumon, à l'emphysème, à la lésion des artères intercostales, et par conséquent à une hémorrhagie qui peut être latente ou apparente; et si elle a été comminutive, les esquilles peuvent blesser les poumons et développer des accidens funestes.

La fracture du *sternum* n'est pas une maladie grave, s'il n'y a pas déplacement des fragmens, et si la contusion n'a pas été considérable; la mort peut arriver instantanément, au contraire, ou au bout de quelque temps, si la commotion éprouvée par les poumons ou par le cœur a été assez violente pour les déchirer. L'enfoncement des fragmens dans la poitrine augmente considérablement les dangers de cette fracture, parce qu'il est ordinairement suivi d'épanchement de sang et du suc médullaire de l'os dans le médiastin, d'inflammation, de suppuration et de carie. Ajoutons à cela que, dans les cas de fracture du sternum avec déplacement des fragmens où la consolidation s'est opérée sans que les fragmens aient été réduits, les blessés éprouvent pendant long-temps une toux sèche, de l'oppression, des palpitations et d'autres accidens plus ou moins incommodes.

La fracture des *vertèbres dorsales* est peu dangereuse par elle-même, quoique le plus souvent elle détermine la mort du blessé dans un très-court espace de temps; ce qui tient à la commotion qu'éprouve la moelle épinière à la lésion physique dont elle peut être le siége, ou à la compression qu'exercent sur elle le sang épanché ou les fragmens détachés des vertèbres. Toutefois on a vu de pareilles fractures n'être pas suivies d'accidens graves, et même guérir assez facilement : c'est ce qui a particulièrement lieu lorsque le projectile est petit, et mu avec beaucoup de rapidité.

Blessures pénétrantes de la poitrine. L'observation démontre que, lorsqu'une plaie de poitrine est pénétrante, et que les organes thoraciques ont été atteints, les poumons sont presque toujours lésés, et quelquefois le cœur, les gros vaisseaux qui tiennent à cet organe et l'œsophage : ces lésions expliquent suffisamment l'hémorrhagie, l'épanchement de sang et l'emphysème que l'on remarque souvent à la suite de ces blessures.

Blessures des poumons. Le danger de ces blessures est relatif à l'hémorrhagie et à l'inflammation qu'elles peuvent occasioner, ainsi qu'à la pénétration de l'air extérieur dans la cavité thoracique. L'*hémorrhagie* peut être assez considérable pour faire périr le blessé en très-peu de temps, comme on le voit dans les blessures profondes, ou lorsque l'instrument vulnérant a ouvert les gros vaisseaux qui se trouvent à la racine des poumons; non-seulement il y a alors perte d'une quantité notable de sang, mais encore compression de ces viscères par le liquide épanché : si la blessure est superficielle, l'hémorrhagie n'est pas à craindre. L'*inflammation* des poumons ne peut pas être considérée comme essentiellement mortelle, puisqu'elle se termine souvent par résolution, et que, lorsqu'elle est suivie de suppuration ou d'induration, la mort n'a pas toujours lieu. Nous renvoyons aux traités de pathologie pour ce qui concerne les suites fâcheuses que peuvent avoir ces sortes de lésions, en nous bornant à indiquer ici que la suppuration des poumons est d'autant plus à craindre, que la plaie est plus profonde, et le blessé plus disposé à devenir phthisique. La *pénétration de l'air* dans la cavité thoracique, regardée autrefois comme très-dangereuse, ne l'est réellement que lorsque la quantité d'air introduite est considérable, les poumons se trouvant alors rétractés sur eux-mêmes, et dans l'impossibilité de se dilater; mais on sait que, dans beaucoup de circonstances, l'air extérieur éprouve des obstacles pour entrer dans la poitrine : ainsi, lorsque la plaie extérieure n'est pas très-grande, si elle traverse obliquement les parties molles des parois du thorax, l'air extérieur ne pénètre pas, parce que les plaies des différens *plans* ne conservent plus leur parallélisme, et que les lèvres de ces plaies restent souvent appliquées l'une contre l'autre.

S'il est vrai que la présence d'une balle dans un des poumons constitue un accident grave, il est également certain qu'elle ne fait pas toujours périr le blessé : on sait, en effet, que des individus dont la poitrine avait été percée de part en part ont expectoré une balle au bout de plusieurs années, et que d'autres ont vécu pendant quinze, dix-huit ou vingt ans, sans éprouver d'incommodité notable, malgré la présence d'une balle dans les poumons, comme on a pu s'en convaincre par les ouvertures des cadavres.

La sortie d'une portion du poumon par un des espaces intercostaux, ou le *pneumatocèle*, est un accident fort rare, et peu dangereux si l'on se hâte de la faire rentrer avec les doigts ou avec une sonde mousse : toutefois, si cette portion du poumon était gangrenée, état qu'il ne faut pas confondre avec la lividité et la sécheresse que cause l'impression de l'air, on devrait la fixer au dehors à l'aide d'un fil, ou l'exciser après avoir appliqué une ligature afin de prévenir l'épanchement de sang dans la poitrine. L'observation démontre que les blessés qui ont subi cette opération n'éprouvent par la suite qu'une douleur légère sans oppression, et une toux peu incommode.

Blessures du cœur.— Péricarde. La lésion de la membrane séreuse qui enveloppe en grande partie le cœur, abstraction faite de la blessure d'organes plus importans, n'est dangereuse que par l'inflammation qui peut en résulter, et par les collections de sang et de sérosité qui en sont quelquefois la suite : sans doute, l'inflammation du péricarde est une maladie grave, d'autant plus qu'elle se propage facilement aux parties qui l'avoisinent ; mais l'art possède des moyens de la prévenir ou d'en diminuer les effets : c'est donc à tort que l'on a considéré les blessures de ce genre comme essentiellement mortelles.

Cœur. Il importe d'établir, avant d'examiner la léthalité des lésions de cet organe, que le plus souvent elles intéressent le ventricule droit ; dans certains cas les deux ventricules sont lésés à la fois, mais il est rare que le ventricule gauche seul soit blessé ; enfin on n'observe presque jamais la lésion des oreillettes. Les blessures qui *pénètrent* dans les cavités du cœur déterminent instantanément la mort, si elles sont assez vastes pour permettre au sang de s'échapper facilement ; tandis que la blessure n'est mortelle qu'au bout de quelques jours si, à raison de son étroitesse ou de son obliquité, le sang éprouve de la difficulté à sortir, ou qu'il se forme des caillots qui s'opposent à son écoulement. Parmi les blessures qui *bornent leur action* à l'épaisseur des ventricules, il en est qui peuvent guérir, parce qu'il n'y a point d'hémorrhagie et que l'inflammation est peu considérable, comme on le voit lorsqu'une petite portion du tissu du cœur a été atteinte, et qu'aucune des branches considérables des artères coronaires n'a été lésée. D'autres, au contraire, déterminent une hémorrhagie mortelle dans l'espace de quelques heures, ou font périr le blessé au bout de plusieurs jours, parce que les parois du cœur, affaiblies par la blessure, finissent par se rompre : toutefois l'observation démontre que la mort n'est pas un résultat constant de ces lésions. Les blessures des *oreillettes* sont en général plus dangereuses que celles des ventricules, à cause du peu d'épaisseur de leurs parois, qui ne permet guère de supposer qu'elles puissent être lésées sans que l'instrument pénètre dans leur cavité et donne lieu à un épanchement de sang dans la cavité du péricarde. Les blessures des gros *troncs artériels ou veineux* contenus dans la poitrine, qui partent du cœur ou qui s'y rendent, ainsi que celles de la veine azygos, sont constamment mortelles; elles font périr subitement si elles sont considerables, et au bout de quelques jours, si elles sont étroites.

Blessures de l'œsophage. On concevra facilement combien il doit être rare d'observer la section complète et transversale de la portion thoracique de l'œsophage : cette blessure est nécessairement mortelle. Si, comme il arrive plus souvent, l'œsophage a été blessé par un instrument aigu, la mort peut ne pas avoir lieu lorsque la blessure est peu étendue et que le poumon n'a pas été intéressé. Payen, d'Orléans, parvint à guérir un individu dont l'œsophage avait été traversé de part en part par un coup de baïonnette porté à la partie antérieure et supérieure droite de la poitrine: la lésion de ce conduit musculo-membraneux était mise hors de doute par la sortie des boissons par la plaie; cependant, comme les exemples de ce genre sont rares, on devra considérer de pareilles blessures comme fort graves.

Il a été souvent question, dans l'histoire des lésions de la poitrine, de l'hémorrhagie, de l'épanchement sanguin et de l'emphysème qu'elles peuvent déterminer; il importe de les étudier séparément. *L'hémorrhagie* peut être le résultat de la lésion des vaisseaux artériels du cœur et des poumons, de l'aorte et de ses principales divisions, des deux veines caves, et de la veine azygos ; nous ne reviendrons pas sur les dangers qui l'accompagnent. Elle peut tenir à l'ouverture d'une ou de plusieurs artères intercostales : ici la blessure n'est pas de nécessité mortelle, parce que l'art possède des moyens d'arrêter l'hémorrhagie ou d'évacuer le sang qui serait épanché dans la cavité du thorax.

L'épanchement de sang dans la poitrine, quelle que soit sa cause, ne tarde pas à faire périr le malade dans la plupart des cas, s'il est considérable; on peut, au contraire, espérer de secourir efficacement le blessé, en pratiquant une ouverture qui permette au sang de sortir, surtout si la quantité de liquide n'est pas grande. Mais ne dissimulons pas combien il est difficile, dans certains cas, d'établir le diagnostic d'un pareil épanchement. Les auteurs, il est vrai, n'ont pas manqué de donner une réunion de signes propres à lever la difficulté dans quelques circonstances : tels sont la gêne de la respiration, la difficulté de se tenir couché sur le côté opposé à celui qui est le siége de l'épanchement, la plus grande élévation et le plus grand évasement de la partie du thorax qui contient le liquide épanché, le son mat de cette portion de la poitrine, les ondulations du liquide épanché, l'apparition vers l'angle des fausses côtes d'une ecchymose, d'un violet clair, qui paraît plusieurs jours après la blessure, et que Valentin avait regardée à tort comme constante, la sortie du sang et de l'air par la plaie à chaque mouvement d'expiration, la petitesse, la fréquence et l'irrégularité du pouls, etc. Parmi ces signes, il en est un qui a beaucoup plus de valeur que les autres : c'est là sortie du sang et de l'air par la plaie. Les autres sont trompeurs; cependant leur ensemble peut porter à croire que l'épanchement existe, sans permettre de l'affirmer. Combien de fois n'a-t-on pas vu des individus succomber à cette cause, sans avoir éprouvé de gêne sensible dans la respiration, et ayant toujours joui de la faculté de se coucher indistinctement sur le côté sain et sur celui qui était malade? Ne sait-on pas, d'une autre part, que des blessés ont été guéris par les soins ordinaires, lorsque tout concourait à prouver qu'ils étaient en proie à un épanchement considérable? L'homme de l'art pourrait donc être blâmé, s'il avait pratiqué des incisions pour donner issue au sang, avant d'avoir examiné avec le plus grand soin toutes les circonstances susceptibles de l'éclairer.

Il s'en faut de beaucoup que l'*emphysème* produit par une blessure de poitrine soit propre à faire apprécier la gravité de la lésion : admettons, en effet, qu'un emphysème considérable suppose que le poumon a été blessé dans une assez grande étendue, il ne faut pas conclure pour cela que la blessure est grave; au contraire, tout porte à croire qu'il n'y a eu que de très-petits vaisseaux ouverts, et que l'épanchement de sang est léger; car, sans cela, il n'y aurait pas de place pour l'air. On sait d'ailleurs que, dans certaines lésions peu étendues des poumons, suivies d'un épanchement considérable, et par conséquent fort grave, il n'y a point d'emphysème; d'une autre part, celui-ci peut exister, comme nous l'avons déjà dit, sans que le poumon ait été lésé, l'air extérieur s'introduisant dans la poitrine par la plaie, au moment de l'inspiration, pour en être chassé pendant l'expiration.

Blessures du diaphragme. Il est impossible de révoquer en doute la gravité des blessures du diaphragme, à cause de la gêne qu'éprouve la respiration, soit que les viscères abdominaux aient pénétré dans la cavité thoracique, soit qu'il y ait simplement inflammation de ce muscle : la première de ces causes peut même être suivie d'asphyxie et d'une mort prompte, si les poumons ont été fortement comprimés par les organes de l'abdomen. Nous rappelerons ici, que la blessure des nerfs *diaphragmatiques* est nécessairement mortelle.

Blessures du bas-ventre.

Nous distinguons, comme pour les lésions de la poitrine, les blessures pénétrantes du bas-ventre de celles qui ne le sont pas, tout en admettant que la pénétration n'ajoute rien au danger que court le blessé : qu'importe, en effet, que l'instrument vulnérant ait pénétré dans l'abdomen, s'il n'a lésé aucun des viscères abdominaux, ni les vaisseaux sanguins ni les nerfs? Une pareille blessure ne pourra-t-elle pas être moins dangereuse qu'une autre dont l'effet aura été borné aux enveloppes du bas-ventre? Ce n'est donc que pour procéder avec plus de méthode, et pour simplifier l'histoire de ces lésions, que nous adoptons cette division.

Blessures non pénétrantes du bas-ventre. Plusieurs circonstances se réunissent pour faire regarder ces blessures, que l'on croirait au premier abord devoir être fort légères, comme pouvant être dangereuses. Tantôt elles sont compliquées de l'ouverture des artères mammaires internes et épigastriques, et l'hémorrhagie qui en résulte peut être mortelle si le blessé n'est pas secouru à temps ; tantôt elles sont suivies d'une inflammation considérable, de fusées fistuleuses, de collections de pus latentes : dans certaines circonstances, les organes génitaux sont lésés, ou l'on a à craindre des hernies et leurs suites, etc.

Piqûres. Les piqûres de l'abdomen qui n'atteignent pas le cordon spermatique, les vertèbres ou les os du bassin, doivent être regardées comme simples et faciles à guérir, à moins que des artères ou des filets nerveux n'aient été blessés, ou qu'il ne se soit développé une inflammation grave. En effet, supposons, comme on le voit souvent, qu'une artère d'un certain calibre soit ouverte, et qu'à raison de l'étroitesse de la plaie, de son obliquité, et du gonflement qui survient dans son trajet, il n'y ait point d'hémorrhagie extérieure, le sang s'épanche dans le tissu cellulaire et produit une tumeur qui s'enflamme si le liquide n'est pas résorbé : or, cette inflammation peut se terminer par suppuration ; et l'abcès qui en résulte n'est pas sans danger, comme nous le verrons bientôt. Admettons maintenant qu'il n'y ait point de lésion d'artères, mais que la piqûre se complique d'inflammation, ainsi qu'on l'observe surtout lorsqu'elle a son siége dans l'épigastre ou dans les muscles droits, le blessé peut succomber à cette complication dans l'espace de sept à huit jours ; et, s'il ne périt pas, il se forme des foyers purulens auxquels succèdent des fistules difficiles à guérir. Les dangers des *abcès* de cette nature sont généralement connus : on sait qu'il faut les ouvrir aussitôt qu'ils sont formés, si on veut éviter des accidens qui amènent souvent la mort dans très-peu de temps, ou empêcher le pus de pénétrer dans l'abdomen après avoir altéré le péritoine, et de s'étendre jusqu'au bassin. Nous parlerons plus bas des piqûres où le cordon des vaisseaux spermatiques, les vertèbres et les os du bassin ont été lésés.

Plaies par instrument tranchant. Les dangers de ces plaies sont de toute autre nature : rarement l'inflammation qui les accompagne est assez vive pour constituer une véritable complication ; et s'il est vrai qu'elles donnent souvent lieu à l'hémorrhagie, celle-ci peut être facilement arrêtée, d'autant plus qu'il est aisé d'apercevoir le vaisseau qui a été ouvert. Ce qu'il y a plus particulièrement à craindre dans ces sortes de blessures, ce sont les hernies : en effet, lorsque la plaie occupe la région ombilicale, et notamment les points inférieurs à l'ombilic, la hernie peut avoir lieu sur-le-champ ; et, en supposant même que le blessé guérisse sans que les viscères abdominaux soient sortis de leur cavité, la partie lésée reste faible et singulièrement disposée aux hernies : c'est ce qu'on remarque surtout lorsque les muscles abdominaux ont été coupés transversalement, parce qu'alors la réunion des bords s'est opérée fort lentement, et n'a pu se faire qu'au moyen d'une substance celluleuse intermédiaire beaucoup plus faible que le tissu musculeux. Quoi qu'il en soit, il résulte de ce qui précède, que les plaies de ce genre sont en général moins dangereuses que les piqûres.

Contusions. Quelle que soit l'intensité des contusions des parois de l'abdomen, si leurs effets ont été bornés à ces parois, la blessure n'est pas grave : le malade reste seulement exposé aux hernies; mais si les viscères abdominaux ont été fortement ébranlés, contus ou déchirés, par un coup porté sur un point éloigné de la partie qu'ils occupent, la blessure peut avoir des suites fâcheuses. Les organes qui sont le plus souvent atteints de pareilles contusions sont le foie, la rate, les reins et la matrice dans l'état de grossesse; rarement la contusion est bornée à un de ces viscères. Elle peut être assez forte pour déterminer leur meurtrissure, leur rupture, et l'ouverture des gros vaisseaux : alors la mort a lieu sur-le-champ, ou dans un espace de temps fort court Si elle est moins violente, le danger n'est pas si grand, quoique pourtant elle puisse occasionner l'avortement et des inflammations qui se terminent quelquefois par suppuration ou par gangrène, et auxquelles les malades succombent au bout de quelques jours, malgré les secours de l'art les mieux dirigés. Enfin, il peut arriver à la suite de ces contusions, que les blessés, qui n'avaient d'abord éprouvé que de très-légers accidens, soient en proie à des tumeurs squirreuses, à des rétrécissemens du canal intestinal, à des épaississemens, à des indurations, etc.; affections chroniques qui finissent par amener la mort. Il est rare que les *plaies contuses* des parois du bas-ventre soient compliquées d'hémorrhagie : elles ne sont dangereuses, lorsqu'il n'y a pas eu contusion des viscères abdominaux, que par l'inflammation qui les accompagne ordinairement. (*Voy.* PIQURES, page 659.)

Les plaies *d'armes à feu* qui n'intéressent que les parties molles des parois de l'abdomen ne méritent de fixer l'attention de l'homme de l'art que sous le rapport de l'inflammation : or, l'observation démontre que si l'on a pratiqué les incisions nécessaires pour donner issue à la balle, la phlogose ne s'étend pas au delà du degré nécessaire pour que la suppuration s'établisse ; toutefois, si les aponévroses ont été lésées, il se développe ordinairement des accidens graves qui pourraient faire croire au premier abord que les organes intérieurs ont été atteints, et qui dépendent de la résistance qu'opposent ces aponévroses, et du gonflement des parties sous-jacentes. Si les *plaies d'armes à feu* intéressent la colonne vertébrale, elles sont beaucoup plus graves, lors même qu'il n'y a point contusion des viscères abdominaux. Le danger de ces lésions est relatif aux fractures des vertèbres, à la nature de ces fractures, à la difficulté que l'on éprouve à retirer la balle, et surtout à la commotion et à la déchirure de la moelle épinière. La fracture du corps est plus grave que celle des apophyses épineuses et transverses, parce qu'il peut se former une infiltration purulente dans l'intérieur du canal rachidien, et que d'ailleurs il est plus difficile de faire l'extraction des esquilles et de la balle : les blessés périssent même lorsque le projectile ne peut être retiré du corps des vertèbres, et qu'il y a en même temps lésion des muscles psoas et iliaque, ou des viscères qui les avoisinent. La paralysie des extrémités inférieures et de la vessie, qui peut se manifester immédiatement, ou quelque temps après ces blessures, n'est pas toujours mortelle ; il n'est pas rare cependant de voir les malades qui ont été délivrés de cet accident conserver une grande faiblesse dans ces organes.

QUARANTE ET UNIÈME LEÇON.

Blessures pénétrantes du bas-ventre. Il est aisé de prévoir que toutes les blessures pénétrantes de l'abdomen n'offrent pas le même danger. Il en est qui guérissent facilement, parce qu'elles ne sont suivies ni de la sortie des viscères abdominaux, ni d'inflammation du péritoine, ni d'épanchement de sang, d'un autre liquide ou d'un gaz, ni de la lésion des viscères abdominaux, et qu'elles ne sont pas compliquées de la présence d'un corps étranger : tels sont, en effet, les accidens qui aggravent les blessures dont nous parlons, et sur lesquels nous croyons devoir nous arrêter un instant, avant d'examiner les lésions de chaque organe en particulier.

Sortie des viscères abdominaux. C'est particulièrement dans les plaies par instrument tranchant, que l'on voit les viscères les plus mobiles du bas-ventre s'échapper au dehors, en partie ou en totalité, suivant l'étendue de la lésion. Il est rare que le colon transverse se montre entre les lèvres de la plaie : l'estomac s'y présente encore plus rarement; tandis qu'il est assez commun d'y trouver l'épiploon et les intestins grêles.

Si l'*intestin grêle* est sorti par la plaie, en totalité ou en partie, et qu'il soit sain, on le fait rentrer dans l'abdomen, sans que le danger de la blessure soit plus grand : il en est à peu près de même lorsque la réduction a été faite sur un intestin froid, livide ou noir, mais assez rénitent et élastique pour faire croire qu'il n'était pas gangréné. Lorsque l'intestin est étranglé, soit parce qu'il est enflammé ou distendu par une grande quantité d'air, soit parce que les lèvres de la plaie sont gonflées, la blessure est aggravée : en effet, l'inflammation se déclare, et l'intestin peut être frappé de gangrène, si on ne se hâte de recourir aux moyens propres à faire cesser l'étranglement, soit en exerçant de légères pressions sur l'intestin pour en diminuer le volume, et en le tirant à soi, ou en agrandissant la plaie suivant les préceptes de l'art. Ce dernier moyen ne doit être mis en usage que lorsque les autres ont été infructueux. Si l'étranglement de l'intestin a été suivi de sa gangrène, le cas est beaucoup plus grave, parce qu'on ne peut plus réduire le viscère ; qu'il faut, au contraire, retrancher la portion privée de vie, et que la blessure ne peut guérir qu'en établissant un anus artificiel, ou en cherchant à rendre au conduit intestinal sa continuité, comme nous le dirons en parlant des blessures de l'intestin. (*Voyez* page 671.) Heureusement il n'est pas commun d'observer une pareille complication, parce que l'homme de l'art, prévoyant cette terminaison funeste de l'inflammation, procède à la réduction avant qu'elle ne se soit développée.

Lorsque l'*épiploon* s'échappe au dehors de la plaie, on doit le repousser dans l'abdomen, s'il est sain : la blessure n'en est pas plus dangereuse, à moins qu'il ne contracte des adhérences avec la partie postérieure des lèvres de la plaie ; car alors le blessé ressent parfois des douleurs et des tiraillemens après les repas : ces accidens sont quelquefois assez forts pour obliger les malades à se tenir courbés en avant pendant la première époque de la digestion. Si, par un des motifs que nous venons d'indiquer dans le paragraphe précédent, l'épiploon est étranglé, on est obligé suivant les circonstances de retrancher la portion flottante de ce repli membraneux ou d'aggrandir la plaie; ce dernier moyen a l'inconvénient de prédisposer aux hernies consécutives, tandis que l'autre peut entraîner l'adhérence de l'épiploon avec la plaie, et par conséquent des douleurs et des tiraillemens après le repas; d'où il suit que, lors même que l'étranglement de l'épiploon n'occasionerait point l'inflammation et la gangrène, il ne devrait pas être considéré comme constituant une blessure légère, dans toute l'acception du mot. Si l'épiploon est gangrené et que l'homme de l'art, se conformant aux préceptes établis par les meilleurs auteurs, abandonne à la nature la portion gangrenée, ou en retranche une partie en ayant soin de ne point couper le vif, il s'établit des adhérences de l'épiploon avec la plaie : or cette terminaison, qui est sans contredit la plus heureuse, n'est pas exempte de dangers : outre les inconvéniens que nous avons déjà signalés, elle expose le blessé à une rupture de l'épiploon. Si au lieu d'agir comme nous venons de le dire, le chirurgien réduit l'épiploon gangrené, il peut se développer une inflammation abdominale promptement mortelle. S'il pratique la résection de la portion gangrenée dans l'endroit où la constriction a lieu, ou dans le point qui sépare la portion saine de celle qui ne vit plus; et qu'il procède à la réduction après avoir touché avec une liqueur astringente les vaisseaux qui fournissent du sang, il expose le blessé à périr d'hémorrhagie, la circulation pouvant se rétablir dans les vaisseaux crispés, dès qu'ils seront sous l'influence de la chaleur de l'abdomen.

L'*inflammation du péritoine*, dont tous les médecins connaissent la marche et les dangers, est souvent le résultat des blessures pénétrantes du bas-ventre; il est cependant des cas où l'instrument vulnérant n'atteint pas cette membrane séreuse : ainsi dans les plaies du périnée, des lombes et des flancs, la vessie, le rectum, les reins et le colon peuvent avoir été blessés dans la portion dépourvue de péritoine. Il y a plus, on a vu quelquefois des blessures faites dans un des espaces intercostaux, pénétrer jusqu'au foie, ou à la rate, sans que cette membrane fût enflammée, ce qui tenait à ce qu'elle n'avait pas été divisée, ou à la légèreté de sa lésion.

L'*épanchement* d'un liquide ou d'un gaz dans la cavité de l'abdomen, suppose la lésion de l'organe qui les renfermait; mais il ne suit pas de là, que toutes les fois que cet organe est lésé, l'épanchement doive avoir lieu; l'observation démontre même que le foie, les intestins, les vaisseaux sanguins, etc., sont souvent blessés, sans que les matières qu'ils contiennent se soient épanchées en quantité notable. Avant de dire un mot sur chacun des fluides qui peuvent abandonner leurs réservoirs pour se répandre dans l'abdomen, établissons que les épanchemens de sang et des matières fécales sont les plus communs, que ceux de bile et d'urine sont beaucoup plus rares, et qu'il est encore moins ordinaire d'observer des épanchemens de gaz. — *Épanchement de sang.* Il peut se faire rapidement ou lentement; dans le premier cas, l'ouverture du vaisseau est considérable et le sang poussé avec force ; le blessé peut succomber en peu de temps à l'hémorrhagie, dont il éprouve tous les symptômes. Si, comme il arrive plus ordinairement, l'épanchement se fait avec lenteur, il ne produit jamais dès le principe des accidens très-graves ; ce n'est qu'au bout de quatre à huit jours qu'on en observe les signes : or il n'est guère permis alors d'espérer que la résorption puisse se faire complétement, pour peu que la quantité de sang épanchée soit considérable; la mort est donc le résultat inévitable de cet accident, à moins qu'à l'aide d'incisions méthodiques et pratiquées à temps, on n'ait provoqué l'issue du liquide, ou que celui-ci n'ait été rendu spontanément par l'anus ou par des abcès, comme on l'a vu, rarement à la vérité. L'*épanchement* des matières contenues dans l'*estomac* et dans les *intestins*, suppose le *plus* ordinairement que la lésion de ces viscères a une certaine étendue, car si elle était légère, les matières trouveraient moins d'obstacle à parcourir l'intérieur du canal digestif qu'à franchir l'ouverture qui aurait pu être faite à ses parois : lorsqu'il a lieu, le blessé ne tarde pas à succomber après avoir éprouvé les accidens les plus fâcheux. — L'*épanchement d'urine* ne peut être considéré comme peu dangereux, que lorsqu'il est fort peu considérable : dans tout autre cas, il occasione des symptômes graves suivis de la mort, tels que la gangrène et l'emphysème du tissu cellulaire sous-péritonéal ; si, comme il arrive quelquefois, le liquide s'infiltre dans le tissu cellulaire qui environne les reins, les uretères et la vessie, il détermine des abcès gangréneux autour de ces organes.

— L'*épanchement de bile* est assez rare et presque toujours mortel. Des *gaz* ne sauraient s'épancher dans l'abdomen qu'autant que l'estomac, les intestins grêles et surtout le colon et le rectum ont été blessés, ou que le poumon et le diaphragme ont été divisés : on conçoit aisément que le danger de cet épanchement n'est rien par lui-même, et qu'il est entièrement relatif à l'importance de l'organe qui a été blessé, et à l'étendue de sa lésion.

Présence d'un corps étranger dans l'abdomen. Il est rare que les piqûres soient compliquées de la présence d'un corps étranger dans l'abdomen, surtout quand elles ont été faites à la partie antérieure du bas-ventre : lorsque cela a lieu, la blessure est presque toujours mortelle; nous disons presque toujours, parce qu'en effet, les annales de l'art renferment des observations de ce genre, qui ont été suivies de guérison. Benedictus rapporte qu'un soldat eut le dos percé par le fer d'une flèche, qu'il rejéta par l'anus au bout de deux mois. Fabrice de Hilden fait mention (*Cent* V. OBSERVATION 174,) d'un individu qui, un an après avoir reçu un coup de poignard à la partie antérieure gauche de l'abdomen, rendit par l'anus, au milieu des douleurs les plus atroces, environ trois pouces de cet instrument. Quant à la présence d'une balle dans la cavité de l'abdomen, on sait qu'elle ne s'oppose pas toujours à la guérison de la blessure; combien d'exemples ne pourrions-nous pas citer d'individus qui ont vécu plusieurs années, malgré la présence de ce corps étranger dans le bas-ventre, et qui n'ont même pas éprouvé d'incommodité notable; dans d'autres circonstances, la balle a été rendue par l'anus, au bout d'un temps plus ou moins long. Tout porte à croire que dans les cas dont nous parlons, la plaie d'armes à feu n'a pas été suivie d'accidens graves et immédiatement mortels, parce que la balle a glissé fort obliquement sur la surface lisse des intestins, en ne produisant qu'une légère contusion, susceptible de céder facilement aux moyens antiphlogistiques qui auront été mis en usage.

Lésion des parties intérieures. Parmi les organes que renferme l'abdomen, le foie, l'estomac, les intestins, l'épiploon et la matrice dans l'état de grossesse, sont ceux qui sont le plus exposés à être blessés. La rate, les reins, le pancréas, la vessie, le vésicule du fiel, les vaisseaux sanguins et l'utérus dans l'état de vacuité, sont plus rarement atteints par les instrumens vulnérans. Quant aux canaux pancréatique, cholédoque et thorachique, il n'est pas présumable qu'ils soient lésés, à moins que d'autres organes importans n'aient été intéressés.

Estomac. Imiterons-nous les auteurs qui ont disserté longuement pour savoir si toutes les blessures de l'estomac sont nécessairement mortelles, ou bien si on ne devait ranger dans cette classe que celles qui affectent fortement le fond et les deux orifices de cet organe, tandis que l'on considérerait comme non mortelles celles qui ont lieu à sa partie latérale? Une pareille discussion devient inutile dès que l'observation démontre qu'on ne peut établir aucun principe fixe à ce sujet, que telle blessure de l'estomac que l'on aurait jugée de peu d'importance eu égard à son peu d'étendue et à sa situation, est promptement mortelle parce que l'organe a éprouvé une forte commotion; tandis qu'une autre lésion que l'on aura regardée comme nécessairement mortelle par des motifs contraires, pourra être suivie de la guérison. Il nous paraît préférable d'adopter une marche, qui, si elle n'offre pas l'avantage de préciser autant la gravité des lésions que la précédente, n'entraîne pas avec elle les mêmes inconvéniens. Nous établirons d'abord que les blessures de l'estomac sont souvent mortelles 1° par l'hémorrhagie dont elles s'accompagnent, et qui donne lieu à un épanchement de sang dans cet organe ou dans le bas ventre; 2° par la commotion qu'éprouve le viscère; 3° par l'inflammation qui se développe et que l'art ne parvient pas toujours à combattre victorieusement; 4° par l'épanchement dans l'abdomen des matières contenues dans cet organe; 5° parce que lors même qu'il ne se manifeste aucun de ces accidens, et que l'on pratique la gastroraphie, cette opération détermine des vomissemens, des contractions d'estomac, etc., qui s'opposent à la guérison; 6° parce que les fonctions qu'il est appelé à remplir sont de nature telle, que leur suspension absolue pendant un certain temps doit compromettre l'existence du blessé. Ces vérités une fois posées, il sera facile de conclure que la lésion sera d'autant plus dangereuse, en général, que l'estomac aura été divisé dans une plus grande étendue, que la blessure sera plus voisine d'un de ses orifices, que l'estomac était plus distendu au moment de l'accident, qu'un plus grand nombre de vaisseaux importans aura été atteint, que la commotion aura été plus forte, l'inflammation plus vive et l'emploi des moyens antiphlogistiques moins heureux; que l'estomac enfin ne pourra pas agir sur les alimens propres à nourrir le blessé. En effet, il est d'autant plus permis d'espérer une réunion favorable de la plaie, une adhérence avec le péritoine ou avec l'épiploon, que ces accidens sont moins nombreux et plus légers, surtout lorsque les membranes de l'estomac n'ont pas été complétement divisées.

Mahon a dit avec raison que les médecins ne sauraient être trop circonspects lorsqu'ils ont à décider une question relative aux blessures de l'estomac. « Ils doivent déterminer avec la plus scrupuleuse exactitude, la grandeur et la forme de la blessure, la région de l'estomac qui a été offensée, le nombre et la grosseur des vaisseaux et des nerfs majeurs qui ont été affectés, le sang contenu encore dans les vaisseaux, la quantité de celui qui s'est épanché dans la cavité abdominale, les autres substances qui y sont également tombées par la plaie, l'état des tégumens communs, des muscles du bas-ventre et du péritoine, ainsi que des viscères qui avoisinent le sac membraneux. Les médecins ne sauraient trop se souvenir que peu de questions de médecine légale peuvent donner lieu à autant de subterfuges de la part de l'accusé et de ses défenseurs. » (Tom. II, p. 145.)

Intestins. Les intestins grêles et la portion transverse du colon, sont les parties du canal intestinal que les instrumens vulnérans atteignent le plus souvent. Une légère *piqûre* de ce canal peut n'être suivie d'aucun symptôme fâcheux, si elle n'a pas intéressé un vaisseau sanguin; il n'en est pas de même si les plaies faites par un corps aigu ont été nombreuses ou d'une certaine étendue, car alors le blessé peut périr au bout de quelques jours, à la suite de l'inflammation, lors même qu'il n'y aurait ni épanchement de sang ni de matières stercorales, ni de bile.

Les plaies par *instrument tranchant* sont loin d'être toujours mortelles, soit que les intestins blessés restent dans l'abdomen ou se présentent à la plaie extérieure: dans le premier cas, on a vu le conduit intestinal blessé dans plusieurs points, développer les symptômes les plus graves, qui ont pourtant cédé aux moyens antiphlogistiques. On lit dans les Mémoires de l'Académie des sciences (année 1705), qu'un individu se donna dix-huit coups de couteau au bas ventre, parmi lesquels huit étaient pénétrans: les saignées répétées dans les quatre premiers jours, la diète et les boissons rafraîchissantes et calmantes, dissipèrent au bout de deux mois les accidens alarmans qu'avaient fait naître ces blessures; dix-sept mois après, cet homme s'étant précipité d'un lieu fort élevé, périt sur-le-champ, et l'ouverture du cadavre fit voir plusieurs cicatrices attestant que le lobe moyen du foie, le jéjunum et le colon avaient été blessés.

Si les intestins lésés se présentent au dehors, la plaie, ainsi que nous l'avons déjà dit, n'est pas toujours mortelle : elle peut avoir assez peu d'étendue pour guérir même sans être obligé de recourir à la suture; les moyens généraux suffisent alors, pourvu que la portion d'intestin blessé soit assujettie au dehors, si elle appartient au jéjunum, à l'iléon ou au colon transverse, qui sont assez mobiles. Si la blessure de l'intestin a plus de quatre lignes de longueur, la suture est nécessaire, tant pour prévenir l'épanchement des matières stercorales dans l'abdomen, que pour favoriser l'adhérence des bords de la division avec le péritoine ou avec un autre organe : cette pratique est souvent couronnée de succès. Quand l'intestin a été complétement et transversalement divisé par l'instrument tranchant, ou que l'on en a retranché une portion qui était gangrénée, la blessure est beaucoup plus grave, mais elle n'est pas encore au-dessus des ressources de l'art, soit qu'on réunisse les deux bouts de l'intestin, où qu'on établisse un anus artificiel, qui, s'il n'était pas susceptible de guérir, offrirait d'autant plus d'inconvéniens et de danger, qu'il serait situé plus près de l'origine du canal intestinal.

Toutefois, on aurait tort de conclure, de ce que plusieurs des plaies des intestins faites par des instrumens tranchans ne sont pas mortelles, lorsque l'art vient promptement au secours du blessé, que toutes les blessures de ce genre doivent être suivies de guérison. Peut-on se flatter de combattre efficacement les accidens, lorsqu'il s'est fait dans l'abdomen un épanchement considérable de sang, de matières stercorales, de bile, ou que l'inflammation produite par la blessure est excessivement grave ? Il suffira pour répondre négativement à ces questions, de consulter ce que nous avons établi à la page 666.

Les déchirures des intestins par des cornes d'animaux, un pieu, ou tout autre instrument *contondant* et pointu, déterminent presque toujours une mort prompte, lorsqu'elles sont considérables ; et si elles sont moins graves, elles font souvent périr le blessé au bout d'un certain temps, à cause de l'épanchement et de l'inflammation qui les suivent.

Quand l'intestin a été fortement meurtri par une *armé à feu*, sans être percé, il se forme au bout de quelques jours une escarre qui ne tarde pas à se détacher ; les excrémens sortent par la plaie extérieure que l'on est quelquefois obligé d'agrandir ; la plaie reste fistuleuse, ou il se forme un anus artificiel, à moins que la portion d'intestin lésée ne soit peu considérable, car alors les matières fécales reprennent leur cours ordinaire. Si l'intestin a été percé, que la plaie extérieure soit trop étroite et que l'on n'ait pas favorisé, à l'aide d'incisions convenables faites à la peau, la sortie des matières stercorales par la plaie, les excrémens s'épancheront dans l'abdomen et occasioneront promptement la mort. Il est inutile d'indiquer que les contusions et les plaies contuses dont il s'agit peuvent encore être fort dangereuses, à raison de la commotion des viscères, de la lésion des vaisseaux sanguins, etc. (*V.* page 663, pour compléter l'histoire des blessures des intestins.)

Epiploon et mésentère. La lésion de ces organes présente un danger imminent, lorsque les vaisseaux sanguins qui les parcourent ont été ouverts ; car l'hémorrhagie qui en résulte peut être promptement mortelle. L'inflammation, quoique moins redoutable ; n'en constitue pas moins une maladie fort grave, qui se termine souvent par la mort. Les blessures du mésentère sont plus fâcheuses que celles de l'épiploon, parce qu'il y a dans ce dernier organe moins de vaisseaux sanguins et de nerfs. Nous ne reviendrons point sur les dangers des lésions pénétrantes du bas-ventre, dans laquelle l'épiploon s'engage dans la plaie. (*Voy.* page 664.)

Foie. Les blessures du foie sont promptement mortelles, lorsque les principaux vaisseaux sanguins qui se distribuent à cet organe ont été ouverts par un instrument piquant ou tranchant, ou déchirés par une violence extérieure qui en a écrasé en même temps le tissu. Nous pourrions appuyer cette assertion d'un très-grand nombre de faits, s'il était permis de supposer que l'on pût élever le plus léger doute. Si les vaisseaux sanguins dont nous parlons n'ont pas été intéressés, la blessure est d'autant plus grave qu'elle donne lieu à une inflammation plus intense, et que la matière de la suppuration qui la termine ordinairement, éprouve plus de difficulté à se frayer une route jusqu'au dehors; aussi remarque-t-on que plus la lésion est profonde, plus elle est dangereuse, tout étant égal d'ailleurs. Quoi qu'il en soit, l'homme de l'art pourrait compromettre sa réputation s'il rangeait parmi les affections nécessairement mortelles, toutes les hépatites traumatiques.

Vésicule du fiel. La vésicule du fiel, à raison de son peu de volume, est ordinairement à l'abri de l'action des instrumens vulnérans. Presque constamment les blessures de cet organe donnent lieu à un épanchement de bile auquel les malades succombent au bout de quelques jours; ce liquide pourtant ne s'épanche pas toujours dans l'abdomen, parce qu'il existe des adhérences entre cette poche et le péritoine : alors le blessé peut guérir. On ne trouve dans les annales de l'art, qu'un seul exemple de blessure de la vésicule du fiel, sans adhérence avec le péritoine, qui n'ait pas occasioné la mort, et encore est-il permis d'élever des doutes sur l'authenticité du fait. — La lésion des canaux *hépatique*, *cystique* et *cholédoque*, plus rare que celle dont nous venons de parler, doit être considérée comme mortelle, non-seulement à cause de l'épanchement de bile, mais encore parce qu'il est difficile d'admettre qu'elle ne soit pas accompagnée de blessures d'organes plus importans.

Rate. Faut-il adopter avec certains auteurs que toutes les blessures de la rate peuvent être guéries, et même que la déchirure de cet organe n'est pas constamment suivie de la mort? L'observation démontre le contraire. Ici, comme pour le foie, l'instrument vulnérant peut n'avoir qu'effleuré la surface du viscère, ce qui constitue une lésion curable; mais s'il a divisé l'artère splénique dans ses principales ramifications, si la rate a été déchirée de manière à occasioner un épanchement considérable, la blessure est mortelle, à moins que le sang ne cesse de couler, et qu'on n'évacue celui qui s'était répandu dans l'abdomen.

Pancréas. Le danger des blessures de cet organe est relatif à l'hémorrhagie et à l'épanchement; car il n'est pas assez important par lui-même pour que sa lésion détermine des accidens graves.

Reins. Si les artères rénales ou leurs principales divisions ont été ouvertes par l'instrument vulnérant, il est rare que le blessé ne succombe promptement à l'hémorrhagie ou à l'épanchement de sang dans l'abdomen : toutefois, lorsque le coup a été porté par derrière, sur la portion du rein qui n'est pas recouverte par le péritoine, l'hémorrhagie est pour l'ordinaire moins considérable; le sang se répand dans la masse graisseuse sur laquelle repose cet organe et dans les muscles environnans ; il peut sortir par la plaie, et par conséquent la blessure est moins grave. Si les reins n'ont été atteints qu'à leur surface, et que l'on n'ait pas à redouter l'hémorrhagie, les dangers sont relatifs à la quantité d'urine qui s'écoule, à la voie que suit cet écoulement, et à l'inflammation qui se développe : s'il s'épanche beaucoup d'urine dans la cavité du péritoine, la mort a lieu promptement : le blessé peut guérir, au contraire, si la plaie a été faite à la région lombaire, que le péritoine n'ait pas été intéressé et que l'urine puisse sortir librement par la blessure extérieure, comme dans le cas d'hémorrhagie. On ne saurait être trop circonspect lorsqu'on est appelé pour juger la léthalité des lésions de ces organes; souvent on est induit en erreur par la profondeur à laquelle l'instrument vulnérant a pénétré, et on déclare mortelles des plaies qui finissent par guérir.

Les blessures des *uretères* déterminent un épanchement d'urine dans l'abdomen, qui les rend mortelles, à moins qu'il ne soit peu considérable et qu'on ne donne promptement issue au liquide répandu dans le bas-ventre.

Vessie. Le succès avec lequel on pratique souvent la lithotomie, d'après des méthodes diverses, prouve que des incisions étendues de la vessie peuvent être promptement suivies de la guérison ; mais en est-il de même des lésions de cet organe faites par des instrumens vulnérans, lorsqu'on n'a pu prendre aucune des précautions propres à prévenir des accidens fâcheux? L'observation démontre que dans ce cas le blessé peut guérir ou périr dans un espace de temps fort court, et qu'il est par conséquent inexact de considérer toutes ces blessures comme de nécessité mortelles. Pour juger leur gravité, on doit s'attacher à déterminer 1° si la vessie était pleine ou vide ; 2° si des vaisseaux considérables ont été atteints ; 3° si la vessie a été blessée et quel est le siége de la blessure. Examinons chacun de ces points. La plénitude de la vessie peut faire supposer qu'elle a été lésée dans des circonstances où l'instrument vulnérant ne l'aurait point touchée si elle avait occupé un petit volume : on sait en outre que cet état favorise sa rupture quand une violence externe agit avec force : cet accident est promptement mortel. Lorsque des vaisseaux considérables de la vessie ou des parties voisines ont été atteints, le sang s'épanche dans la cavité pelvienne ou dans les muscles du voisinage : on doit redouter alors tous les phénomènes de l'hémorrhagie et de l'épanchement, si on ne parvient pas à arrêter le sang ou à lui donner issue. On lit dans les auteurs, qu'une forte contusion de la vessie est ordinairement suivie de son inflammation, qui se termine presque toujours par sphacèle; mais il est probable que dans ces cas les perforations que l'on a trouvées à la vessie dépendaient plutôt de sa rupture que de sa gangrène. Les blessures de la partie postérieure de ce viscère par des instrumens tranchans ou par des armes à feu, ne tardent pas à être suivies d'un épanchement d'urine dans la cavité du péritoine, qui est promptement mortel ; ce liquide s'infiltre au contraire dans le tissu cellulaire, si la portion de la vessie qui a été blessée n'est pas recouverte par le péritoine ; il importe alors de savoir si la situation de la blessure permet ou non l'évacuation du liquide épanché. Les blessures qui intéressent à la fois l'intestin rectum et le bas fond de la vessie peuvent guérir, mais elles sont presque constamment suivies de fistules recto-vésicales incurables. Ajoutons à cela que si les plaies de la vessie, par armes à feu, sont déjà très-dangereuses par elles-mêmes, elles le deviennent beaucoup plus lorsqu'elles sont compliquées de la présence de la balle ou des corps étrangers qu'elle a entraînés avec elle, de la lésion d'autres viscères de l'abdomen et du fracas des os du bassin.

Organes de la génération. On a des exemples de contusion violente des *testicules*, suivie d'une vive inflammation qui s'est terminée promptement par la mort ; quelquefois, il est vrai, l'art peut arrêter les progrès de cette maladie, et soustraire le blessé à un danger imminent ; mais combien de fois alors ne voit on pas survenir le squirre ou le cancer, affections organiques qui exigent souvent la castration, et qui ne guérissent même pas toujours en employant ce moyen extrême. Ce qui vient d'être dit peut s'appliquer également aux *piqûres*. La section des testicules par un *instrument tranchant*, n'est pas nécessairement mortelle, quoiqu'elle puisse le devenir. Il n'en est pas de même de la division du *cordon des vaisseaux spermatiques*, car le blessé peut périr s'il n'est pas secouru assez à temps pour arrêter l'hémorrhagie. Les lésions des *vésicules séminales* rendent l'individu incapable de procréer, si elles ont pour résultat l'oblitération des canaux excréteurs, mais elles ne compromettent pas son existence, à moins qu'elles ne soient accompagnées d'autres lésions plus graves. Des entailles faites à la verge, et la section complète de ce membre, ne peuvent être considérées comme des blessures mortelles, qu'autant qu'il a été impossible de lier les vaisseaux sanguins et d'empêcher l'écoulement du sang : le succès de la ligature dépend de la promptitude avec laquelle on l'a pratiquée, et de la situation de la blessure; si les vaisseaux ont été ouverts près de l'abdomen, il est plus difficile d'arrêter l'hémorrhagie.

La *matrice* dans l'état de vacuité, est presque toujours à l'abri de l'action des instrumens vulnérans; le contraire a lieu lorsqu'elle est développée par une cause quelconque. Si elle contient un ou plusieurs fœtus, ses blessures sont fort dangereuses pour ces derniers et pour la mère; en effet, les vaisseaux sanguins étant alors d'un calibre considérable, leur lésion peut donner lieu à une hémorrhagie promptement mortelle; si la violence extérieure a déterminé l'avortement, que le placenta soit décollé en totalité ou en partie, et que la matrice ne revienne pas sur elle-même, par les seuls efforts de la nature ou par les secours de l'art, il se déclare une perte qui ne tarde pas à être funeste à la mère. Le renversement, la rupture de la matrice, le prolapsus et la métrite aiguë sont encore des accidens graves produits par certaines blessures. Déjà nous avons exposé à la pag. 355, les suites fâcheuses des piqûres du col de l'utérus, faites dans l'intention de provoquer l'avortement. Toutes ces lésions ne sont pas également dangereuses; il en est que l'on peut combattre avec succès si l'on est appelé à temps.

Vaisseaux artériels et veineux de l'abdomen. Les artères aorte, diaphragmatique inférieure, cœliaque (opisthogastrique), splénique, hépatique, coronaire stomachique, rénales, mésentérique supérieure et inférieure, spermatiques (testiculaires), lombaires, iliaques, etc.; et leurs principales divisions; la veine cave inférieure, la veine azygos, la veine porte et les grosses branches qui les forment, ne peuvent être blessées dans une étendue notable, abstraction faite de toute autre lésion, sans déterminer une hémorrhagie et un épanchement qui sont bientôt suivis de la mort, parce que l'art est impuissant pour s'opposer à l'émission du sang. Si la blessure est petite, la mort peut n'arriver qu'au bout de quelques jours, comme nous l'avons dit en parlant des vaisseaux thorachiques (*voyez* pag. 651.); il peut même se faire, si une de ces veines à été légèrement blessée, que les moyens généraux propres à modérer l'impulsion du sang, soient suffisans pour empêcher le blessé de périr, surtout s'ils ont été employés peu de temps après la lésion.

Fractures des os du bassin. Ces fractures sont presque toujours fâcheuses, qu'il y ait ou non déplacement des fragmens, parce qu'elles sont souvent accompagnées de la commotion de la moelle épinière, de la contusion, du déchirement des nerfs, des vaisseaux et des viscères renfermés dans le bassin, ce qui donne lieu à des épanchemens de sang, d'urine, etc., et à des inflammations, qui peuvent faire périr le blessé sur-le-champ ou au bout de quelque temps.

QUARANTE-DEUXIÈME LEÇON.

Blessures des extrémités. C'est à tort que l'on a considéré les blessures des extrémités comme n'étant jamais mortelles, parce qu'elles n'intéressent point des organes essentiels à la vie ; l'expérience prouve, que si plusieurs de ces lésions guérissent avec facilité, il en est d'autres qui sont fort graves et promptement mortelles, malgré les secours de l'art les mieux combinés et les plus efficaces : de là la nécessité de les examiner séparément.

Parmi les blessures des extrémités, il en est qui entraînent nécessairement *la perte d'une partie ou de la totalité d'un membre ;* tantôt celui-ci est emporté en entier, ou presque complétement, comme on le voit lorsqu'un boulet frappe perpendiculairement sur lui ; alors l'amputation est indispensable, de l'aveu des meilleurs praticiens : tantôt la contusion ayant été très-forte, les os fracassés et les parties molles considérablement délabrées, comme on l'observe dans les plaies d'armes à feu, la gangrène se manifeste et fait des progrès allarmans, si on ne se hâte d'amputer le membre : la perte de l'extrémité dans ces deux cas est une affection très-grave, parce qu'elle est souvent suivie de la mort, surtout lorsque l'amputation a été faite dans une partie peu éloignée du tronc. Les amputations des membres pratiquées, au contraire, sous des conditions favorables, doivent être rangées parmi les lésions curables avec dérangement des fonctions.

Vaisseaux sanguins des extrémités. Les lésions des gros vaisseaux artériels des extrémités sont d'autant plus dangereuses, que la partie blessée est plus près du tronc. La *contusion* des grosses artères, si elle est considérable, peut produire leur rupture et l'épanchement de sang dans les parties environnantes, ce qui constitue l'*anévrysme faux primitif*, dont nous ferons bientôt connaître les dangers; si l'effort n'est pas assez grand pour déchirer les tuniques des artères, il peut les affaiblir au point de favoriser plus tard le développement d'un *anévrysme vrai.*

L'ouverture de l'artère *axillaire* au creux de l'aisselle, est ordinairement suivie d'une hémorrhagie mortelle, à laquelle il est difficile de remédier assez promptement : toutefois, il est des cas où la ligature de ce vaisseau peut être pratiquée assez à temps pour que le blessé guérisse en conservant le membre. Les progrès de la chirurgie moderne prouvent l'erreur dans laquelle étaient tombés les anciens, en soutenant une assertion contraire. MM. Post et Dupuytren, dans deux cas d'anévrysme de l'artère axillaire, ont lié la sous-clavière en dehors du scalène antérieur sur la première côte, et leurs efforts ont été couronnés de succès. La ligature de l'artère axillaire au-dessous de la clavicule, a été également pratiquée avec avantage, par Chamberlaine, dans un cas de blessure.

Les blessures de l'artère *crurale*, immédiatement à sa sortie de l'arcade de ce nom, ne tardent pas à faire périr le blessé d'hémorrhagie, si l'art ne vient promptement à son secours; l'observation démontre pourtant qu'il est permis d'arrêter l'écoulement du sang et de guérir le blessé, si on se hâte de lier l'artère iliaque externe en pénétrant dans la région pelvienne. Sur vingt-deux opérations de ce genre, pratiquées dans des cas d'anévrysme ou d'hémorrhagie traumatique, quinze l'ont été avec succès; d'où il résulte qu'il est impossible d'admettre avec plusieurs auteurs, que l'hémorrhagie de l'artère crurale, ne peut être arrêtée que par l'extirpation du membre dans l'article, ou par la ligature de l'artère iliaque externe; *opérations que beaucoup de chirurgiens regardaient comme inexécutables.*

La blessure de l'artère iliaque externe, nous paraît au-dessus des ressources de l'art : on sait que dans un cas d'anévrysme de ce vaisseau, Astley-Cooper fit la ligature de l'aorte ventrale, et que le malade périt. Ce chirurgien célèbre attribua la non-réussite de l'opération, à ce que l'on avait attendu pour la pratiquer, que la tumeur anévrysmale eût acquis un trop grand développement. Il est difficile de croire que la ligature d'un tronc artériel d'un aussi grand calibre, ne soit pas constamment suivi d'accidens fâcheux et promptement mortels.

Anévrysmes traumatiques. Les suites de l'anévrysme *faux primitif* sont très-fâcheuses; en effet, le sang infiltré distend souvent les aponévroses d'enveloppe, en sorte qu'il y a étranglement des parties sous-jacentes; la putréfaction de ce fluide, qui ne tarde pas a avoir lieu, accélère le développement de la gangrène, et le blessé périt par suite de cette affection, ou épuisé par plusieurs hémorrhagies qui se sont succédées avec plus ou moins de rapidité. Cet anévrysme est d'autant moins grave, que l'artère qui en est le siége, est plus éloignée du tronc, qu'elle est plus superficielle, qu'il y a moins de sang infiltré, et que celui-ci est moins altéré ou corrompu. Il est plus redoutable qu'un anévrysme circonscrit quelconque, non-seulement parce qu'il est ordinairement accompagné d'autres lésions physiques très-graves, mais encore par la compression qu'éprouvent les artères collatérales, ce qui rend difficile le transport du sang vers la partie inférieure du membre. Toutefois l'anévrysme faux primitif peut être guéri, si, à l'aide de la compression ou de la ligature, on parvient à arrêter l'écoulement du sang.

L'*anévrysme faux consécutif* est moins à craindre, tout étant égal d'ailleurs, que l'anévrysme vrai; sa marche est moins rapide, et l'usage des moyens compressifs, suivi de plus de succès; d'ailleurs si on est obligé de l'opérer, on n'a pas à redouter la récidive de la maladie, ce qui n'arrive pas dans l'anévrysme vrai, qui s'est développé sous l'influence d'une diathèse anévrysmale.

Les *varices* anévrysmales ne donnent ordinairement lieu qu'à des incommodités légères. Hunter rapporte l'observation d'une femme qui avait été blessée à l'artère, et dont la varice n'éprouva aucun changement pendant trente-cinq années que vécut la malade. Dans certains cas néanmoins, la partie du membre placée au-dessous de la varice peut s'atrophier et perdre sa sensibilité et ses mouvemens, comme nous l'avons observé une fois.

L'*anévrysme variqueux* est moins grave que les anévrysmes faux, primitif ou consécutif. On n'a jamais observé sa rupture spontanée. Il est moins fâcheux quand la tumeur est simplement formée par la dilatation de la veine, que dans le cas où celle-ci est compliquée d'anévrysme faux circonscrit, c'est-à-dire de stagnation de sang coagulé et polypeux dans le tissu cellulaire abondant et lâche qui sépare la veine de l'artère.

Blessures des veines. Les blessures des veines des extrémités sont rarement dangereuses; toutefois, l'expérience démontre que l'ouverture des veines fémorale et brachiale, près du tronc, peut déterminer la mort immédiatement, ou par suite de l'épuisement qui en est le résultat, si le blessé n'a pas été convenablement secouru. Le danger de ces plaies dépend essentiellement de la présence d'un obstacle qui empêche le sang veineux de circuler librement dans le tronc ouvert ou dans les veines environnantes : nous avons vu un jeune homme dont la veine crurale avait été ouverte près de l'arcade du même nom par un emporte-pièce aigu, périr d'hémorrhagie deux heures après; le chirurgien qui lui avait porté les premiers secours exerça la compression, tant sur la plaie qu'au dessus d'elle, ce qui augmenta nécessairement l'écoulement du sang (ce fluide étant retenu dans le membre); le blessé était expirant lorsqu'il fût amené à une des salles de l'Hôtel-Dieu confiée aux soins de M. Dupuytren.

Blessures des nerfs. Il est impossible d'admettre qu'une partie quelconque du corps ait été blessée sans qu'il y ait eu lésion des extrémités épanouies des nerfs, parce que ceux-ci se répandent partout : nous ne nous occuperons pourtant que des lésions par cause externe d'un cordon ou d'un filet nerveux appréciable ; ce sujet a été fort bien traité dans ces derniers temps par M. Jules Descot. (*Voyez* sa Dissertation inaugurale, 1822.)

Piqûre. Elle est constamment suivie d'une douleur très-vive qui se fait sentir dans toutes les parties auxquelles le nerf se distribue. Il arrive souvent que la blessure guérit promptement et sans accidens graves, si le blessé est doué d'une bonne constitution, s'il garde le repos, et s'il ne s'expose à aucune autre cause de maladie. Dans quelques circonstances il se développe des convulsions qui s'étendent au loin et parfois à tout le corps ; la douleur et les mouvemens convulsifs peuvent se dissiper d'eux-mêmes ou être suivis du tétanos, de la mort ou d'une névralgie, comme le prouvent les faits suivans : 1° Une demoiselle reçut un coup de canif à la partie inférieure et externe de l'avant-bras, à deux pouces environ au-dessus du poignet ; des douleurs vives, lancinantes, se manifestèrent dans l'avant-bras, dans le poignet et jusqu'au bout des doigts ; il y eut des mouvemens convulsifs dans le bras ; les mouvemens du poignet et des doigts étaient incomplets et par fois impossibles : ces symptômes diminuaient par un temps sec et augmentaient lorsqu'il faisait froid et humide, et lorsque les vents soufflaient du nord et du nord-ouest. Ces accidens qui paraissaient avoir cédé à l'usage des bains de Bourbonne, reparurent avec plus d'intensité, en sorte que la malade dépérissait de jour en jour. Après avoir tenté inutilement plusieurs moyens, on eut recours au cautère actuel, dont trois applications successives furent faites au travers de la cicatrice; l'escarre ne tarda pas à se détacher, et l'on vit bientôt disparaître la névralgie, qui pendant deux ans avait rendu misérable l'existence de cette jeune personne. (*Verpinet*, Journal de médecine, vol. X, messidor an 13.) 2° Une femme après avoir été saignée éprouva des convulsions et des douleurs lancinantes depuis le pli du bras jusqu'à l'épaule; la blessure était un peu enflammée; il s'en écoulait un fluide séreux; deux jours après on appliqua un tourniquet au-dessus de la saignée, dans le dessein de faire cesser les convulsions : une rémission des spasmes eut bientôt lieu; les mouvemens convulsifs reparurent sans que l'on obtînt cette fois le plus léger avantage de l'emploi du tourniquet. Le docteur Wilson, persuadé que les accidens dépendaient de la piqûre du nerf cutané, l'incisa transversalement au-dessus de la lésion; mais il n'y eut aucun amendement dans les mouvemens convulsifs : une autre incision plus profonde et plus étendue fut faite au-dessus de la première, et aussitôt la malade s'écria qu'elle était guérie : en effet, elle pût mouvoir sur-le-champ le membre en différens sens; le spasme ne reparut plus, et la guérison ne tarda pas à être complète. (*Swan*, Dissertation on the treatment of morbids local affections of nerves; London, 1820.)

La piqûre des nerfs a été quelquefois la cause du développement de *névromes*, sortes de tumeurs improprement nommées *ganglions*, et dont on reconnaît deux variétés d'après le siége et le volume; savoir, le *tubercule sous-cutané douloureux*, et les *tumeurs volumineuses ou multiples* : la première de ces variétés détermine des douleurs aiguës qui reviennent par accès, dont la durée varie depuis dix minutes jusqu'à plus de deux heures : il y a quelquefois plusieurs paroxymes dans l'espace de vingt-quatre heures, tandis que chez d'autres malades, la rémission dure pendant plusieurs semaines. La seconde variété peut-être suivie de la mort lorsque le malade ne veut pas se soumettre à l'extirpation des tumeurs. *Gooch* a vu cette terminaison fâcheuse, parce que la tumeur avait gagné l'aisselle et déterminé la compression des gros vaisseaux, des symptômes d'hydropisie, etc. (*Odier*, Manuel de méd. pratique.)

Plaies par instrument tranchant. La section complète des nerfs par un instrument tranchant est aussitôt suivie d'une douleur aiguë, de l'insensibilité de la peau et de la paralysie des muscles auxquels le nerf se distribue. Si le nerf appartient à une partie peu mobile, il peut survenir des accidens très-graves, mais ils s'observent beaucoup plus rarement que dans le cas de piqûre ; presque toujours les deux bouts se réunissent et les fonctions se rétablissent promptement, si on rapproche les lèvres de la plaie et que l'on fasse garder le repos au malade : Un homme se donne un coup de serpette vis-à-vis la partie inférieure du cubitus gauche ; la plaie comprend, entre autres parties, le tendon du muscle, l'artère et le nerf cubitaux situés en cet endroit : on lie les deux bouts de l'artère après avoir exercé la compression pendant quelque temps, et on arrête l'hémorrhagie : la réunion par première intention, amena bientôt la guérison de la plaie; pendant les premiers jours qui suivirent l'accident, le petit doigt et une partie de l'annulaire restèrent engourdis, et le sentiment d'abord nul, y était ensuite obscur, comme si le toucher avait eu lieu à travers un gant : ces symptômes se dissipèrent peu à peu, et le sentiment ne tarda pas à être aussi parfait que dans le reste de la main. (Observation communiquée par M. Béclard.)

Si le nerf coupé est situé dans des parties très-mobiles, comme au voisinage d'une articulation, l'écartement des deux bouts est plus considérable, et la réunion beaucoup plus lente, imparfaite, et même quelquefois impossible : nous citerons pour exemple, la paralysie permanente, produite, d'après les plus célèbres chirurgiens, par la section du nerf radial à la partie inférieure du bras.

Quand il y a excision complète du nerf avec perte de substance considérable, les fonctions ne se rétablissent jamais, à cause de l'écartement des deux bouts du nerf.

Contusion des nerfs. La contusion des petits filets nerveux est une affection légère, marquée par un engorgement inflammatoire douloureux, avec plus ou moins de tension. Une contusion légère des gros troncs nerveux est suivie d'une douleur d'autant plus aiguë qu'ils ont un point d'appui solide sur les os, comme on le voit particulièrement lorsqu'on frappe le nerf cubital à la partie interne du coude. Si la contusion est plus forte, elle donne ordinairement lieu à la perte du mouvement et du sentiment dans les parties auxquelles il se distribue : cette perte n'est que momentanée dans certains cas : la paralysie est au contraire au-dessus des ressources de l'art, si la percussion a été assez intense pour détruire l'organisation du nerf.

Des commotions et des contusions graves des nerfs sont quelquefois la suite des plaies *d'armes à feu*. M. Ribes rapporte qu'un militaire reçut un coup de balle à la réunion du tiers supérieur et du tiers moyen de la région externe de la jambe ; le projectile ne sortit qu'au bout de trois mois ; alors la plaie ne tarda pas à se cicatriser. Huit ans après, on fut obligé de couper le nerf sciatique poplité externe, pour faire cesser des mouvemens convulsifs généraux, des douleurs atroces, un tremblement de la mâchoire inférieure, des contractions toniques fort intenses, etc. La section du nerf amena la perte du sentiment et du mouvement dans les parties où il allait se distribuer. Pendant les cinq années qui se sont écoulées depuis le moment de l'opération, le malade à encore eu six ou sept accès ; mais l'on a observé que les contractions musculaires et les douleurs ont été très-faibles, le trouble infiniment moindre, les accès, en général, de très-peu de durée, et à peine semblables à ceux qui se manifestaient avant l'opération.

La présence d'un corps étranger dans un nerf peut occasioner les accidens les plus graves. *Denmark* fut obligé de pratiquer l'amputation du bras dans un cas de blessure faite par une balle de mousquet à la partie inférieure du bras ; il put se convaincre qu'une petite portion de la balle était fortement fixée dans les fibres de la partie postérieure du nerf radial.

Muscles. La contusion des *muscles* apporte d'autant plus d'obstacles à leur contraction, qu'elle est plus forte; la douleur varie également suivant l'intensité avec laquelle agit le corps contondant. Il n'est pas rare, lorsque la contusion a été vive, et que les muscles contus sont recouverts d'une forte aponévrose, de ne pas voir paraître l'ecchymose qu'elle a déterminée, avant que quelques jours se soient écoulés, parce que le sang s'est épanché dans le tissu des muscles ou entre ceux-ci et les os, et qu'il faut un certain temps pour qu'il arrive jusqu'au tissu cellulaire sous cutané. L'homme de l'art n'oubliera point cette circonstance, que les accusés pourraient faire valoir dans le premier moment, s'ils soutenaient que le plaignant n'a été l'objet d'aucune violence extérieure.

Les plaies des *muscles*, faites par des instrumens tranchans, guérissent facilement par la situation et par un bandage approprié. Les blessures des *tendons*, regardées à tort par beaucoup d'auteurs, comme étant fort douloureuses et accompagnées de fièvre, de délire et de convulsions, ne sont ordinairement suivies que de la difficulté ou de l'impossibilité de mouvoir les parties des membres auxquels ils appartiennent. On observe que la rupture des tendons qui ont été consolidés à l'aide d'un appareil convenable, n'entraîne point la perte des mouvemens.

Os. La *contusion* des os est quelquefois suivie de la carie et de la nécrose. Le danger des *fractures* varie suivant l'âge et la constitution du blessé, l'os ou la partie de l'os qui ont été cassés, la forme de la fracture, le nombre de ces fractures, leur simplicité ou leur complication, la promptitude avec laquelle le malade a été secouru, etc. La consolidation de l'os, tout étant égal d'ailleurs, est plus prompte chez les jeunes gens, et chez les individus doués d'une bonne constitution, que chez les vieillards, les personnes valétudinaires et les femmes enceintes, suivant quelques auteurs. La maladie est plus difficile à guérir, si l'os fracturé est enveloppé de muscles épais, que lorsqu'il est à peine recouvert; il en est de même quand la fracture, au lieu d'intéresser un seul des os de l'avant bras ou de la jambe, a son siége à la fois dans le cubitus et le radius, ou dans le tibia et le péroné. Si l'os est cassé dans sa partie moyenne, la blessure est moins dangereuse que lorsqu'elle a lieu près de l'articulation. Quoique les fractures obliques soient plus dificiles à réduire et à maintenir que les transversales, elles ne peuvent pas être considérées comme dangereuses, si elles sont exemptes de complication. Si l'os n'a été brisé qu'en deux fragmens, la fracture est beaucoup plus simple que lorsqu'il y en a plusieurs, surtout si quelques-uns d'entre eux sont pointus, susceptibles de déchirer les parties molles, ou entièrement isolés. La fracture est beaucoup plus grave quand il y a eu contusion violente ou plaie contuse des muscles, des nerfs, des vaisseaux sanguins, non-seulement à cause de l'inflammation et de la gangrène, mais encore à raison de la commotion générale. Plus la réduction de la fracture a été faite promptement, moins elle présente de danger en général; le temps exigé pour la guérison de la fracture est évidemment beaucoup moindre lorsque le blessé est assez docile pour ne pas se livrer à des mouvemens propres à déranger les appareils contentifs.

Les *luxations*. Le danger de ces blessures est relatif à la nature de l'os déplacé, à l'époque à laquelle on a opéré la réduction, et à la simplicité ou à la complication de la maladie. On doit ranger parmi les lésions facilement curables les luxations de presque tous les os des membres, si elles sont simples, et que leur réduction, confiée à des mains habiles, ne se fasse pas long-temps attendre. C'est à tort qu'on a avancé que le déplacement de la tête du fémur entraîne la claudication et une démarche pénible, parce que la réduction en est fort difficile, et qu'il se forme presque toujours une fausse articulation; des exemples nombreux démentent cette assertion. Le succès de la réduction dépend de la promptitude avec laquelle les secours sont administrés : lorsqu'on tarde à la pratiquer, l'articulation se tuméfie, devient douloureuse, et l'on est obligé d'attendre pour réduire; mais alors il peut se faire que des adhérences contre nature contractées entre l'extrémité de l'os déplacé et une partie de l'articulation, rendent cette opération impraticable, et le blessé reste estropié. La complication de la luxation, avec de grandes plaies contuses surtout, est fâcheuse, parce que la gangrène et des convulsions sont souvent la suite des efforts tentés pour opérer la réduction, et que les blessés périssent de langueur, si on ne cherche pas à réduire, ou si on n'ampute pas le membre dans l'article.

Blessures des articulations. La contusion des cartilages articulaires et des ligamens, à moins d'être légère, occasione souvent l'inflammation de l'articulation, la suppuration, la carie, et par la suite le déplacement des os. Si la percussion a été violente, on a à craindre en outre des mouvemens convulsifs et le sphacèle. Les *plaies* pénétrantes des articulations sont dangereuses, par l'écoulement de la synovie qui peut les rendre fistuleuses, par les vives douleurs et l'inflammation qui sont la suite de l'entrée de l'air dans l'articulation, et par l'ankylose qui les termine souvent dans les cas les plus heureux; cette dernière maladie est le résultat de l'immobilité dans laquelle on a été obligé de tenir le membre pendant long-temps, et des adhérences qui se sont établies entre les différentes parties des membranes synoviales.

QUARANTE-TROISIÈME LEÇON.

§ II.

Des blessures considérées sous le rapport des diverses circonstances qui influent sur leur durée et sur leurs suites.

Nous avons déjà fait entrevoir, en examinant la législation actuelle sur les blessures, et en exposant d'une manière générale la marche à suivre pour apprécier leurs dangers, que sous l'empire de certaines conditions, la durée de ces lésions pouvait se prolonger au delà du terme qui suffit ordinairement pour les guérir, et que leurs suites pouvaient être beaucoup blus fâcheuses, ou, ce qui revient au même, que les effets des blessures n'étaient pas toujours en rapport avec la cause qui les avait produites. L'exposition de ces conditions fera l'objet de ce paragraphe, et il importe d'autant plus de considérer attentivement tout ce qui s'y rapporte, que l'auteur d'une violence extérieure ne peut pas être responsable d'une foule d'effets indépendans de cette violence, qui tiennent à des circonstances accidentelles.

Ploucquet et Mahon ont rangé les circonstances susceptibles d'aggraver les effets des blessures en deux sections: 1° circonstances manifestes ou occultes existant avant le moment où la violence a été exercée; 2° circonstances survenant après l'époque où les blessures ont été faites.

Première section. — *Circonstances* manifestes ou occultes, *existant avant le moment où la violence a été exercée.* Les circonstances manifestes sont relatives à l'âge, au sexe, etc. Un coup léger pourra déterminer chez un vieillard ou chez un enfant débile des accidens qu'il n'aurait point produits chez un adulte d'une constitution robuste et bien portant. L'avortement, une hémorrhagie utérine abondante, et d'autres accidens fâcheux peuvent être la suite d'une contusion légère de l'abdomen, ou d'une chute provoquée par un coup, si la femme était enceinte de plusieurs mois, tandis que la même violence aurait à peine occasioné quelque dérangement si la femme eût été dans une condition opposée. Le renversement d'une personne qui ne se soutient qu'à l'aide de béquilles, à cause de la perte d'un membre ou d'une maladie articulaire, peut être déterminé par un coup léger, et donner lieu à des fractures plus ou moins compliquées. La contusion de certaines tumeurs à la tête, à la face, au cou, etc., est quelquefois suivie d'accidens fâcheux qui ne se seraient point manifestés sous l'influence de la même violence, sans l'existence de pareilles tumeurs. Or, dans aucun de ces cas, l'agresseur ne saurait prétexter l'ignorance de l'état dans lequel se trouvait le blessé, et il serait injuste de ne pas lui faire subir les conséquences nécessaires de la blessure.

Les circonstances *occultes* sont relatives à la disposition organique du blessé. Une personne douée d'un tempérament nerveux, en proie à des affections convulsives, peut éprouver, à la suite d'une piqûre légère, un tétanos dangereux ou d'autres accidens nerveux dont le moindre inconvénient sera la prolongation de la maladie, parce qu'on aura été forcé de débrider la plaie et d'empêcher une prompte cicatrisation. — Une contusion médiocre détermine quelquefois chez un individu éminemment pléthorique une inflammation intense qui se termine par gangrène, malgré l'usage des antiphlogistiques les plus énergiques : la contusion aurait été guérie dans l'espace de quelques jours sans la disposition dont nous parlons, tandis que la plaie gangréneuse se prolonge au delà de plusieurs semaines. — Avec quelle lenteur ne verra-t-on pas marcher la cicatrisation d'un ulcère chronique produit par une légère percussion chez une personne faible, cachectique, ou dans un état scorbutique : un individu bien portant aurait à peine été retenu chez lui pendant quelques jours, à la suite d'une pareille contusion. — Ne voit-on pas des ulcères variqueux difficilement curables succéder à des plaies, à des contusions légères, par cela seul que le plaignant avait des varices aux jambes : faudra-t-il, dans ce cas, rendre l'agresseur responsable du retard qu'éprouve la guérison, et qui dépend entièrement d'une disposition organique qu'il était censé devoir ignorer? Nous pourrions en dire autant de ces suppurations abondantes compliquées d'une éruption pustuleuse, qui surviennent quelquefois à la suite d'une légère violence, chez des personnes disposées aux affections dartreuses, aux phlegmasies aiguës ou chroniques de la peau, ou affectées d'une syphilis constitutionnelle. Il existe encore d'autres circonstances relatives à la constitution du blessé, qui, pour être moins accessibles à nos sens, n'en sont pas moins réelles; on observe journellement dans les blessures en apparence les plus légères, la fièvre, des vomissemens et d'autres accidens dont l'effet constant est de prolonger la durée de la lésion, lorsqu'ils n'exposent pas les jours du blessé : dans beaucoup de cas, l'état moral de l'individu, au moment où il a été atteint et pendant la maladie, rend raison de ces épiphénomènes, puisqu'on a des exemples de morts subites déterminées par la joie, le chagrin, une grande frayeur, etc.; mais quelquefois l'homme de l'art serait fort embarrassé de rapporter les symptômes dont nous parlons à leur véritable cause. — Plusieurs vices de conformation occultes, et notamment celui qui consiste dans la transposition de quelques viscères; certaines maladies organiques, dont l'agresseur pouvait ne pas avoir connaissance, comme des anévrysmes, des hernies, etc., peuvent rendre fâcheuses des blessures dont la terminaison heureuse serait arrivée au bout de quelques jours chez des individus placés dans des conditions opposées.

Une blessure peut donc se prolonger pendant un temps considérabe, dit M. Chaussier, par suite des dispositions organiques que le blessé porte en lui; et, toutes les fois qu'on est appelé à juger des suites d'une lésion pour cause interne, il faut faire la part de ce qui tient à la blessure d'une manière absolue, et de ce qui tient à la constitution particulière du blessé : le plus souvent sans doute, le médecin pourra être éclairé en étudiant la constitution du blessé; mais d'abord cela suppose déjà que ce médecin est habile, et trop souvent les magistrats sont peu judicieux dans le choix qu'ils font des hommes de l'art auxquels ils demandent des rapports : en second lieu, il faudrait que le blessé voulût bien se prêter à l'examen qu'on fait de sa constitution propre, qu'il répondît avec franchise aux questions qui lui sont faites sur sa vie passée; et trop souvent, par sentiment de vengeance contre l'auteur de sa blessure, il dissimule tout ce qui peut venir de son fait pour charger davantage son adversaire; en troisième lieu, le plus souvent les débats de ce genre s'agitent après que le blessé est guéri, et lorsqu'on n'a plus sous les yeux qu'un rapport écrit, et qui presque toujours est imparfait; enfin, il faut convenir que quelquefois rien n'annonce à l'extérieur, dans un blessé, le germe de la maladie qui va se développer en lui, et qu'on sera disposé à attribuer à la blessure, parce qu'elle coïncide avec elle. Et, en effet, les maladies ne surviennent-elles pas souvent au milieu de la santé la plus parfaite en apparence? Lorsque, par exemple, un érysipèle ou une éruption cutanée quelconque éclate, n'est-ce pas souvent au milieu de la plus parfaite santé, et lorque rien n'annonçait dans l'économie le besoin de la dépuration qui va se faire? Qui peut dès lors assurer qu'un blessé dont la guérison se fait attendre plus qu'on ne pouvait raisonnablement supposer, ne se trouve pas dans cette disposition secrète? (*Huard*, Dissertation inaugurale, juillet 1819, pag. 21.)

Mais tout en admettant qu'il y aurait de l'injustice à attribuer à l'agresseur toutes les conséquences de la rupture d'un anévrysme, de la lésion des viscères importans contenus dans les sacs herniaires, ou dans des régions du corps où ils ne se trouvent pas ordinairement, de la contusion du crâne ou de la commotion du cerveau. lorsqu'il y a amincissement considérable des parois osseuses, il faut également admettre qu'il ne serait pas juste de l'excuser sous prétexte qu'il était censé ignorer l'existence de l'anévrysme, de la hernie, de la transposition des organes et de la disposition des os du crâne. N'est-il pas constant, en effet, que la violence extérieure qui a produit des désordres aussi graves en raison de circonstances particulières, aurait également pu être suivie d'accidens fâcheux sans le concours de ces circonstances? Il importe donc d'examiner attentivement les effets qui seraient résultés inévitablement de l'action de l'instrument vulnérant, si l'individu n'eût pas été placé dans des conditions insolites, établir la comparaison entre ces effets et ceux qui se sont manifestés, et laisser aux magistrats le soin de tirer de cette connaissance le parti qu'ils jugeront convenable.

2e *Section. Circonstances susceptibles d'aggraver les blessures survenant après l'époque où celles-ci ont été faites.* A. Le climat, la saison, l'état général de l'atmosphère, le lieu qu'habite le malade, exercent sur la durée des blessures une influence plus ou moins marquée. Cette observation avait déjà été faite par le célèbre Paré, qui s'exprime en ces termes : « De fait, qu'il n'y a si petit chirurgien qui ne sçache, qu'estant l'air chaud et humide, facilement les playes dégénèrent en gangrène et pourriture. Et quant à l'expérience, ie luy bailleray bien familière : c'est qu'en temps chaud et humide, et lorsque le vent Austral souffle, les viandes pourrissent en moins de deux heures, tant soient-elles fraisches, de façon que les bouchers en ce temps-là, ne tuent leurs bestes qu'à mesure qu'ils les vendent. Aussi n'y a-t-il doute aucune, que les corps humains ne tombent en affection contre nature quand les saisons peruertissent leurs qualitez par la mauuaise disposition de l'air, dont on a veu certaines années que les navrez estoient très-difficiles à guarir, et souuent mouroient de fort petites playes ; quelque diligence que les médecins et chirurgiens y peussent faire. Ce que i'ay bien remarqué au siége qui fut mis devant Rouen. Car le vice de l'air altérait et corrompait tellement le sang et les humeurs, par l'inspiration et transpiration, que les playes en estoient rendues si pourries et puantes, qu'il en sortoit une féteur cadauéreuse. Et si d'aduanture on passoit vn iour sans les penser, on y trouuoit le lendemain grande quantité de vers, auec vne puanteur merueilleuse, dont se leuoient vapeurs putrides, qui, par leur communication avec le cœur, causoient fièvre continue, avec le foye empeschoient la bonne génération de sang, et auec le cerueau, produisoient aliénation d'esprit, resuerie, conuulsions, vomissemens, et par conséquent la mort. » (A. Paré, livre XI, chap. XV, pag. 284.)

On lit encore dans le même ouvrage, qu'au temps de la bataille de Saint-Denis, et au siége de Rouen, pour l'indisposition et malignité de l'air, ou pour la cacochymie des corps et perturbation des humeurs, presque toutes les plaies, surtout celles faites par armes à feu, étaient mortelles : ainsi, en considérant la *constitution actuelle, nous pouuions présumer que les hommes blessés étaient en danger de mort.*

Nul doute qu'il ne faille admettre qu'une blessure sera aggravée, et que sa durée sera beaucoup plus considérable si le malade est placé dans une atmosphère spéciale corrompue par la gangrène d'hôpital, par le typhus, etc., et qu'il contracte ces maladies. Il est également incontestable que lorsque la lésion aura été faite pendant qu'il règne une constitution épidémique bien connue, ou à une époque de l'année qui prédispose aux affections bilieuses, elle pourra se compliquer d'un certain nombre d'accidens propres à en prolonger la durée. Mais avouons qu'il serait bien difficile, dans toute autre circonstance, d'apprécier au juste l'influence que le climat, la saison et l'état général de l'atmosphère exercent sur la blessure, et de séparer les effets dépendans de celle-ci, de ceux qui peuvent tenir aux circonstances dont nous parlons.

B. Le *traitement* opposé à la blessure mérite la plus grande attention; en effet, il est une foule de lésions dont la guérison ne se fait attendre pendant plusieurs jours, que parce qu'on n'a pas employé le traitement le plus convenable : nous citerons pour exemple une plaie par instrument tranchant, qui n'intéresse que la peau; la réunion par première intention tarderait à peine quelques jours à être suivie de la guérison, tandis qu'il faudra plusieurs semaines pour obtenir ce résultat, si, au lieu de rapprocher les bords, on la laisse suppurer, surtout si elle offre une certaine étendue. Dans d'autres circonstances, il ne s'agit pas simplement de ne pas avoir choisi la meilleure méthode de traitement, il y a impéritie de la part de l'homme de l'art qui a eu recours à des moyens intempestifs et dangereux : ainsi un caillot salutaire vient boucher l'ouverture d'un vaisseau sanguin par laquelle s'était déjà écoulée une assez grande quantité de sang; le chirurgien imprévoyant détache ce caillot, soit en incisant la plaie, soit en la sondant, et il est même hors d'état d'arrêter l'hémorrhagie qui se manifeste, et qui termine les jours du malade. Plus loin, c'est un homme dont le fémur a été cassé, et dont la fracture n'a été ni convenablement réduite, ni maintenue, en sorte que le blessé est obligé de garder le lit pendant fort long-temps, et qu'il reste même estropié. Le vice du traitement dans ces différens cas, est tellement saillant, qu'il y aurait de l'injustice à rendre l'agresseur passible du retard qu'a éprouvé la guérison, et dont le chirurgien seul doit être responsable.

C. La conduite du malade et des assistans ne saurait être examinée avec trop de soin. Dans un cas, le succès de la guérison dépend du repos et du silence le plus absolus; dans un autre, il serait assuré si le blessé voulait supporter en temps opportun les débridemens nécessaires pour extraire un ou plusieurs corps étrangers; ailleurs il importe de suivre un régime sévère, d'éviter les travaux de l'esprit, les excès de table, et surtout des boissons alcoholiques; d'éloigner toute cause susceptible d'affecter vivement : on sait, par exemple, que des affections nerveuses plus ou moins graves, et même la mort peuvent être la suite du saisissement, de la frayeur ou de l'indignation qu'a éprouvés le blessé. Et si par hasard celui-ci ne veut se soumettre à aucun des préceptes dictés par la prudence et le savoir, il est évident qu'il faut attribuer à l'inobservance des règles de l'hygiène le retard qu'a éprouvé la guérison.

L'appréciation du traitement qui a été opposé à la blessure, dit M. Chaussier, est donc très-importante; il faut, pour la faire équitablement, rassembler un assez grand nombre de données. Il faudrait en quelque sorte qu'on eût pu visiter le blessé chaque jour, et à des heures imprévues, de manière à ce qu'on ne pût rien ignorer de sa conduite. C'est ainsi que cette indication seule du temps qu'a mis une blessure quelconque à guérir, lorsque cette indication est matière à procès criminel, devient un problème assez délicat à résoudre. (*Huard*, ouvr. cité, p. 26.)

D. Les tentatives faites dans le dessein d'aggraver

les blessures. On a vu des blessés appliquer de l'acide nitrique, des cantharides et d'autres caustiques sur des plaies, pour en prolonger la durée, afin d'obtenir des dommages et intérêts plus considérables, ou de faire condamner l'agresseur à une peine infamante. Il est des cas où la fraude peut être reconnue par l'inspection de la plaie; par exemple, quand on s'est servi d'acide nitrique : car alors toute la surface présente une couleur jaune particulière, et le pourtour est rempli de pustules érysipélateuses; dans d'autres circonstances, tous les efforts sont infructueux pour découvrir l'existence matérielle du caustique, et l'on ne peut espérer de résoudre la question qu'en surprenant le blessé et en le visitant à plusieurs reprises et lorsqu'il s'y attend le moins.

Nous devons, en terminant ces réflexions, jeter un coup d'œil sur une question importante qui s'y rattache naturellement : la voici. Rendra-t-on l'agresseur responsable de tous les accidens graves, et même de la mort qui est la suite d'une blessure, si tout porte à croire que les effets de la violence extérieure n'ont été aussi funestes que par le défaut absolu de secours, ou, en d'autres termes, lorsqu'un individu n'aura pas été trépané après avoir reçu un coup sur la tête, et que cette opération pouvait l'empêcher de périr, ou lorsque après la blessure d'un gros tronc artériel, on n'aura point pratiqué les ligatures qui pouvaient être salutaires, ou lorsque enfin on n'aura pas fait l'extraction d'un corps étranger qui aurait peut-être été suivie du plus grand succès, regardera-t-on l'agresseur comme passible de tous les désordres qui sont survenus, voire même de la mort? La solution d'une pareille question ne saurait être donnée d'une manière générale; cependant, on peut dire que l'auteur de la violence est responsable, dans la *plupart des cas*, des effets de la blessure. D'abord il est difficile, pour ne pas dire impossible, de prouver que les opérations dont nous venons de faire mention, pratiquées à temps et avec méthode, auraient été suivies de la guérison; nous nous bornerons à citer à l'appui de cette assertion la ligature d'un tronc artériel considérable, de l'artère crurale, par exemple : ne voit-on pas tous les jours périr entre les mains des plus habiles chirurgiens des individus auxquels on a fait subir une pareille opération dans le dessein de guérir un anévrysme ou d'arrêter un hémorrhagie? Mais, en supposant qu'il n'en fût pas ainsi, et que l'entreprise dût toujours être couronnée de succès, on ne pourra point nier au moins, que, dans beaucoup de circonstances, la réussite dépendra de la promptitude avec laquelle on opérera : or on ne peut pas supposer que le blessé soit constamment accompagné d'un homme de l'art capable de lui donner les secours convenables. D'ailleurs, quand même cela serait, ne sait-on pas qu'il est des cas où le chirurgien le plus instruit n'ose pas entreprendre ces sortes d'opérations, parce que le diagnostic ne lui paraît pas suffisamment établi, parce qu'il espère pouvoir en éviter les suites fâcheuses, ou qu'il est persuadé qu'il n'en retirera aucun avantage.

L'agresseur peut, au contraire, être déchargé d'une partie de la responsabilité, s'il est prouvé que le défaut absolu de secours est le résultat de l'impéritie ou d'une pusillanimité coupable du chirurgien ; si, par exemple, loin de se conformer aux préceptes de l'art les plus généralement adoptés, on a évité des débridemens nécessaires, des amputations utiles, opérations que l'expérience démontre avoir été suivies du plus grand succès dans des cas semblables. Il en sera de même si l'on peut établir que ces moyens salutaires ayant été proposés à temps par l'homme de l'art, il y a eu refus formel de la part du malade ou des assistans, qui n'ont permis de les mettre en pratique que lorsqu'ils devaient être infructueux.

QUARANTE-QUATRIÈME LEÇON.

Article iv.

Des signes propres à déterminer si les blessures ont été faites pendant la vie.

Lorsqu'on est appelé pour faire l'ouverture d'un cadavre sur lequel on remarque des traces de blessures, il importe de déterminer si celles-ci ont été faites avant ou après la mort : cette distinction n'est pas toujours facile à établir.

Voici les résultats d'un certain nombre d'expériences propres à éclairer ce sujet :

Plaies par instrument tranchant. — *Expérience première.* On a pratiqué derrière l'épaule d'un chien une incision profonde, de dix-huit à vingt lignes de long : vingt minutes après l'animal a été tué. *Examen de la plaie*, vingt-quatre heures après la mort. Rétraction marquée des bords, qui sont éloignés l'un de l'autre de huit lignes dans la partie moyenne de la plaie; celle-ci est recouverte par un caillot de sang inégalement épais, adhérent à l'un des bords, qui sont à peine gonflés, et sur lesquels on aperçoit plusieurs petits caillots de sang desséché; le tissu cellulaire sous-cutané est légèrement infiltré de sang noir, en partie coagulé; on trouve de semblables caillots entre les bords des muscles sous-cutanés qui ont été divisés; du reste la rétraction de ces bords ne paraît pas plus considérable que celle des bords de la peau.

Expérience deuxième. Une incision semblable a été faite sur la même partie d'un chien mort depuis vingt minutes. Au bout de vingt-quatre heures, on observe que la rétraction et le gonflement sont à peu près comme dans le cas précédent; qu'il y a çà et là des *traces* de caillots de sang desséché sur un des bords; que le tissu cellulaire sous-cutané est légèrement infiltré de sang en partie coagulé; mais on n'aperçoit pas, comme dans l'expérience faite sur le chien vivant, que la plaie soit recouverte par un large caillot.

Expérience troisième. Des incisions semblables, faites six, huit ou dix heures après la mort, ne donnent lieu à aucun épanchement sanguin; les bords sont pâles, sans caillots; toutefois leur rétraction est aussi marquée que dans les expériences précédentes.

Piqûres. — Expérience quatrième. On a enfoncé dans le dos d'un chien la pointe d'un scalpel; l'animal a été tué vingt minutes après. La piqûre, examinée le lendemain, présentait quatre lignes de long; elle était fermée par un caillot de sang desséché que l'on enlevait facilement en écartant les lèvres de la plaie; le tissu cellulaire sous-cutané était infiltré de sang noirâtre en partie coagulé; on remarquait une pareille infiltration, mais beaucoup plus légère, dans le tissu cellulaire sous-aponévrotique et dans les muscles.

Expérience cinquième. On a piqué, de la même manière, le dos d'un chien vingt minutes après la mort, la plaie offrait les mêmes dimensions que la précédente; ses bords étaient libres et sans caillots; le tissu cellulaire sous-cutané était légèrement infiltré de sang en partie coagulé.

Contusions. Expérience sixième. On a appliqué un violent coup de bâton à la cuisse d'un chien vivant, que l'on a tué vingt minutes après : à l'ouverture du cadavre, faite le lendemain, on a vu que le tissu cellulaire sous-cutané, correspondant à la partie frappée, était infiltré de sang dans l'étendue de deux pouces et demi environ; la largeur de cette ecchymose était d'un demi-pouce, comme celle du bâton; le derme ne paraissait pas altéré; le tissu cellulaire intermusculaire était légèrement infiltré de sang, en partie coagulé, jusque dans les faisceaux musculeux les plus profonds.

Expérience septième. La cuisse d'un chien mort depuis vingt minutes, ayant été frappée de plusieurs coups du même bâton, n'a présenté aucune infiltration de sang, quoique le fémur eût été cassé en plusieurs fragmens.

Plaies d'armes à feu. — Expérience huitième. On a tiré à bout portant un coup de pistolet sur la partie latérale droite du thorax d'un chien; voyant que l'animal n'était pas mort au bout de vingt minutes, on l'a tué en lui enfonçant un stylet dans la moelle épinière.

Examen du cadavre, au bout de vingt-quatre heures. La peau est nettement perforée par la balle, comme si elle avait été enlevée avec un emporte-pièce; les poils sont renversés dans la plaie, dont l'ouverture est en partie fermée par un caillot; la peau des environs est sèche, noire et amincie; on trouve à peine du sang épanché entre la peau et le muscle peaucier; le tissu cellulaire sous-cutané est légèrement infiltré de sang en partie caillé : les muscles sont perforés comme avec un emporte-pièce dans une étendue semblable à celle du diamètre de la balle; tout autour de l'ouverture musculaire, on voit une croûte noire formée par du sang coagulé; du reste il y a à peine du sang infiltré dans le tissu de ces muscles; le tissu cellulaire qui sépare les diverses couches des muscles correspondans à la partie lésée est le siége d'une infiltration sanguine; le côté droit de la poitrine contient une grande quantité de sang épanché et coagulé. Le poumon est percé à la partie postérieure de son lobe inférieur; les bords de cette ouverture sont gonflés, et l'on voit çà et là des caillots de sang noirâtre. La cavité gauche de la poitrine renferme du sang fluide et coagulé. L'ouverture de sortie de la balle est un peu au-dessous du sommet du cœur; elle offre à peu près les mêmes dimensions que celle par laquelle la balle a pénétré dans le thorax, mais les poils ne sont pas renversés en dedans : les muscles sous-jacens et le tissu cellulaire qui les sépare sont infiltrés de sang; l'infiltration sanguine du tissu cellulaire sous-cutané a beaucoup plus d'étendue que dans l'autre ouverture.

Expérience neuvième. On a tiré à bout portant un

coup de pistolet sur la partie latérale droite d'un chien mort depuis vingt minutes. *Examen du cadavre*, vingt-quatre heures après. La plaie et les parties environnantes sont noires; les poils sont brûlés; l'ouverture de la peau, de la largeur de la balle, est fermée par l'épiderme; la peau est dure et raccornie comme du cuir, dans une étendue égale à celle d'une pièce de 2 francs; le tissu cellulaire sous-cutané est infiltré de sang coagulé; le muscle grand dorsal est perforé comme dans la plaie précédente; le tissu cellulaire qui sépare les muscles sous-jacens est également le siége d'une légère infiltration; il y a du sang épanché dans le côté droit de la poitrine. Le ventricule gauche du cœur est ouvert et déchiré : les bords de la déchirure sont durs, comme racornis; il n'y a pas d'ouverture de sortie.

Expérience dixième. On a recommencé l'expérience précédente sur un chien mort depuis six heures : la plaie était légèrement noirâtre à la circonférence; les poils étaient renversés en dedans; il n'y avait aucune trace d'infiltration sanguine. La balle, après avoir traversé le foie, s'est arrêtée dans le tissu cellulaire sous-cutané du côté opposé qui n'était pas non plus infiltré : il y avait du sang épanché dans le tissu du foie.

Il résulte de ces expériences et de plusieurs autres que nous ne croyons pas devoir rapporter, 1° qu'il est impossible de confondre les blessures faites peu de temps avant la mort, avec celles qui ont été faites plusieurs heures après, parce que dans ces dernières, les lèvres de la division dont la rétraction peut être assez considérable, sont pâles, sans gonflement et sans aucune trace de caillot adhérent à leur surface; d'ailleurs il n'y a point d'infiltration sanguine dans les aréoles du tissu cellulaire environnant, à moins que l'instrument vulnérant n'ait atteint un tronc veineux considérable; 2° qu'il est quelquefois difficile de distinguer si les blessures ont été faites peu de temps avant ou après la mort, parce que dans l'un et l'autre cas il pourra y avoir du sang infiltré dans le tissu cellulaire environnant, que les bords des plaies pourront offrir des caillots de sang plus ou moins adhérens, que leur gonflement et leur rétraction seront à peu près les mêmes: à la vérité, on remarque, dans beaucoup de circonstances, que les caillots sont plus nombreux, plus volumineux et plus adhérens aux bords, et que l'infiltration sanguine est plus considérable, lorsque la blessure a été faite peu de temps avant la mort, que dans l'autre cas; 3° qu'il est facile de distinguer les violences exercées sur des cadavres, des blessures faites plusieurs jours avan tla mort: il suffit, pour cela, de connaître la marche que suit la nature dans la cicatrisation des plaies et dans la guérison des contusions; nous croyons pouvoir nous dispenser de rappeler les divers caractères que présentent alors les parties lésées.

Brûlures. Nous en avons parlé à l'occasion de l'infanticide.

Article V.

Des signes qui peuvent faire distinguer si les blessures sont le résultat d'un accident, d'un meurtre ou du suicide.

Les magistrats parviennent souvent à résoudre ce problème sans le secours de l'homme de l'art; ils basent leur jugement sur l'état des lieux où le cadavre a été trouvé, sur la situation du corps, sur la position de ses membres, sur le désordre des vêtemens, sur les objets qui entourent le cadavre, sur la quantité de sang répandu à terre et sur les vêtemens, sur la présence d'un instrument vulnérant dans le voisinage du blessé, sur son état de démence, sur les haines et les inimitiés, et particulièrement sur la déposition des témoins. Toutefois il serait difficile que les ministres de la justice parvinssent à décider la question dans un très-grand nombre de cas, s'ils n'étaient éclairés par les rapports des médecins. Il faut donc étudier attentivement les circonstances qui doivent servir de base à ces rapports.

1° On examinera si le corps présente des signes de violence. S'il est vrai qu'une personne peut être assassinée sans avoir opposé la moindre défense, parce qu'elle était endormie, qu'elle a été prise au dépourvu, ou qu'elle a été assaillie par plusieurs assassins, il est incontestable que dans tout autre cas elle aura pu se débattre pour chercher à éviter le coup, et la lutte qui aura précédé l'assassinat pourra être marquée par des meurtrissures sur différentes parties du corps, par des signes d'étranglement avec les mains ou avec un lien quelconque, par le dérangement de la coiffure, l'arrachement des cheveux, etc. L'homme de l'art déterminera d'abord si les violences dont il s'agit ont été faites pendant la vie ou après la mort, puis il cherchera à reconnaître si elles ne seraient pas le résultat naturel de la chute de l'individu, du haut d'un rocher, etc. (*Voyez* page 718.)

2° On notera la situation de la blessure, sa nature, sa profondeur et sa direction. *Situation.* Il est assez ordinaire de voir les personnes qui veulent se suicider porter l'instrument piquant ou tranchant dont elles font usage vers la partie antérieure ou latérale du tronc, tandis que pour les armes à feu elles choisissent assez souvent la bouche, le dessous du menton, le conduit auditif, l'orbite, le front, les parties latérales ou antérieure du thorax : rarement le suicide dirige l'instrument meurtrier vers la partie postérieure du corps. Les auteurs de médecine légale établissent en parlant de la situation des blessures, qu'il est certaines régions de cette partie que ne saurait atteindre l'homme qui veut se tuer, et que l'existence de plaies dans ces régions atteste l'homicide. « On ne peut considérer en général, dit M. Fodéré, comme un effet du suicide des blessures placées sur la face postérieure ou latérale de la tête et du tronc, et sur les membres. » (Médecine légale, tom. 3, pag. 186, édition de 1813.) Cette assertion ne nous paraît pas exacte, car il n'est aucune de ces parties que l'on ne puisse atteindre soi-même avec l'une ou avec l'autre main, et à plus forte raison lorsque celle-ci est armée d'un instrument vulnérant : ce que l'on aurait pu dire, c'est que la situation et la *direction* de certaines blessures de la partie postérieure du tronc sont quelquefois telles, qu'il est impossible qu'elles soient l'œuvre du suicide ; en effet, ici tout dépend de la direction de la plaie ; qu'on la suppose différente de ce qu'elle est et l'on verra qu'elle peut bien avoir été faite par la personne qui a voulu se suicider. On sentira donc facilement l'importance dans des cas de ce genre, de remettre l'instrument vulnérant successivement dans les deux mains du cadavre, de l'amener jusqu'à la plaie afin de juger s'il y a eu suicide ou homicide. *Nature de la blessure*. L'expérience prouve que la plupart des individus qui veulent attenter à leurs jours par le moyen des blessures, emploient les armes à feu, ou les instrumens tranchans et piquans, soit pour pénétrer dans les cavités thorachique et abdominale, soit pour ouvrir des vaisseaux sanguins considérables, parce qu'ils regardent ces lésions comme devant amener nécessairement une mort prompte ; ils se gardent bien de faire usage d'instrumens contondans, dont l'effet ne leur paraît ni assez prompt ni assez sûr. La *profondeur* de la blessure peut dans des circonstances, à la vérité fort rares, faire soupçonner l'homicide plutôt que le suicide, parce qu'il est permis de supposer d'après la *situation* et la *direction* de certaines plaies, qu'elles n'auraient pas pu être aussi profondes s'il n'y avait pas eu assassinat. *Direction des blessures*. On observe assez généralement dans le suicide, que les plaies faites par un instrument piquant sont dirigées obliquement de droite à gauche, et de haut en bas, tandis que celles qui sont produites par un instrument tranchant se dirigent ordinairement de gauche à droite, transversalement ou obliquement, de haut en bas ou de bas en haut : toutefois on remarque à cet égard une foule de variétés provenant de la longueur de l'instrument et de la manière dont il est tenu. La direction serait nécessairement l'inverse de celle que nous venons de décrire, si l'individu qui veut se suicider était gaucher.

Le premier devoir de l'homme de l'art dans des questions de ce genre, est de comparer la forme de la plaie à l'instrument que l'on présume avoir été employé : après en avoir armé la main du cadavre et avoir amené le bras vis-à-vis de la blessure ; il déterminera si l'espace qu'il a parcouru dans une direction donnée, est en rapport avec la longueur du bras et avec la direction que la main a dû suivre pour porter le coup ; s'il n'en est pas ainsi, il remettra l'arme meurtrière dans l'autre main.

3° On aura égard au nombre des blessures. Il est assez ordinaire de n'observer sur les cadavres des suicides qu'une seule blessure, celle qui a déterminé la mort. Il arrive cependant quelquefois le contraire : la personne qui veut mettre un terme à son existence commence par porter atteinte à des parties dont la lésion est mortelle, ou qui, d'après un préjugé vulgaire, passe pour telle ; néanmoins elle ne périt point : alors elle a recours à des moyens infaillibles, et succombe. Nul doute que dans le cas d'homicide il ne puisse y avoir aussi, outre la blessure qui a occasioné la mort, des lésions de quelques autres parties du corps ; mais ces lésions peuvent très-bien ne pas occuper les régions du corps dont les blessures sont mortelles, ou passent pour l'être.

Les auteurs de Médecine légale regardent comme une preuve d'homicide l'existence de deux, trois ou quatre blessures mortelles, parce qu'il est impossible d'admettre que le suicide ait la force de se blesser mortellement, lorsqu'il s'est déjà fait une blessure mortelle. Cette assertion énoncée d'une manière aussi vague peut donner lieu à de funestes erreurs : sans doute, il y a impossibilité de se porter deux coups mortels, si l'on périt *immédiatement* après l'action du premier; mais si la première blessure, quelque grave qu'on la suppose, ne détermine la mort qu'au bout d'une, de deux ou d'un plus grand nombre de minutes, le blessé peut attenter de nouveau à ses jours et léser un organe dont la blessure soit également mortelle. L'exemple suivant mettra cette vérité hors de doute. Il y a à peine quelques mois que M. G***, habitant de Rouen, fut trouvé mort dans sa chambre, où l'on voyait deux pistolets, l'un auprès du cadavre, et l'autre dans le lit qui en était à peu près éloigné de six pas. L'enquête faite à l'instant même prouva d'une manière évidente que ce malheureux jeune homme s'était porté un premier coup de pistolet dans son lit, et que la blessure qui avait été faite à la partie gauche de la poitrine, avait brisé deux côtes, l'une en avant, l'autre en arrière; le poumon avait été perforé par la balle, dans sa partie moyenne, près des veines pulmonaires : une quantité considérable de sang était épanchée dans le thorax. Malgré l'existence d'une blessure aussi grave, M. G*** se leva pour aller chercher un autre pistolet dans une armoire, et se porta un second coup au front; la balle pénétra dans le ventricule latéral gauche du cerveau, et s'arrêta sur l'os occipital : le blessé mourut sur-le-champ. Les hommes de l'art et les ministres de la justice furent tellement convaincus qu'il y avait eu suicide, qu'on n'eut point l'idée de faire la moindre poursuite. (Observation communiquée par le docteur Vingtrinier, médecin à Rouen.)

Admettrons-nous, avec M. Fodéré, « que celui qui s'est tué dans son désespoir, conserve encore quelque temps après l'attitude convulsive que ses membres avaient prise pour le seconder dans son entreprise. Pareils à ces guerriers dont nous parle le Tasse et l'Arioste, qui épouvantaient encore après avoir expiré, le suicide a l'œil hagard, les muscles du visage tendus, les sourcils froncés; et cette physionomie lui reste jusqu'à ce que se soient entièrement retirés les derniers rayons de chaleur vitale. Celui-là, au contraire, qui est victime d'un assassinat, porte sur la physionomie, à moins qu'il ne se soit défendu, l'empreinte de l'épouvante, la paleur de la mort, le relâchement parfait. » (Tome 3, page 187, ouvrage cité.) Il suffit d'avoir examiné quelques cadavres d'individus morts à la suite de blessures, pour apprécier de pareils caractères à leur juste valeur.

Il peut arriver que l'agresseur cherche à s'excuser en disant que la gravité de la blessure ne saurait lui être imputée, parce que le blessé s'est précipité lui-même sur l'arme. Ici le médecin aurait à comparer la stature respective des deux individus, et à déterminer si la direction de la blessure correspond à celle qu'elle aurait eue, si les choses s'étaient passées comme l'indique l'assassin soupçonné.

La question qui nous occupe doit encore être considérée sous un point de vue fort important : le voici. On trouve un cadavre au fond d'un puits, d'une rivière, au pied d'un rocher, d'une montagne, d'un endroit escarpé, au bas d'un précipice; il s'agit de reconnaître *si l'individu était vivant ou mort au moment de la chute*, et s'il était vivant, de déterminer *s'il s'est jeté volontairement de haut en bas, ou s'il a été poussé.*

On pourra supposer qu'une personne était morte au moment de la chute, si on découvre des traces non équivoques d'étranglement, de plaies régulières faites par des instrumens tranchans ou piquans, ou par des armes à feu, et si l'on peut établir que ces blessures existaient avant la mort. (*Voyez* page 707.) Ici tout annonce que la personne a été assassinée, et que pour faire prendre le change, le meurtrier a jeté le cadavre de haut en bas; sans doute que le corps mort pourra offrir des déchirures et d'autres blessures qui seront le résultat des inégalités, des saillies, des pointes contre lesquelles il aura pu heurter pendant la chute, ou de l'écrasement opéré par les pierres qui auront roulé en même temps que lui; mais ces blessures irrégulières comme les corps qui les ont produites, ne présenteront aucun des caractères que l'on remarque dans celles qui ont été faites avant la mort.

Si la personne a été assassinée par l'un des moyens énoncés, et que la blessure n'ait pas été mortelle sur-le-champ, il pourrait se faire que l'individu fût encore vivant au moment où il a été précipité : dans ce cas on trouverait, outre les marques d'une lésion régulière faite par une corde, les mains, un sabre, un poignard, un pistolet, etc., des contusions, des déchirures, des fractures, des blessures irrégulières et très-étendues, dont quelques-unes auraient été faites pendant la vie et d'autres après la mort, et qui seraient le résultat du choc du corps sur les inégalités du sol, sur des branches d'arbres rompues, sur des racines, etc.

Si l'assassinat n'a point précédé la chute, et que l'individu fût vivant au moment où il a commencé à tomber, toutes les blessures pourront présenter le caractère des lésions faites avant la mort; nous disons *pourront* présenter, parce qu'il est possible, en effet, si l'individu périt au milieu de sa chute, qu'il y ait également des lésions, faites après la mort, qui n'offrent point ces caractères. L'irrégularité, l'étendue, la forme, le nombre des blessures et l'intensité des ecchymoses qui les accompagnent, seront en rapport avec les aspérités, les éminences et les angles des corps : il faudra donc comparer attentivement les effets aux causes présumées, et voir si réellement, d'après l'espace parcouru par le corps, et d'après les obstacles contre lesquels il a heurté, la mort est le résultat de la chute.

Mais en supposant que l'on ait prouvé que la personne était vivante au moment de la chute, est-il aisé de démontrer que celle-ci est plutôt volontaire que le résultat d'un accident, ou d'un attentat criminel? Comment distinguer, par exemple, si un pareil individu a été jeté du haut en bas par un assassin, s'il s'est lancé lui-même dans le dessein de se suicider, ou bien si la chute ne tiendrait pas à ce qu'il aurait perdu involontairement l'équilibre par suite de vertiges, d'une attaque d'apoplexie ou d'épilepsie, de l'ivresse, etc.? Ce problème est sans contredit un des plus difficiles à résoudre lorsque les dépositions testimoniales ne viennent point éclairer les magistrats : l'homme de l'art doit se borner en pareil cas, à fixer l'attention des ministres de la justice, sur l'existence de certaines lésions du cerveau, et des viscères gastriques qui pourront faire soupçonner une apoplexie, l'ivresse et quelquefois l'épilepsie; sur les signes commémoratifs qui apprendront peut-être que l'individu dont il s'agit était sujet à des vertiges, à des accès d'épilepsie ou d'hystérie, ou bien qu'il était hypochondriaque; sur l'habitude qu'il avait pu contracter de s'enivrer; sur le dérangement habituel de ses facultés intellectuelles, etc. Nous sommes loin d'accorder la moindre valeur à divers caractères indiqués par M. Fodéré, dont il suffira de donner le sommaire pour faire sentir l'insuffisance. « Celui qui était sujet à des vertiges, à l'épilepsie, à des coups de sang à la tête, ou à s'enivrer, s'il périt en roulant, présentera un visage rouge ou plombé, la langue épaisse, les vaissseaux du cerveau extrêmement dilatés. Celui qui aura fait une chute ayant la tête libre, offrira un visage décoloré. Il en est de même de celui qu'on lance dans un précipice; la peur le saisit avant d'être mort; et si on le trouve avec le visage pâle, décoloré, c'est du moins une preuve qu'il n'était pas atteint au moment de la chute des accidens dont j'ai parlé. Si la chute a été volontaire et l'effet d'un suicide prémédité, il n'y aura ni la paleur ni la rougeur dont nous venons de parler, mais le visage pourra bien encore conserver des traits du désespoir, lequel sera d'ailleurs confirmé par la connaissance du moral de l'individu, et par les lésions observées dans le tissu des viscères, comme la chose a été indiquée précédemment. » (Tom. 3, page 186.)

QUARANTE-CINQUIÈME LEÇON.

Article VI.

Règles de l'Examen des blessures.

Examen des blessures sur le vivant. On ne saurait trop signaler les inconvéniens attachés à la rédaction précipitée d'un rapport sur les blessures. On voit journellement des chirurgiens se borner à un examen superficiel de la lésion, et établir des conclusions qui ne découlent point des faits observés, et qu'ils sont obligés de rétracter par la suite, ou dont on est forcé de déclarer la fausseté : les conséquences d'une pareille légèreté n'échappent pas aux yeux les moins clairvoyans ; on est injuste envers l'agresseur ou le plaignant, on perd la confiance que l'on avait pu inspirer, et souvent on se déshonore. L'homme de l'art, au contraire, qui, se conformant aux préceptes établis par les meilleurs auteurs, se livre à un examen approfondi et méthodique de tous les faits susceptibles de l'éclairer, et en tire des conclusions rigoureuses, ne saurait encourir le blâme.

Lorsqu'on est appelé auprès d'un blessé qui est encore vivant, on note exactement l'état général de l'individu et de la blessure, si elle n'est pas déjà recouverte d'un appareil ; on se fait présenter l'instrument vulnérant, et s'il a été enlevé, on cherche à connaître qu'elle était sa forme, sa nature ; on détermine la force avec laquelle il a agi, la situation du blessé au moment de la lésion, et s'il est possible, celle de l'agresseur; on compare la stature de ces deux individus; on tient compte du temps qui s'est écoulé depuis l'époque ou la blessure a été faite, du mode de traitement qui a été suivi; on s'informe de l'état antérieur du blessé, s'il était habituellement souffrant et faible, ou s'il jouissait d'une santé parfaite, s'il avait éprouvé des affections dartreuses ou scorbutiques, s'il est pléthorique ou d'une constitution éminemment nerveuse; on note également la salubrité ou l'insalubrité de l'atmosphère au milieu de laquelle il est plongé.

Si déjà la blessure était couverte d'un appareil, que l'on ne jugerait pas à propos d'enlever, on s'attacherait à constater tous les objets dont nous venons de parler, excepté ceux qui sont relatifs à l'état actuel de la blessure, dont on renverrait l'examen à l'époque du premier pensement, en ayant soin d'indiquer dans le rapport, les motifs qui ont empêché de procéder de suite à cet examen. Voici les cas dans lesquels il serait dangereux de débarrasser la blessure de l'appareil qui la couvre: 1° lorsqu'on a à craindre une hémorrhagie; 2° lorsque la réduction d'une fracture a été difficile, et qu'elle avait été précédée d'accidens fâcheux, dont on redoute le retour en déplaçant les fragmens osseux; 3° lorsque le membre fracturé est considérablement engorgé, soit par l'effet de la blessure, soit parce que l'appareil, appliqué depuis plusieurs jours, l'a été contre toutes les règles de l'art. Nous n'imiterons pas les auteurs qui, à l'exemple de M. Fodéré, veulent que l'on diffère l'examen juridique d'une plaie, quand l'instrument qui l'a faite y tient encore; sans doute nous croyons avec eux qu'il peut être fort dangereux dans certains cas, de faire l'extraction du corps étranger, mais nous ne voyons pas pourquoi l'on n'enleverait pas l'appareil, pour mieux juger de l'état de la blessure, *en ayant soin d'y laisser l'instrument vulnérant.*

Nous avons dit plus haut que le premier soin du médecin devait être de noter exactement l'état de la blessure. Voici les objets sur lesquels il devra porter son attention.

S'il s'agit d'une *plaie*, il déterminera, 1° sa situation : ainsi, on dit plaie de tête, du cou, etc. ; 2° son *étendue* et les parties *intéressées* : sous ce rapport, les plaies sont grandes, petites, moyennes, longues, larges, superficielles, profondes : ces dernières intéressent les parties situées au-dessous de la peau, et du tissu cellulaire sous-cutané ; il en est qui pénètrent dans les cavités splanchniques et que l'on nomme *pénétrantes*, qu'il y ait ou non épanchement de sang, déplacement ou lésion des organes renfermés dans ces cavités : d'autres sont appelées *perforantes*, parce qu'elles traversent de part en part l'épaisseur d'un membre, une cavités planchnique, etc. ; 3° sa *direction* : elle peut être longitudinale, transversale, oblique ; ici on doit distinguer la direction par rapport à l'axe du corps et aux fibres des organes intéressés ; 4° sa *forme* : elle est linéaire, triangulaire, cruciale, ronde, irrégulière, avec ou sans lambeaux, avec ou sans perte de substance ; 5° l'*époque* où elle a été faite : ainsi, elle est récente, sanglante, enflammée, suppurante, cicatrisée, depuis peu ou depuis long-temps ; la cicatrice peut être superficielle, unie, solide, douloureuse par intervalles, ou profonde, inégale, faible, sujette à se rompre, et indolente; 6° ses *suites* ou ses *effets* (*voyez* plus bas page 726); 7° son état de *simplicité* ou de *complication* : elle est simple, compliquée ou associée: la complication peut tenir à une hémorrhagie, à des corps étrangers; l'association s'entend de l'existence d'une ou de plusieurs des autres lésions qui font partie des blessures. Quelque minutieuses que puissent paraître ces distinctions, il est indispensable de les admettre: un rapport sur les plaies, que l'on n'aurait pas envisagées sous ces différens point de vue, manquerait d'exactitude.

S'il est question d'une *contusion*, d'une *ecchymose*, d'une *brûlure*, d'une *entorse*, d'une *luxation* ou d'une *fracture*, on en exposera les caractères avec détail, en se conformant aux préceptes que nous venons d'établir relativement aux plaies, et aux objets indiqués en parlant de ces blessures. On ne saurait trop recommander de borner l'usage des sondes et des stylets aux cas où ces instrumens sont évidemment indispensables: en effet, tous les chirurgiens connaissent les inconvéniens attachés souvent à cette sorte d'exploration; on sait, en outre, qu'elle n'éclaire pas toujours sur la véritable nature de la blessure, et que dans beaucoup de circonstances, on s'expose, par maladresse, à faire de nouvelles blessures.

En supposant qu'il y ait plusieurs lésions, on doit en déterminer le nombre, l'espèce et la situation, examiner si elles ont été faites à la même époque, et laquelle est la plus grave.

Voici maintenant les règles qui doivent servir de guide pour parvenir à porter un jugement à l'abri de tout reproche. Si la blessure paraît légère, l'homme de l'art pourra établir, dès la première visite, que la guérison aura lieu dans l'espace de quelques jours, à moins d'une circonstance imprévue; cette restriction est nécessaire, puisqu'on a vu des blessures, en apparence très-simples, être suivies des accidens les plus terribles. Si la lésion intéresse la tête ou le tronc, et qu'elle ne soit point bornée aux parties externes du crâne, de la face, de la poitrine et du ventre, après avoir noté toutes les circonstances de la lésion, on déclarera, comme l'a fort bien indiqué le docteur Biessy, que la blessure est grave par son siége, mais que le temps seul pourra en faire reconnaître les dangers, la lésion étant susceptible de prendre telle ou telle autre terminaison. On exposera le mode de traitement, les précautions qui devront être suivies pour arriver à la guérison de la maladie, en ayant soin de prévenir que les moyens proposés pourraient bien ne pas réussir. En agissant autrement, on risque de compromettre sa réputation et de faire punir trop sévèrement l'accusé. Au bout de six jours, on dressera un second rapport, dans lequel, après avoir fait connaître la marche suivie par la nature, on établira d'une manière précise les suites nécessaires de la blessure et on fixera, du moins approximativement, le temps requis pour son traitement. Mais on ne pourra pas toujours déterminer, alors, si la blessure n'entraînera pas quelque infirmité, si celle-ci sera absolue ou relative; et, sous ce dernier point de vue, on doit encore renvoyer à l'époque de la guérison pour établir, en dernier ressort, le résultat de la blessure. Il importe surtout de ne point prononcer légèrement que l'infirmité sera absolue ou relative: c'est alors qu'il faut avoir égard à la nature de la partie lésée, à l'intensité de la lésion, etc.

Le danger des blessures qui ne sont pas immédiatement suivies de la mort, s'apprécie particulièrement d'après le degré de l'inflammation, son étendue, l'importance de l'organe enflammé, et la possibilité plus ou moins grande de la prévenir ou de la faire cesser. Il importe, dans certaines circonstances, comme le prescrit M. Marc, d'indiquer si la gangrène peut être évitée, ou bien si elle aurait pu l'être, si la suppuration est proportionnée aux forces du malade, s'il aurait été possible de procurer une issue au pus, etc.

On aura soin de ne pas confondre les blessures réelles avec celles qui sont simulées; ainsi le plaignant peut feindre les principaux symptômes d'une forte contusion, tels que la douleur et la gêne des mouvemens de la partie, parce qu'en effet cette blessure ne détermine souvent aucun changement de couleur à la peau, à moins qu'il ne se soit écoulé quelques jours. Les *ecchymoses* factices ne peuvent en imposer qu'aux médecins inattentifs. (*Voyez* ECCHYMOSE.) Quant aux autres lésions, le plaignant ne peut guère simuler que la fièvre et la douleur.

Ce n'est que dans des cas fort rares, lorsque le diagnostic est très-évident, qu'on qualifiera une lésion par cause externe, de mortelle avant la mort du blessé; dans la plupart des circonstances, il faudra se borner à la déclarer comme étant fort dangereuse, puisqu'on voit journellement guérir, par quelques circonstances heureuses, des blessures graves dont on avait cru devoir placer le siége dans les organes les plus importans. Lors même que le blessé viendrait à périr, il ne faudrait attribuer la mort à la blessure, qu'après avoir acquis la conviction, par l'ouverture du cadavre, que cette blessure a produit la mort par un effet immédiat de la cause criminelle, et qu'elle était elle-même au-dessus de toutes les ressources de l'art.

Si le médecin est requis de donner son avis plusieurs jours après que la blessure a été faite, il s'attachera à reconnaître, indépendamment des objets déjà mentionnés, quelle est la constitution du blessé, quelles sont les maladies auxquelles il était sujet, si l'atmosphère dans laquelle il a été placé était salubre ou insalubre, si l'on a suivi un régime et un traitement convenables, etc. Il obtiendra, par ce moyen, des éclairoissemens sans lesquels il aurait beaucoup de peine à porter un jugement exact.

Examen des blessures sur le cadavre. Il est inutile de traiter en détail les règles de l'examen des blessures sur le cadavre, après tout ce que nous avons établi; il doit suffire en effet d'indiquer sommairement les points qui doivent fixer l'attention de l'homme de l'art. Il décrira soigneusement l'état extérieur des parties lésées; il pratiquera les incisions convenables pour s'assurer de l'étendue, de la profondeur de la lésion et de la nature des organes atteints; il se conformera, pour l'ouverture du cadavre, aux règles dont nous avons déjà fait mention, et il évitera de confondre les altérations produites par la putréfaction avec celles qui sont le résultat d'une violence extérieure faite sur le vivant. (*Voyez* MORT.) Il déterminera si les blessures ont été faites pendant la vie ou après la mort, et, dans le premier cas, si elles sont l'effet du suicide, de l'homicide, ou d'un accident. (*Voy.* p. 707 et 712.) Il cherchera ensuite à décider si la mort a été réellement la conséquence directe de la blessure, ce qui exigera un examen détaillé de tous les viscères et des principales membranes, des principaux vaisseaux et conduits des matières liquides qui peuvent avoir été épanchées, etc. S'il y a des corps étrangers on indiquera leur nature, leur situation et la profondeur jusqu'à laquelle ils ont pénétré.

De la combustion humaine spontanée.

Le corps humain peut être brûlé, et quelques-unes de ses parties peuvent être réduites en cendres par une cause qu'il n'est pas facile d'apprécier, et que l'on a rapportée jusqu'à présent à un état particulier de l'organisme. Ce phénomène, désigné sous le nom de *combustion humaine spontanée*, pour être inexplicable n'en doit pas moins être admis; il intéresse la médecine légale, puisque déjà, d'après Lecat, un habitant de Reims fut sur le point d'être injustement condamné comme incendiaire et meurtrier, dans un cas de combustion de ce genre; et qu'au rapport de M. Vigné, l'infortuné Millet fut condamné à mort comme coupable d'assassinat envers sa femme, que l'on trouva presque entièrement consumée dans sa cuisine, à un pied et demi du foyer : il fut pourtant prouvé que cette femme faisait un grand abus de liqueurs spiritueuses, et qu'elle avait été victime d'une combustion spontanée. (De la Médecine légale, par Vigné, p. 148, année 1805.) Voici les données qu'il ne faut jamais perdre de vue lorsqu'on est appelé à juger un fait aussi extraordinaire.

Les *causes prédisposantes* de la combustion humaine spontanée, paraissent dépendre d'un état particulier des solides et des humeurs. Les personnes qui ont abusé des liqueurs spiritueuses, et surtout les femmes grasses âgées de plus de soixante ans, y sont beaucoup plus exposées que les autres ; serait-ce, comme le veulent certains auteurs, parce que le tissu cellulaire sous-cutané contient probablement une certaine quantité d'alcohol ?

On n'est point d'accord sur la *cause occasionelle* de ce phénomène. Suivant les uns il ne saurait exister sans qu'il y eût contact entre le corps animal et une matière en ignition, telle qu'une bougie, une lampe allumée, un peu de braise dans une chaufferette ou dans un foyer, une pipe dans laquelle on ferait brûler du tabac, etc. : cette opinion est appuyée sur ce que dans la plupart des exemples authentiques de combustion spontanée, recueillis jusqu'à ce jour, il a constamment été fait mention d'un corps enflammé, et qu'ils ont eu lieu le plus souvent en hiver, époque où l'on est plus facilement en rapport avec de pareils corps. On sait, disent ces auteurs, que les sujets gras brûlent avec plus de rapidité que ceux qui sont maigres; or, les femmes âgées sont en général plus grasses que les hommes; il est donc naturel que le contact d'un corps allumé détermine sans peine la combustion dont nous parlons, d'autant plus que si l'ivrognerie est plus rare chez les femmes que chez les hommes, lorsqu'elles commettent des excès de ce genre c'est avec une continuité dont l'homme ne donne pas souvent l'exemple. Lecat, MM. Kopp et Marc n'admettent pas la nécessité d'un corps en ignition : ne voit-on pas, disent-ils, des matières organiques et inorganiques prendre feu spontanément au sein de la terre ou à sa surface, et se consumer quelquefois; ne peut-on pas produire des étincelles électriques en frottant les bras ou les jambes de certains individus; pourquoi ne pas reconnaître dès lors qu'il suffit pour provoquer et entretenir cette combustion de la réunion des trois circonstances suivantes : un état électrique particulier, la présence d'une liqueur alcoholique ou d'un gaz inflammable dans nos organes et particulièrement dans le tissu cellulaire sous-cutané, et une quantité notable de graisse dans le système adipeux? Toujours est-il vrai que l'on n'a pas constamment trouvé un corps en ignition près des restes du sujet; mais il est également avéré que toutes les victimes de cet accident ne faisaient point abus des liqueurs alcooliques, que dans beaucoup de cas, l'atmosphère ne paraissait pas surchargée d'électricité au moment de la combustion, et qu'il aurait été difficile de prouver que le phénomène dépendait d'un état électrique du sujet. Nous ne pousserons pas plus loin l'examen des causes occasionelles, parce qu'il nous serait impossible, dans l'état actuel de la science, d'établir autre chose que des conjectures dont le vague se ferait bientôt sentir.

Phénomènes de la combustion humaine spontanée. On observe dans les premiers temps une flamme peu vive, bleuâtre, difficile à éteindre par l'eau, et à laquelle souvent ce liquide donne plus d'activité; bientôt après elle disparaît, et on lui voit succéder des escarres profondes, des convulsions, le délire, des vomissemens, la diarrhée, un état particulier de putréfaction et la mort. La combustion marche avec une rapidité étonnante, mais quelle que soit son intensité, le corps n'est *jamais* complétement incinéré; quelques parties sont à moitié brûlées ou torréfiées, tandis que d'autres sont réduites en cendres; on ne trouve à la pla ce decelles-ci qu'une petite quantité de matière grasse, fétide, et un charbon léger, onctueux et odorant. Il est assez ordinaire de voir les doigts, les orteils, les pieds, les mains, quelques vertèbres et quelques portions du crâne échapper à la destruction complète, tandis que le tronc se consume presque en entier. Les meubles en bois et les autres corps combustibles placés à une certaine distance de l'individu, ne brûlent pas ou ne brûlent qu'incomplétement; les vêtemens dont il est couvert, sont au contraire entièrement détruits. Les murs et les meubles sont tapissés d'une suie épaisse, grasse, très-noire et fétide; une odeur empyreumatique désagréable se fait sentir dans la chambre.

Il n'est guère possible de confondre les phénomènes qui précèdent, avec ceux que l'on observe dans la combustion ordinaire dont la marche, d'ailleurs, est beaucoup plus lente : on sait combien les anciens éprouvaient de peine à consumer entièrement le corps des criminels, et qu'ils ne pouvaient atteindre ce but qu'en employant des quantités de bois fort considérables, après avoir coupé le cadavre en plusieurs morceaux.

Du Suicide.

Le suicide s'observe très-rarement avant l'époque de la puberté; peu communément chez les vieillards, et moins souvent chez les femmes que chez les hommes. Cet acte est favorisé par une disposition héréditaire; par les opinions des auteurs célèbres, qui ont présenté l'action de se détruire comme noble, courageuse et permise; par les principes de ceux qui ne voient dans l'existence de l'homme aucun but moral et surhumain; par l'exemple de personnes qui exercent une certaine influence. Il est bien avéré au contraire, que les préceptes religieux qui défendent le suicide, sous peine des punitions les plus sévères dans une autre vie, peuvent enchaîner la main homicide de l'homme accablé sous le poids du malheur, et souvent même alors qu'il n'est plus guidé par les lumières de la raison.

Les causes occasionelles du suicide les plus ordinaires sont les suivantes : des affections morales fortes et pénibles, telles que le désespoir, un chagrin profond et prolongé, l'amour contrarié, les humiliations de l'amour-propre et de l'orgueil, les mécomptes de l'ambition, les revers de fortune inattendus, etc.; le dégoût physique et moral, l'apathie intellectuelle, sans espoir de guérison, état fâcheux qui suit souvent l'abus prématuré des jouissances de toute sorte, le passage trop brusque d'une vie active et laborieuse à une oisiveté complète, les excès prolongés des plaisirs vénériens et des boissons alcoholiques; la crainte de réprimandes ou de punitions sévères chez les jeunes gens; des maladies longues et douloureuses, des infirmités dégoûtantes, pour lesquelles le malade n'a pu obtenir de soulagement; les sensations bizarres et pénibles des hypochondriaques; le délire des maladies aiguës et celui de l'aliénation mentale. Lors donc qu'aux circonstances qui éloignent l'idée d'un crime commis sur la personne d'un individu trouvé mort, on peut joindre l'existence d'une ou de plusieurs des causes ordinaires du suicide; le médecin n'est pas embarrassé pour porter son jugement ; souvent même la personne trouvée morte a parlé du désir qu'elle avait de se tuer, ou a déjà fait plusieurs tentatives; on a observé que depuis telle ou telle époque elle était soucieuse, morose, préoccupée, inattentive, privée d'appétit et de sommeil, qu'elle maigrissait et perdait de sa fraîcheur. Quelquefois cependant il est difficile d'acquérir la connaissance des chagrins qui ont précédé le suicide; les peines domestiques des femmes, les obstacles entrevus par des amans à une union ardemment désirée, les regrets des vieilles filles qui n'ont pu se marier, etc., sont souvent fort difficiles à pénétrer, et l'acte désespéré du suicide en est quelquefois le premier signe : on voit en outre des personnes qui ont tout l'extérieur de l'indifférence ou même d'un caractère jovial, et qui n'en sont pas moins profondément affectées par les contrariétés et les peines qu'elles éprouvent.

FIN DE LA SECONDE PARTIE.

TABLE DES MATIÈRES,

PAR ORDRE ALPHABÉTIQUE.

A.

B.

C.

D.

E.

P.

R.

S.

V.

FIN DE LA TABLE DES MATIÈRES.

ERRATA.

Page 12, ligne 4, au lieu d'*uscultation*, lisez : *auscultation*.
Id. 16, ligne 5, au lieu de *Tartrat*, lisez : *Tartra*.
Ibid., ligne 9, au lieu de *Traité*, lisez : *Tortosa*.
Id. 52, ligne 27, au lieu de *longeur*, lisez : *longueur*.
Id. 187, ligne 15, au lieu de *grossese*, lisez : *grossesse*.
Id. 505, ligne 10, au lieu de *cotés*, lisez : *côtes*.
Id. 515, ligne 10, au lieu de *veillards*, lisez : *vieillards*.

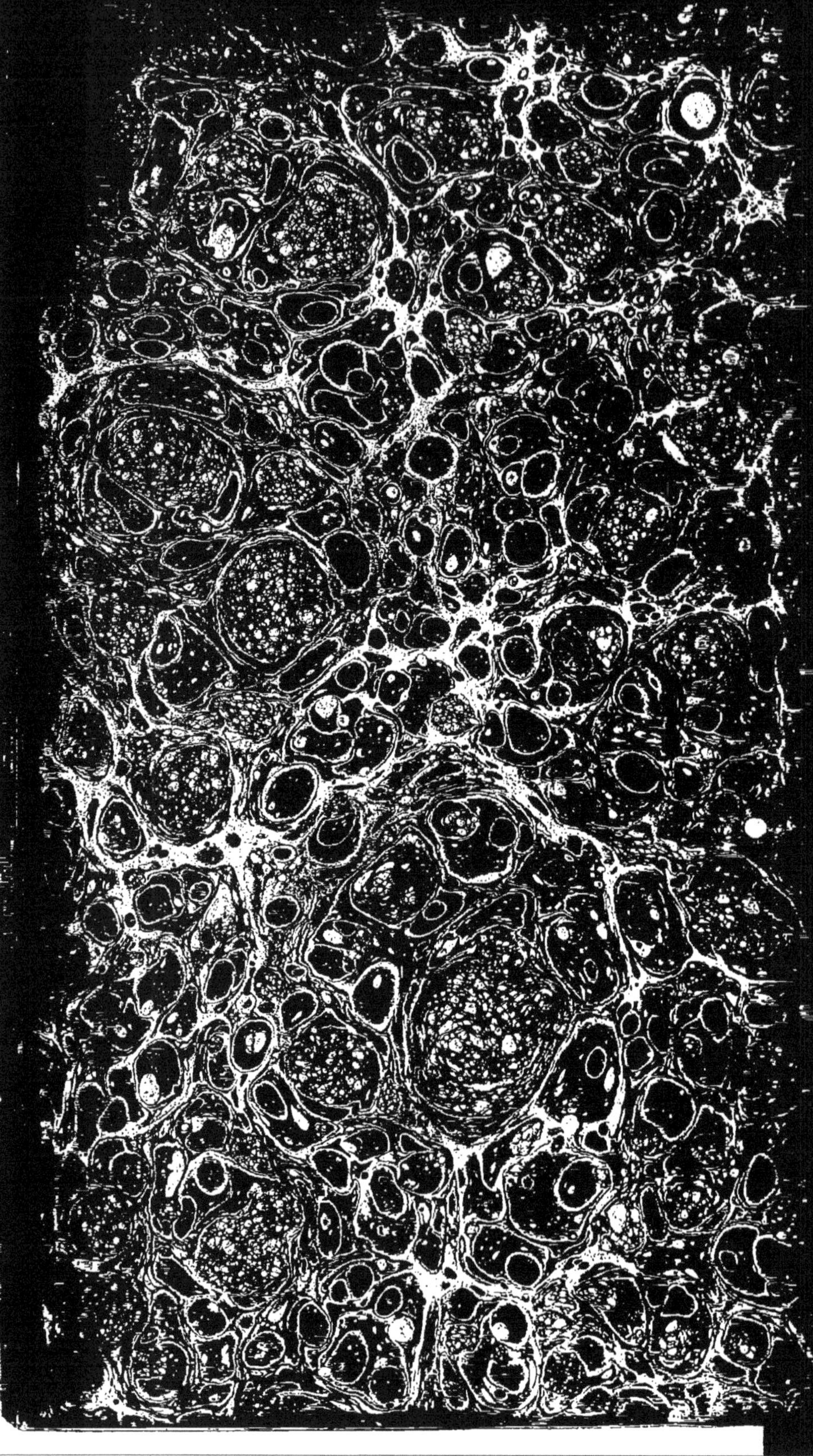

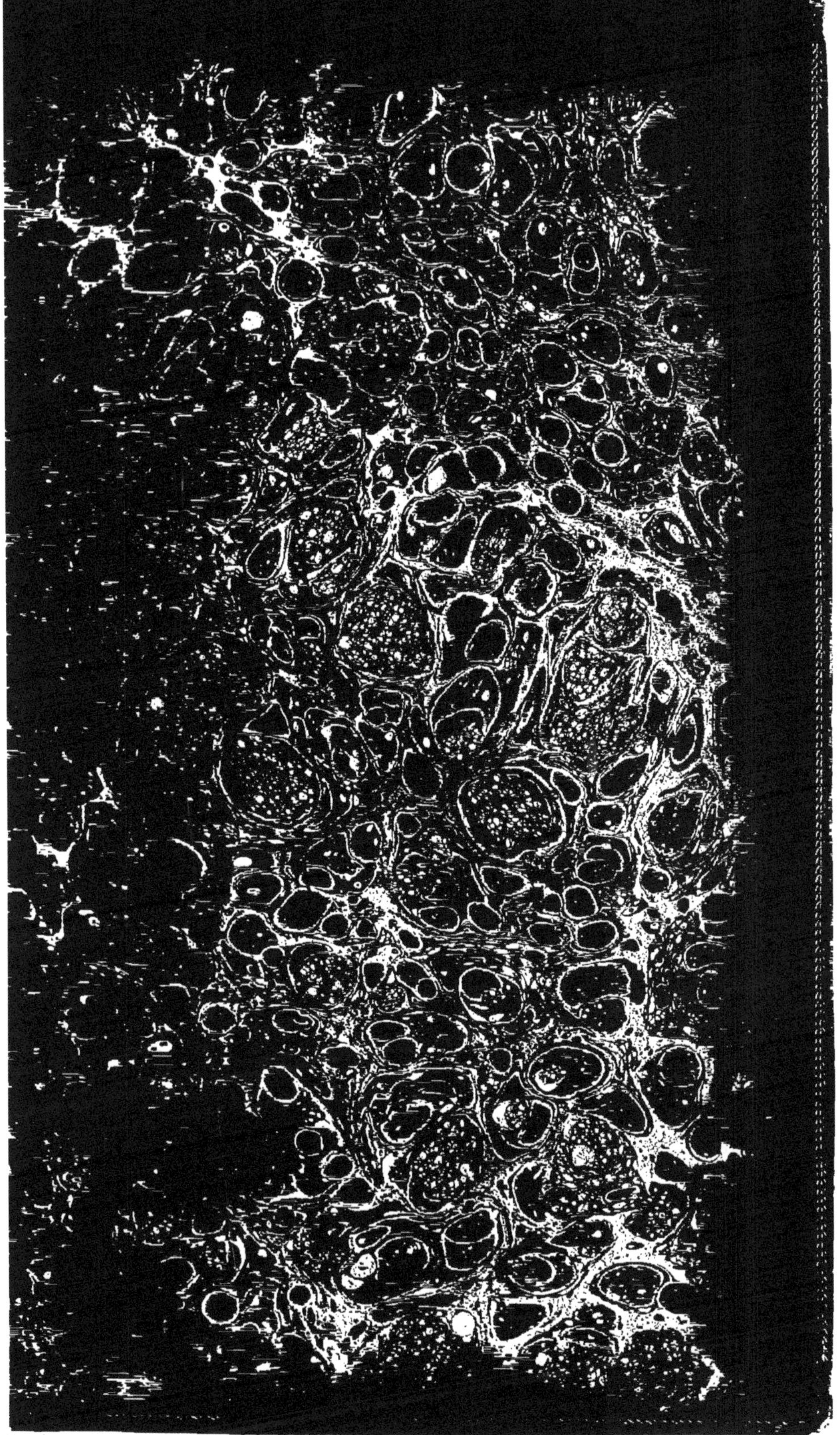

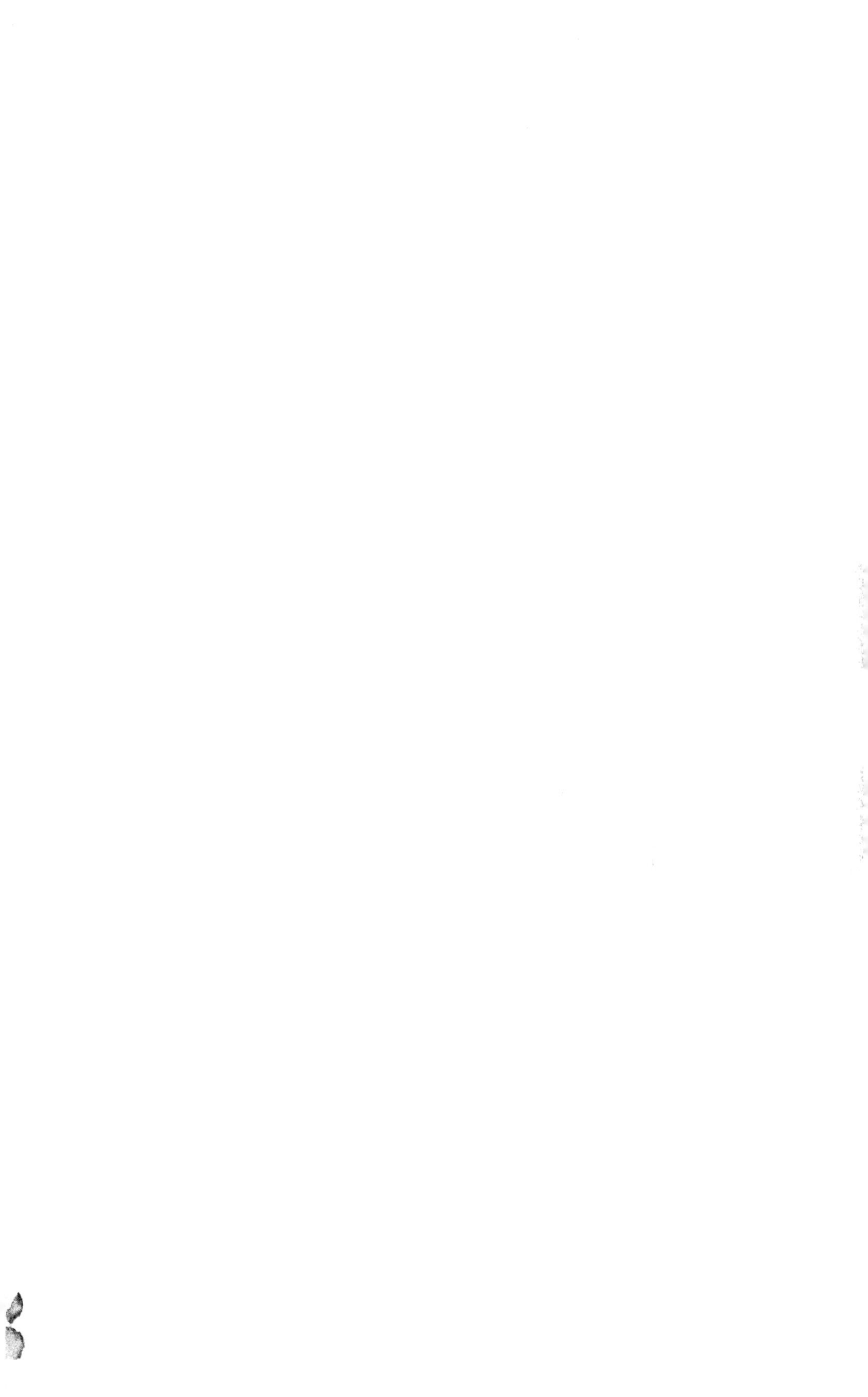

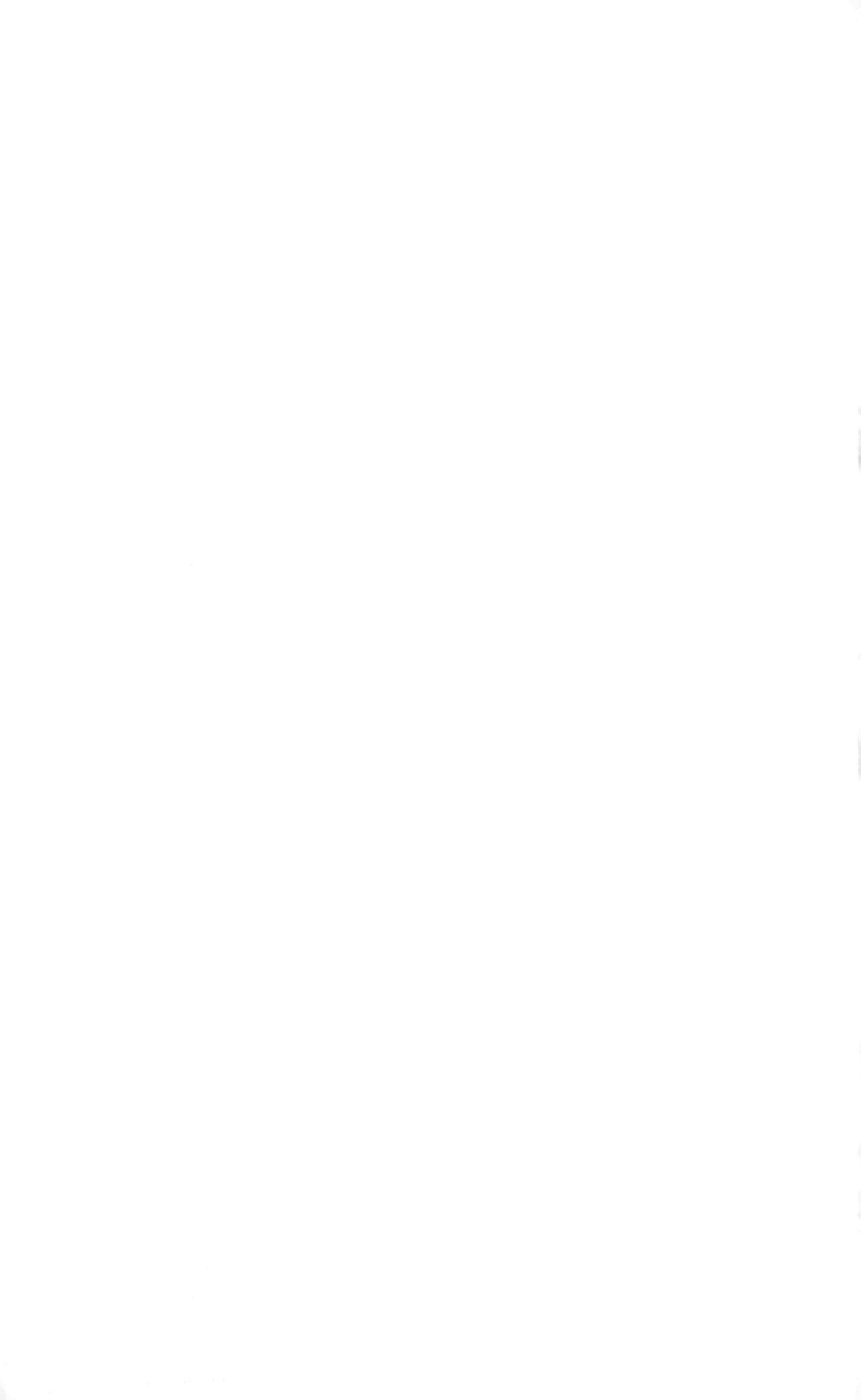

www.ingramcontent.com/pod-product-compliance
Ingram Content Group UK Ltd.
Pitfield, Milton Keynes, MK11 3LW, UK
UKHW020100200726
13856UKWH00002B/308

9 782011 764560